宁夏药品监管事业发展历程

（2013—2017）

宁夏回族自治区药品监督管理局　编

黄河出版传媒集团
阳　光　出　版　社

图书在版编目（CIP）数据

宁夏药品监管事业发展历程：2013—2017 / 宁夏回族自治区药品监督管理局编. -- 银川：阳光出版社，2024. 9. -- ISBN 978-7-5525-7508-8

Ⅰ. R954

中国国家版本馆 CIP 数据核字第 20244LW870 号

宁夏药品监管事业发展历程
（2013—2017）　　　　宁夏回族自治区药品监督管理局　编

责任编辑　丁丽萍　李媛媛
封面设计　杨祎霞
责任印制　岳建宁

黄河出版传媒集团
阳光出版社　出版发行

出 版 人　薛文斌
地　　址　宁夏银川市北京东路 139 号出版大厦（750001）
网　　址　http://www.ygchbs.com
网上书店　http://shop129132959.taobao.com
电子信箱　yangguangchubanshe@163.com
邮购电话　0951-5047283
经　　销　全国新华书店
印刷装订　宁夏凤鸣彩印广告有限公司
印刷委托书号　（宁）0030750

开　　本　787mm × 1092mm　1/16
印　　张　15.5
字　　数　360 千字
版　　次　2024 年 9 月第 1 版
印　　次　2024 年 9 月第 1 次印刷
书　　号　ISBN 978-7-5525-7508-8
定　　价　198.00 元

《宁夏药品监管事业发展历程(2013—2017)》
编纂委员会

《宁夏药品监管事业发展历程(2013—2017)》
编 辑 部

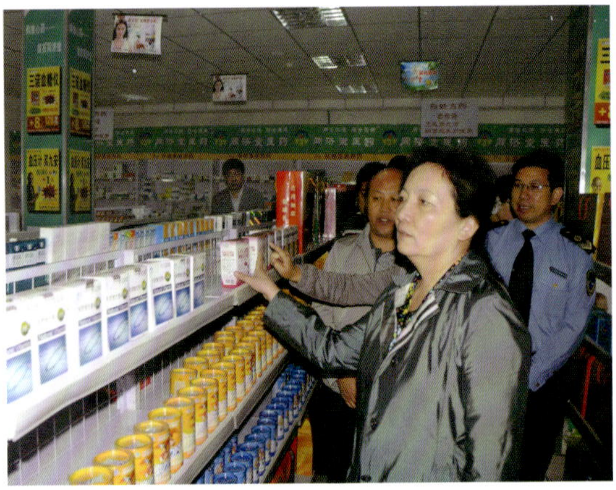

2012 年，自治区食品药品监督管理局局长薛塞峰在吴忠市检查指导工作。

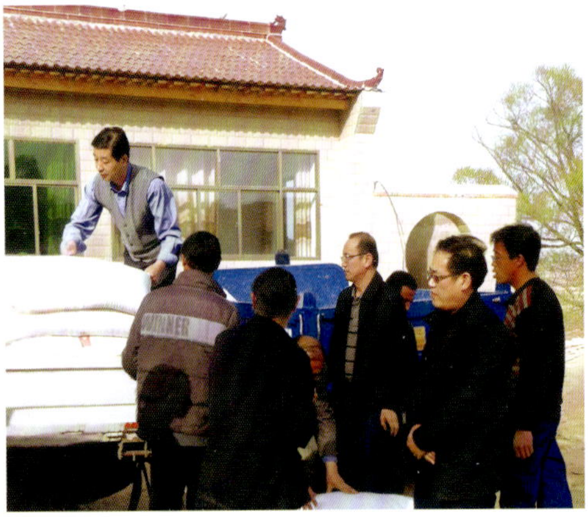

2013 年，自治区食品药品监督管理局“下基层送温暖”活动，向农民赠送化肥。

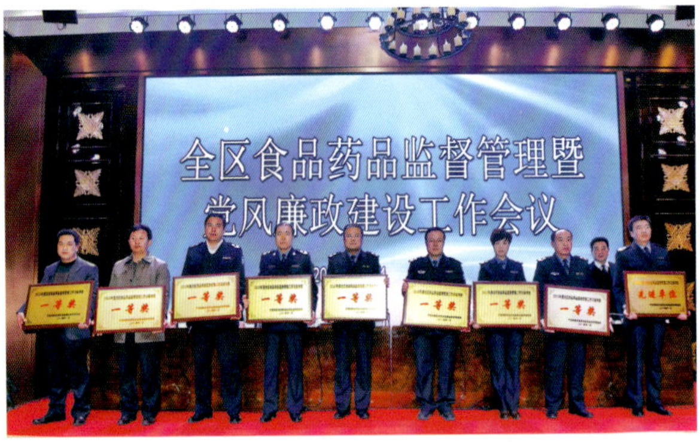

2014 年 1 月 14 日，自治区食品药品监督管理局召开全区食品药品监督管理暨党风廉政建设工作会议，对先进集体和先进工作者进行表彰。

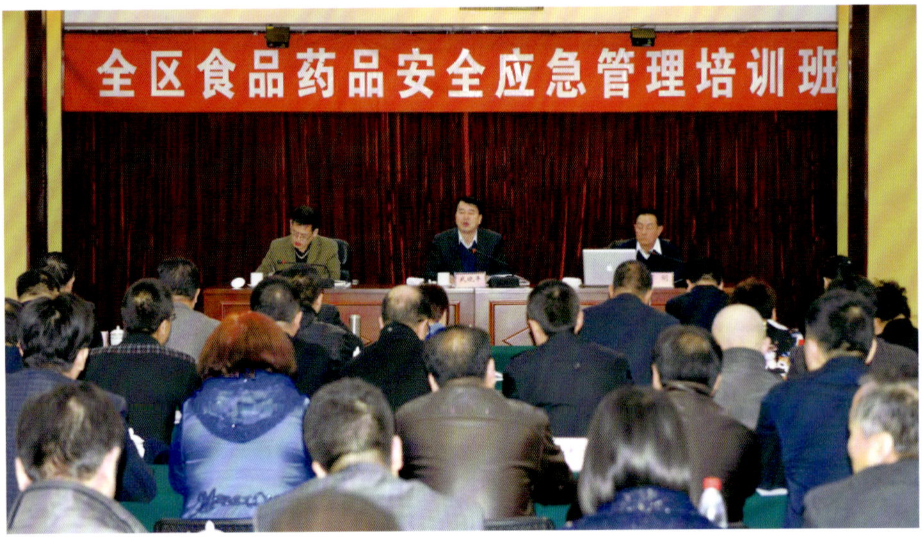

2014 年 3 月 12 日，自治区食品药品监督管理局举办全区食品药品安全应急管理培训班。

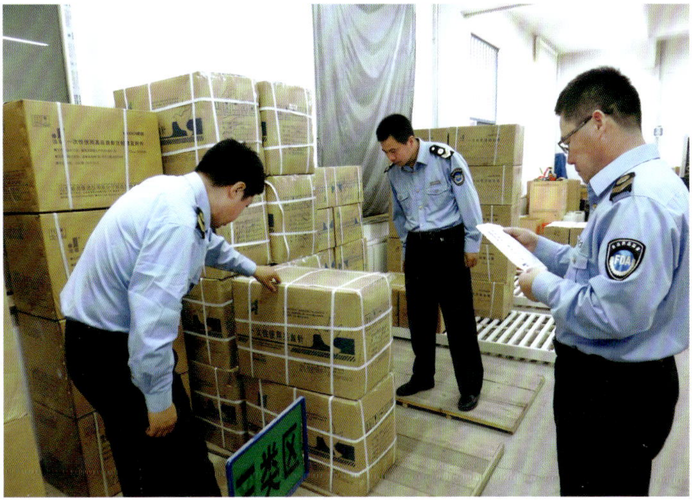

2014 年 5 月 22 日，银川市食品药品监督管理局对医疗器械经营企业进行执法检查。

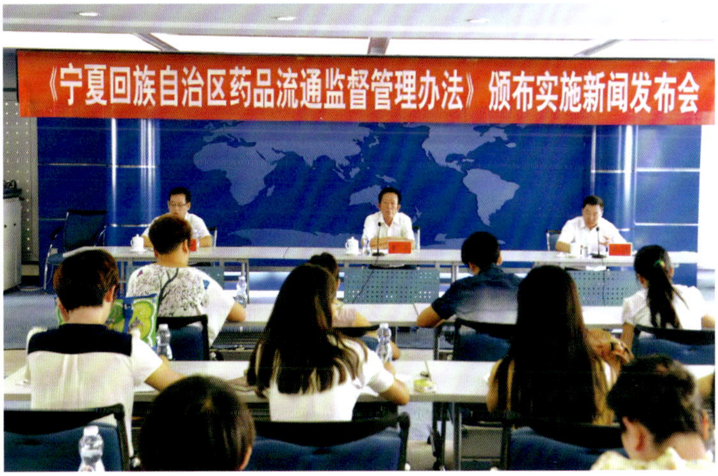

2014 年 7 月 17 日，自治区食品药品监督管理局举行《宁夏回族自治区药品流通监督管理办法》颁布实施新闻发布会。

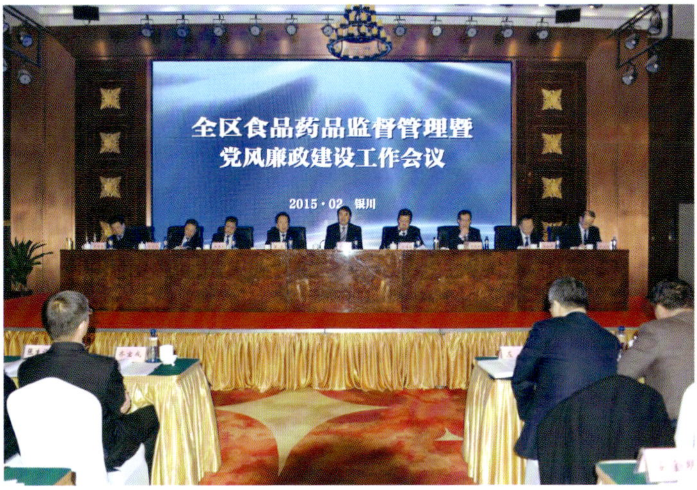

2015 年 2 月 3 日，自治区食品药品监督管理局举行全区食品药品监督管理暨党风廉政建设工作会议。

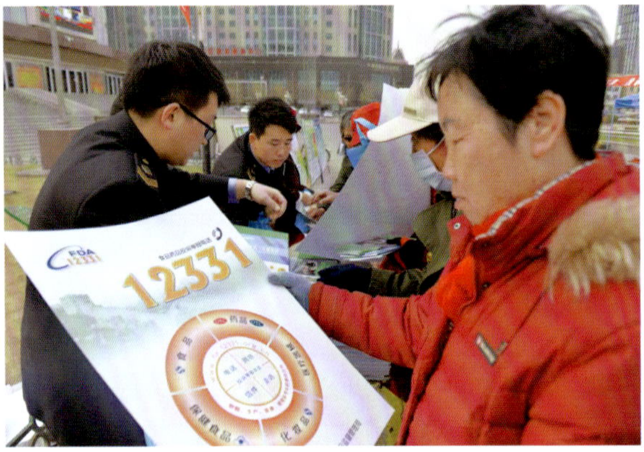

2015 年 3 月 31 日，自治区食品药品监督管理局开展 12331 举报投诉宣传活动。

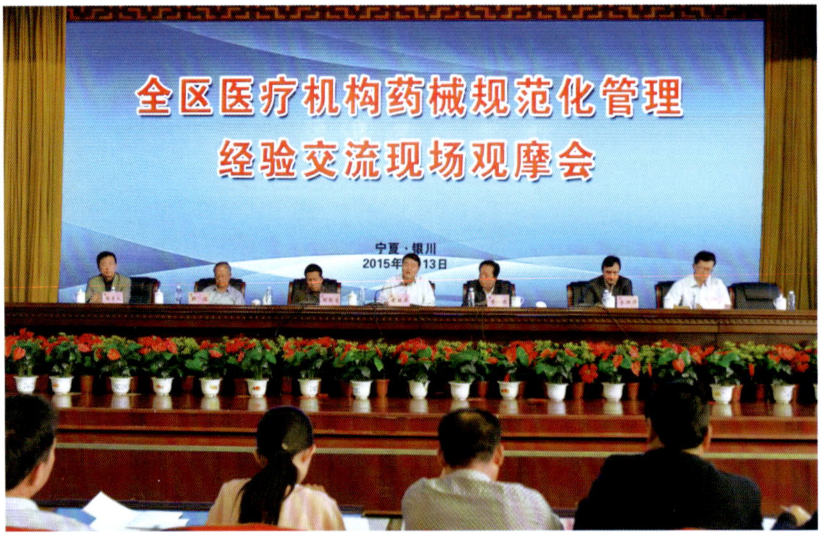

2015 年 5 月 13 日，自治区食品药品监督管理局举行全区医疗机构药品、医疗器械规范化管理经验交流现场观摩会。

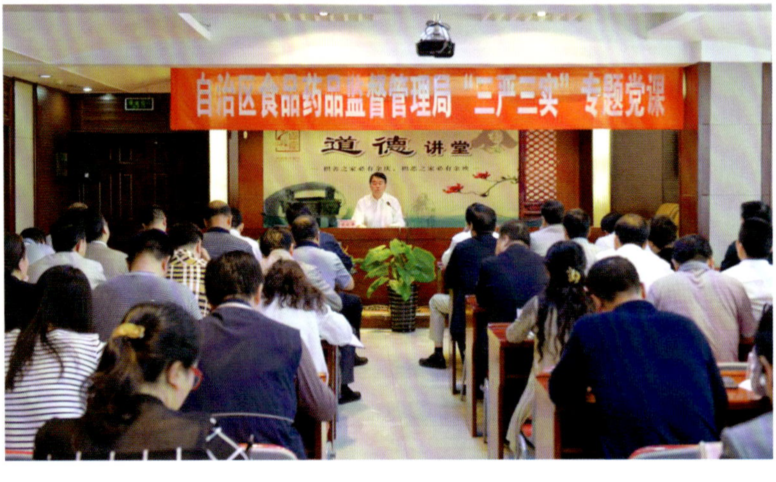

2015 年 5 月 15 日，自治区食品药品监督管理局党组开展“三严三实”专题党课。

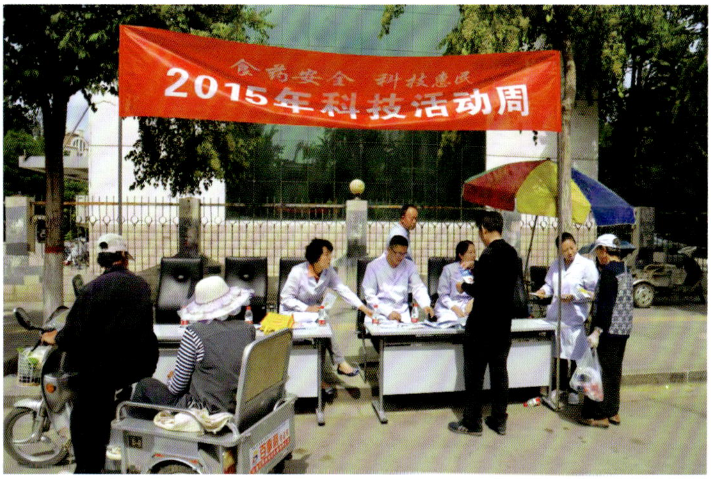

2015 年 6 月初，自治区药品检验所开展“食药安全　科技惠民”2015 年科技活动周科普宣传活动。

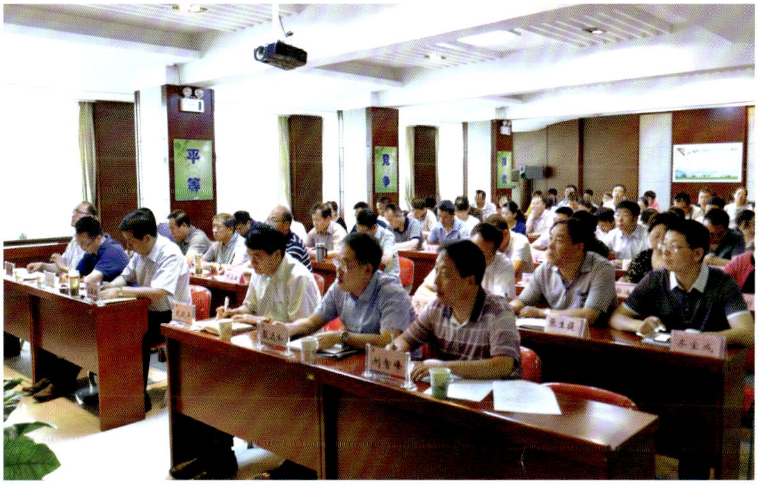

2015 年 6 月 3 日，自治区食品药品监督管理局党组举行党的基层组织建设专题讲座。

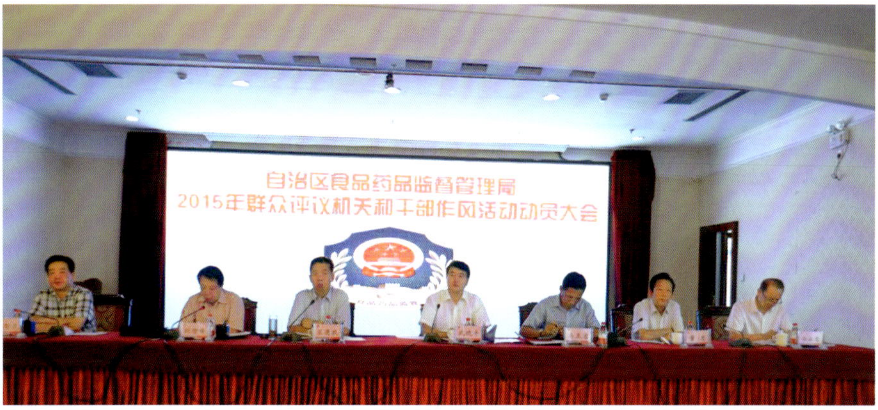

2015 年 7 月 3 日，自治区食品药品监督管理局召开 2015 年群众评议机关和干部作风活动动员大会。

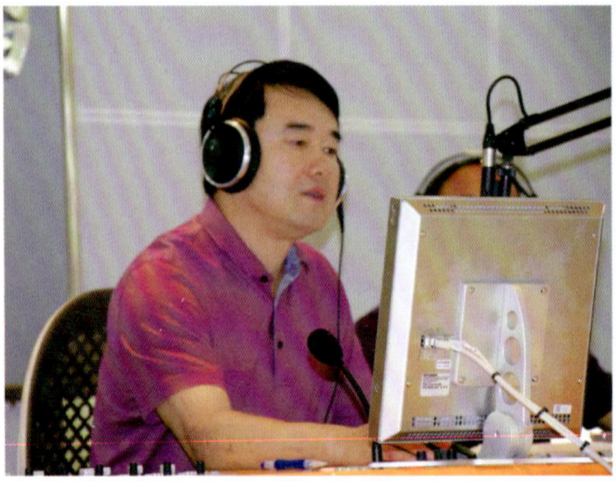

2015年7月9日，自治区食品药品监督管理局党组书记、局长武晓平走进直播间。

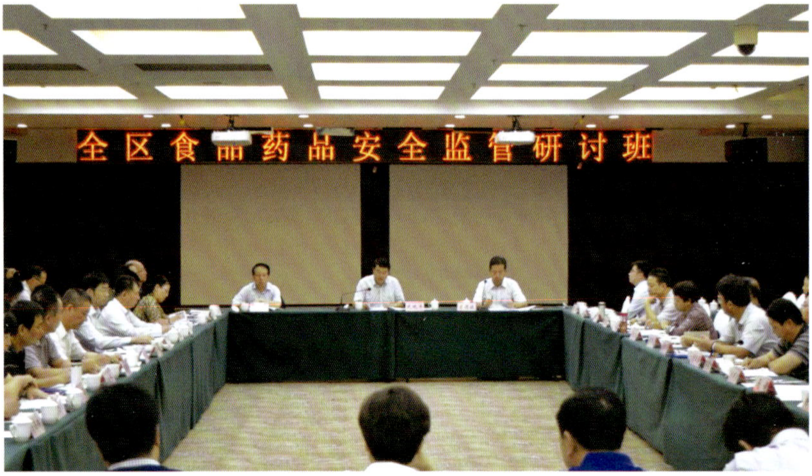

2015年9月8日，自治区食品药品监督管理局举办全区食品药品安全监管研讨班。

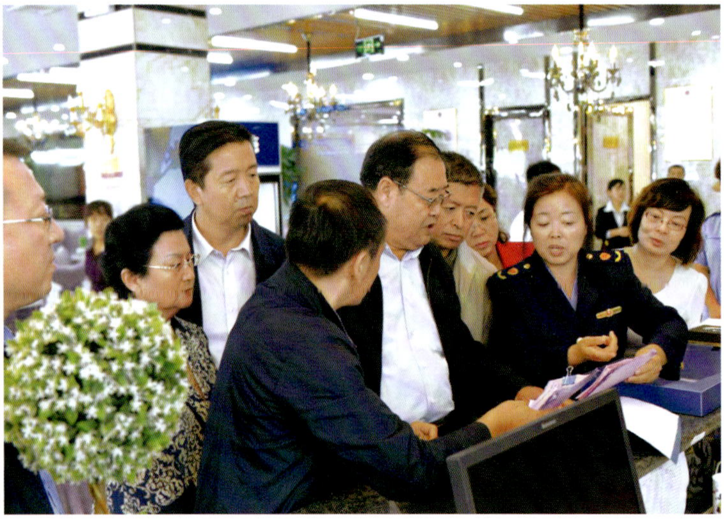

2015年9月17日，自治区政协督办涉及食品药品安全的重点提案。

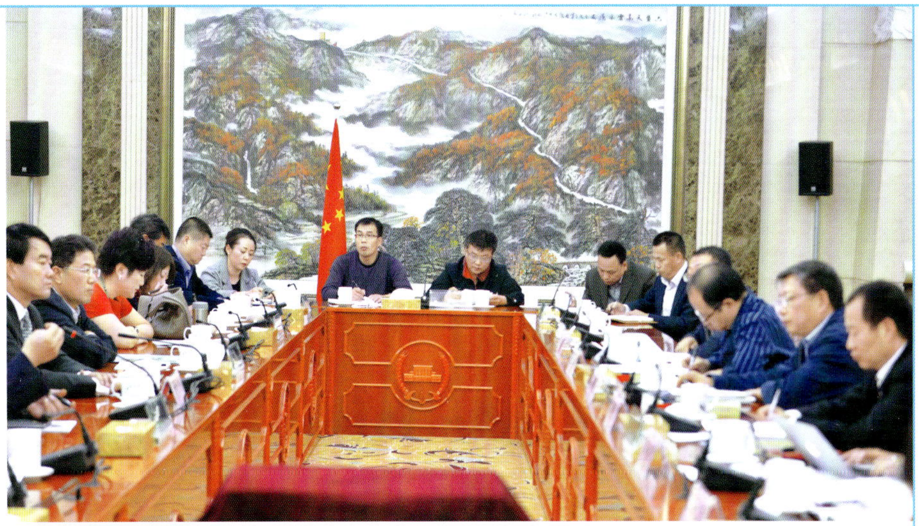

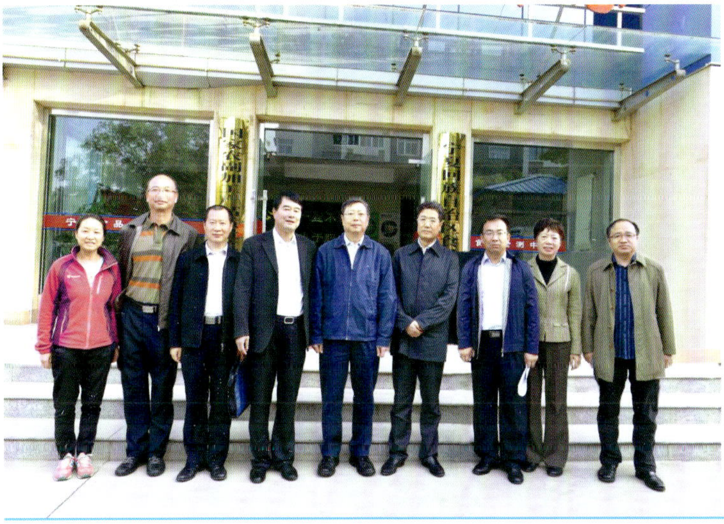

2015 年 10 月 13 日，国家食品药品监督管理总局副局长孙咸泽一行到宁夏调研。

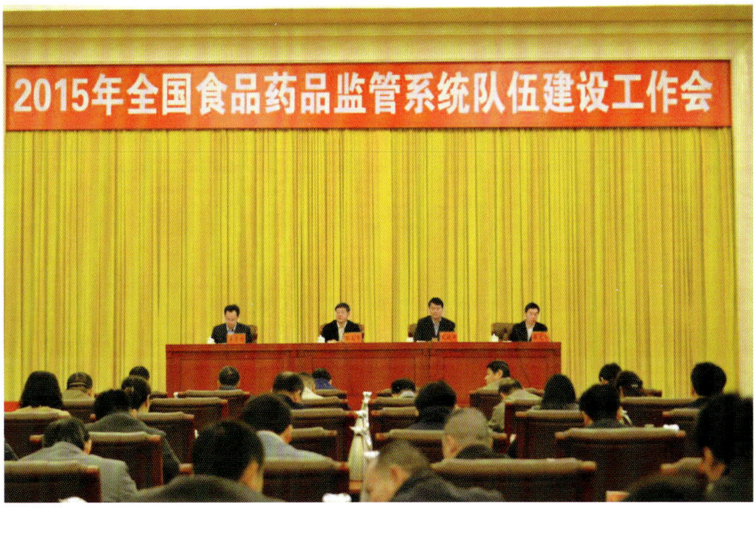

2015 年 10 月 21 日，2015 年全国食品药品监管系统队伍建设工作会在银川召开。

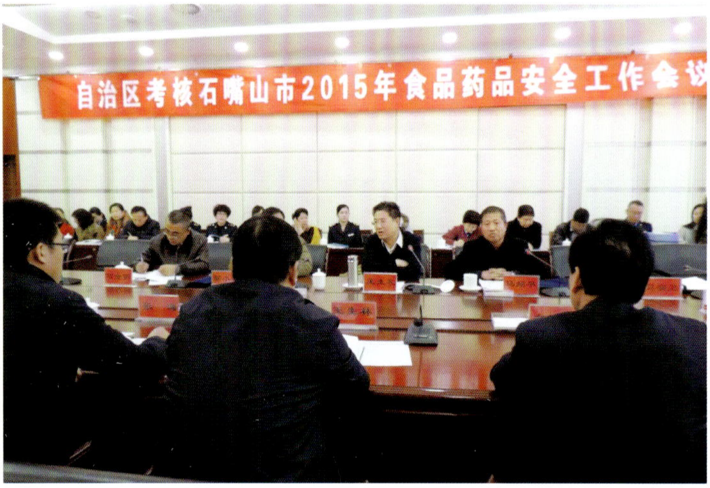

2015年12月1日，自治区食品药品监督管理局对石嘴山市2015年度食品药品安全工作进行考核。

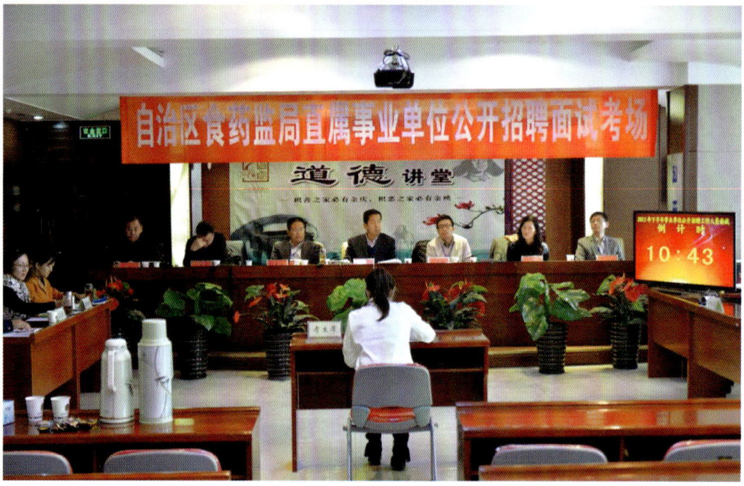

2015年12月9日，自治区食品药品监督管理局直属事业单位公开招聘面试现场。

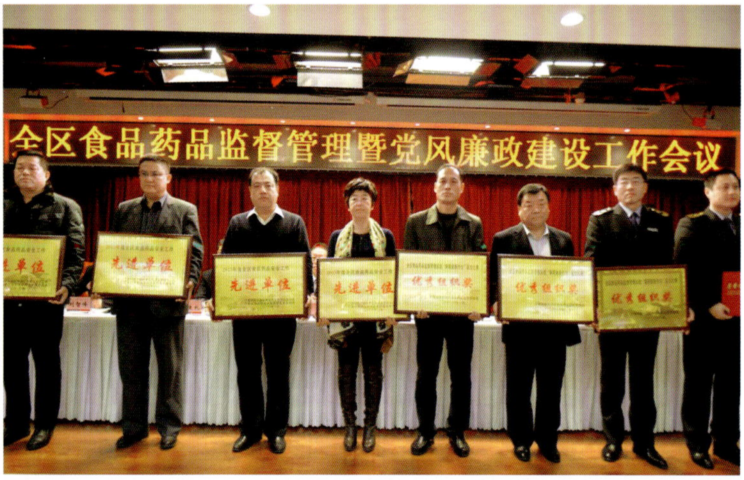

2016年1月25日，自治区食品药品监督管理局召开全区食品药品监督管理暨党风廉政建设工作会议。

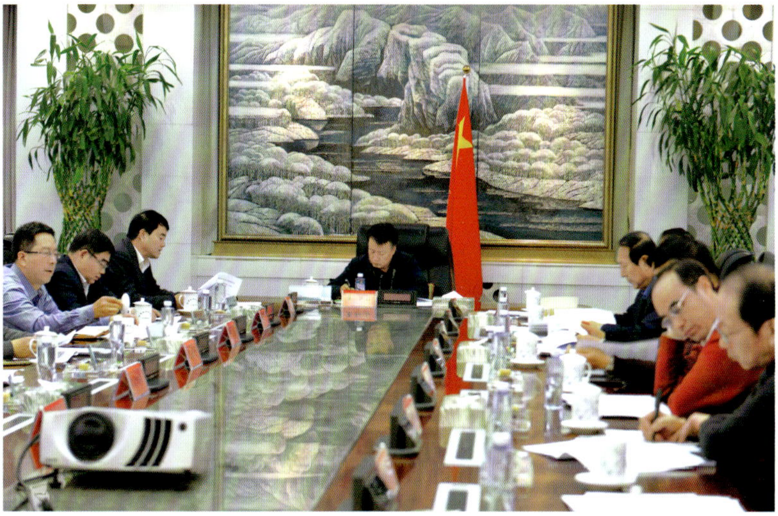

2016 年 1 月 26 日，自治区副主席王和山主持召开食品药品安全工作会议。

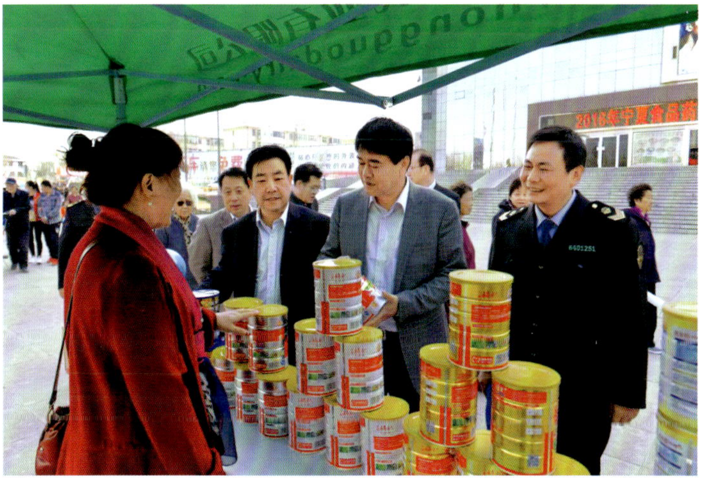

2016 年 3 月 31 日，自治区食品药品监督管理局在银川光明广场开展“落实四个最严，推动社会共治”食品药品投诉举报主题宣传活动。

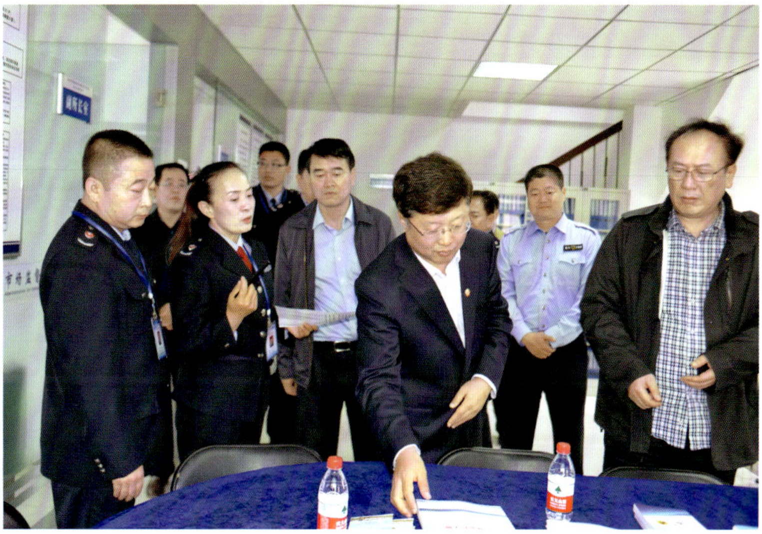

2016 年 4 月 26 日，国家食品药品监督管理总局副局长滕佳材一行到宁夏调研。

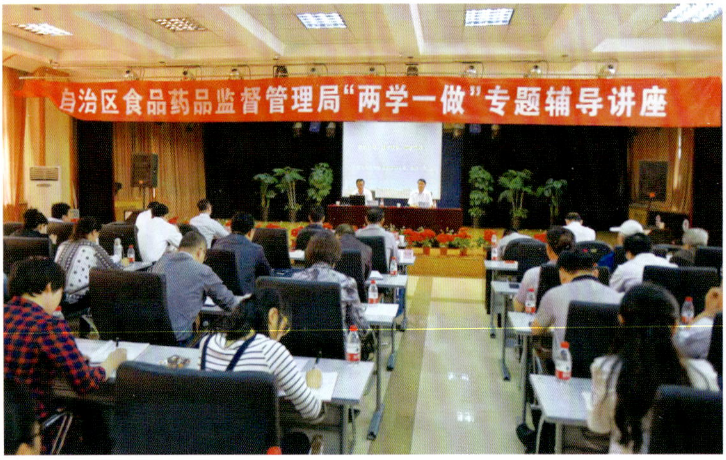

2016 年 5 月 20 日，自治区食品药品监督管理局举办“两学一做”学习教育专题辅导讲座。

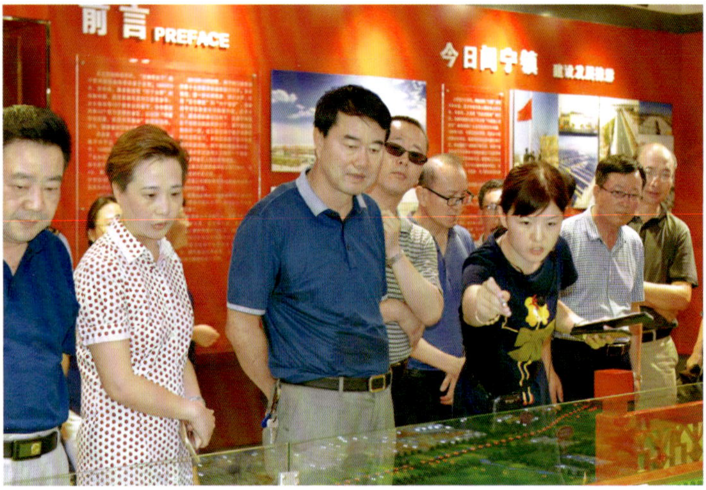

2016 年 8 月 1 日，自治区食品药品监督管理局机关干部到永宁县闽宁镇参观学习。

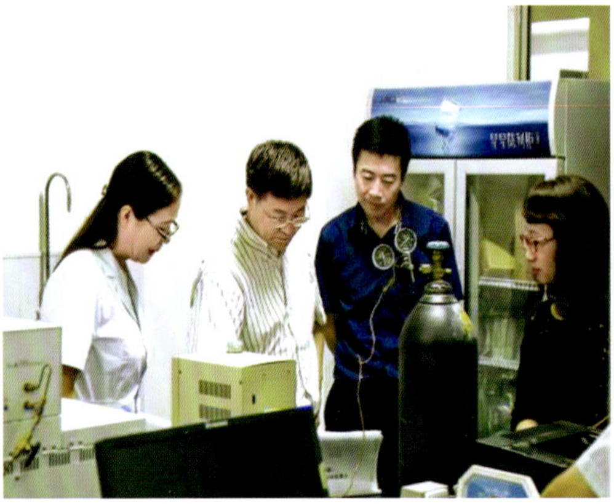

2016 年 8 月 13 日，中国食品药品检定研究院院长李波一行到宁夏药品检验所，就仿制药一致性评价工作进行调研。

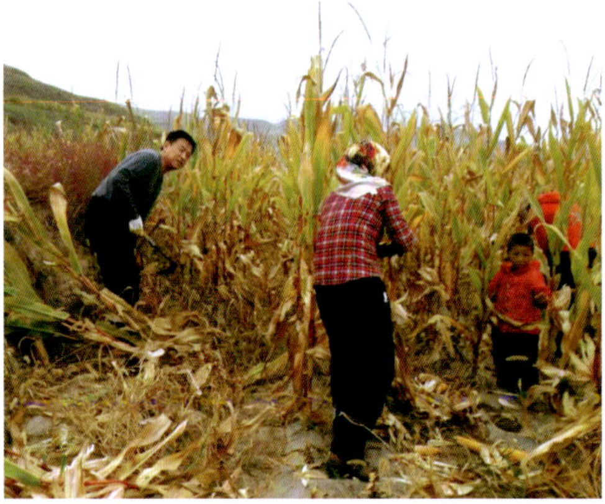

2016 年 10 月，自治区食品药品监督管理局机关各党支部下基层到西吉县帮助贫困家庭收割玉米。

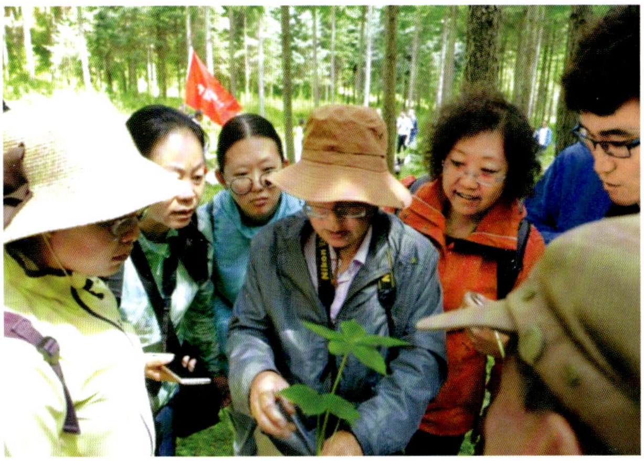

2016年，自治区食品药品监督管理局部分干部职工下基层调研考察。

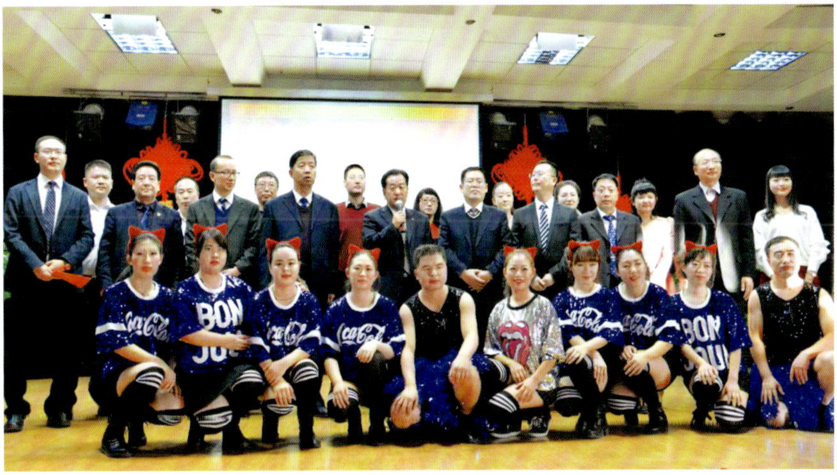

2017年，自治区食品药品监督管理局领导与迎新春文艺活动部分演员合影。

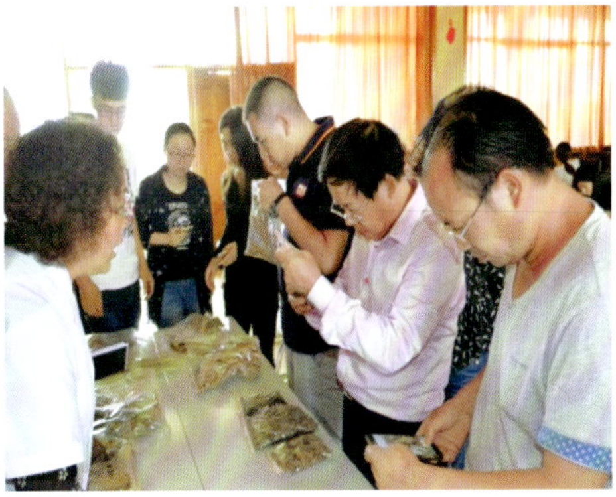

2017年7月27—30日，宁夏药品检验所举办中药材及饮片传统经验鉴别培训班。

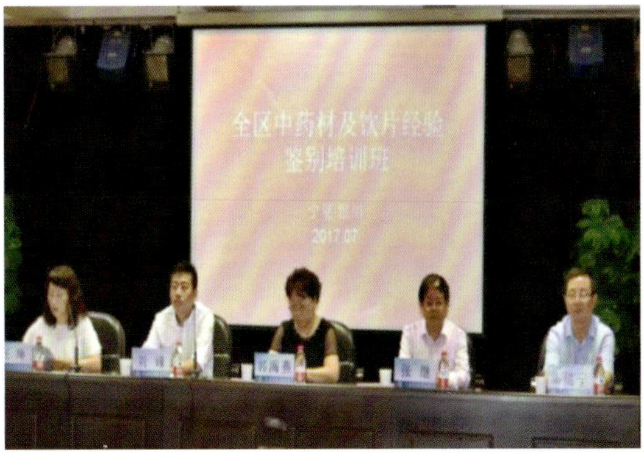

2017年7月，自治区食品药品监督管理局举办全区中药材及饮片经验鉴别培训班。

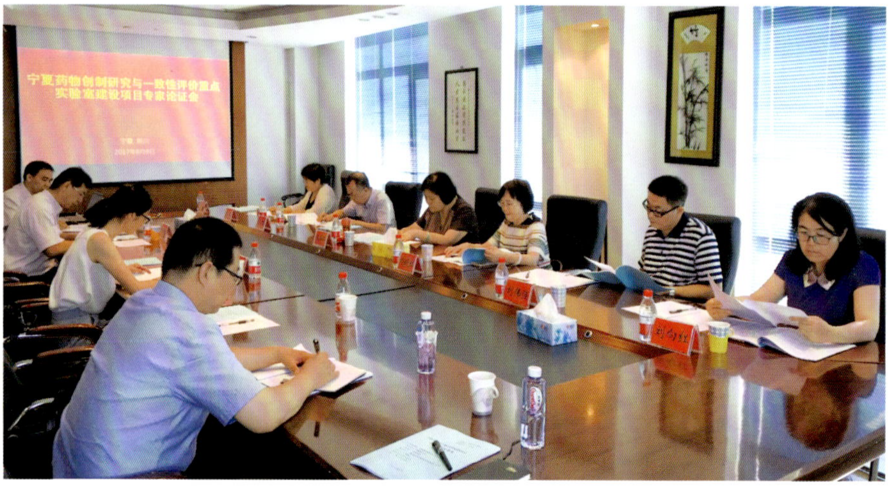

2017年8月9日，宁夏药物创制研究与一致性评价重点实验室建设项目通过专家论证。

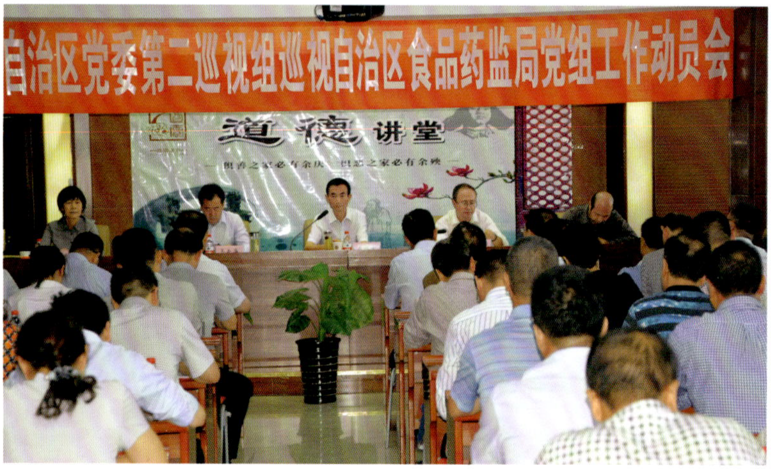

2017年9月12日，自治区党委第二巡视组召开巡视自治区食品药品监督管理局党组工作动员会。

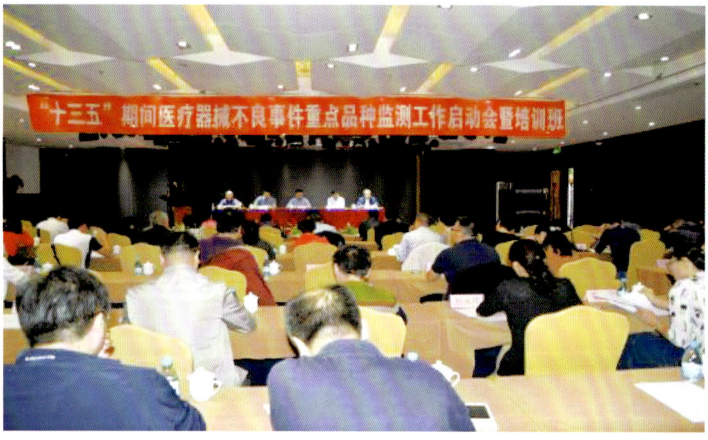

2017年9月27日，自治区食品药品监督管理局举行“十三五”期间医疗器械不良事件重点品种监测工作启动会暨培训班。

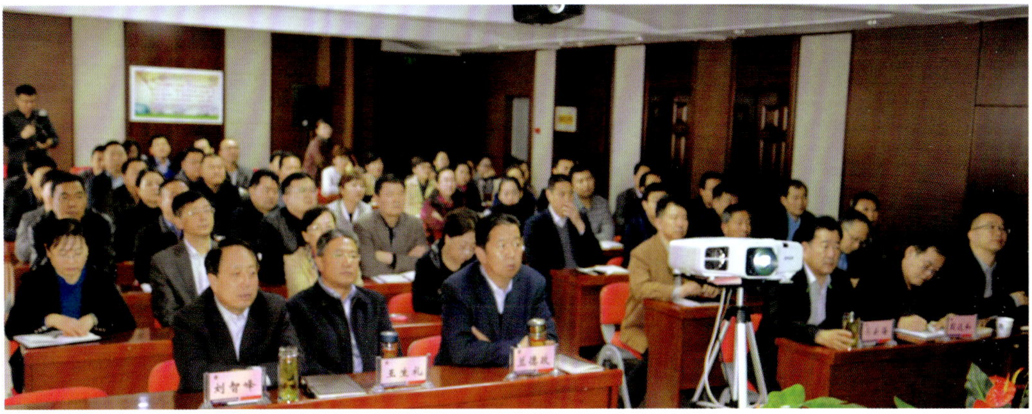

2017年10月18日，自治区食品药品监督管理局组织干部职工收看党的十九大开幕会直播。

2017年11月21日，李巍博士汇报国际合作项目“枸杞与甘草配伍对2型糖尿病保健和治疗的实验研究”相关内容。该项目通过了自治区科学技术成果评价。

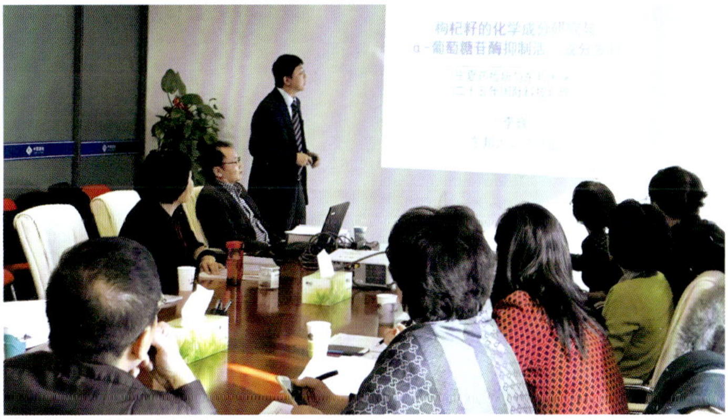

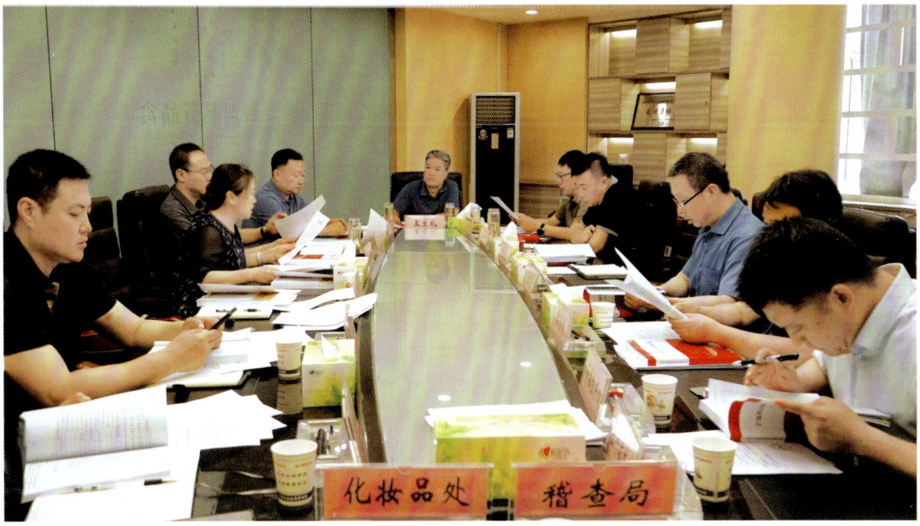

2024年5月17日，自治区药品监督管理局召开党组会议，讨论审定《宁夏药品监管事业发展历程(2013—2017)》出版相关事宜。

2017年6月30日，自治区食品药品监督管理局庆祝中国共产党成立96周年专辑

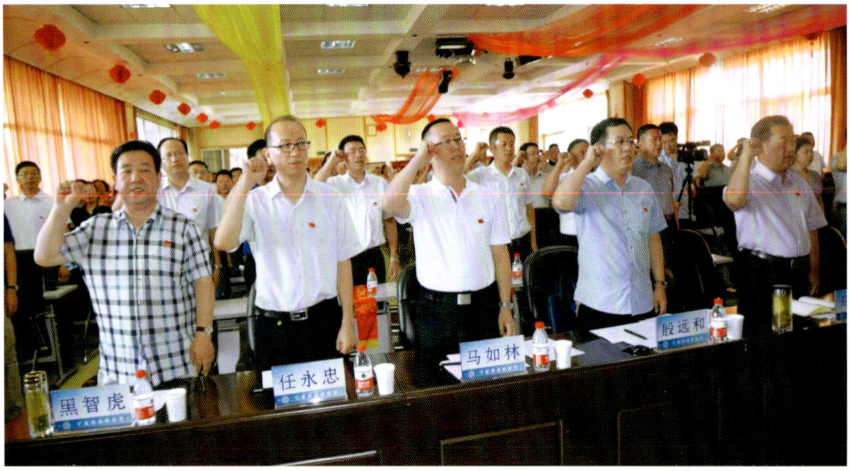

全体党员重温入党誓词。

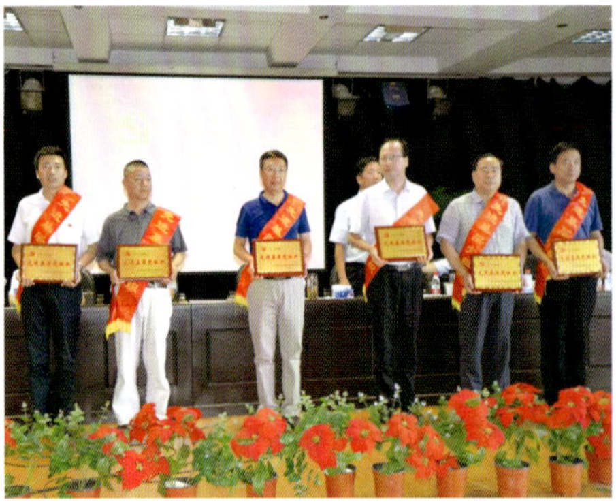

表彰先进党支部。

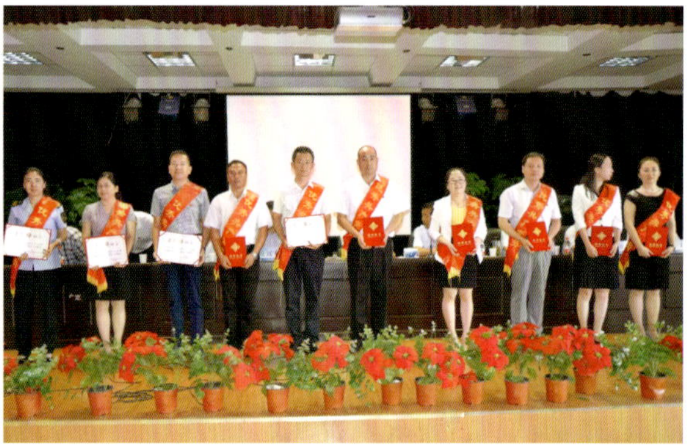

表彰优秀党务工作者、优秀党员。

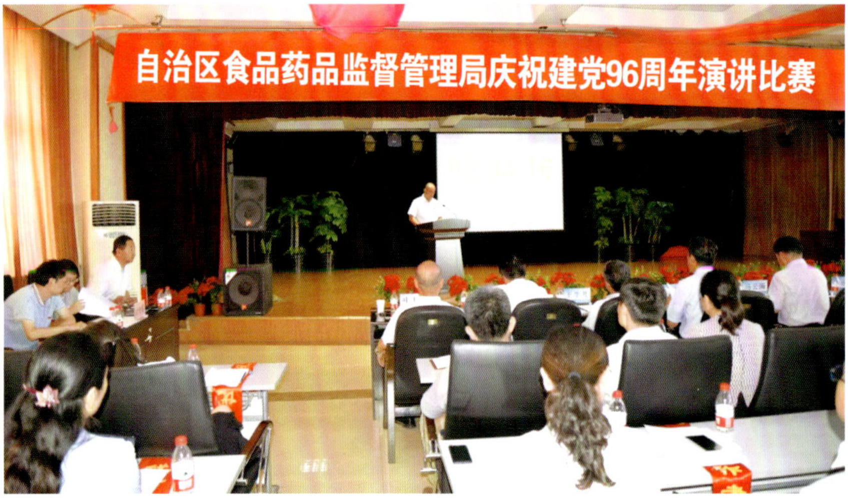

演讲比赛。

前言

《宁夏药品监管事业发展历程》(以下简称《历程》)是自治区药品监督管理局主持编修的丛书。《历程》编委会于2023年初编辑出版了首部《宁夏药品监管事业发展历程(2018—2022)》。在认真总结上部《历程》编纂工作经验的基础上，经自治区药品监督管理局2023年（2023年1月17日）第一次党组会议研究，决定启动《宁夏药品监管事业发展历程(2013—2017)》编纂工作。历经1年时间，至2023年12月，《宁夏药品监管事业发展历程(2013—2017)》初稿完成，并提交评审。

宁夏药品监管事业与时代同行，紧跟我国医药产业发展进程，持续谱写药品监管新篇章。2000年以来，宁夏药品监管体制先后经历了6次改革调整：2000年7月，首次组建宁夏回族自治区药品监督管理局，为自治区人民政府直属机构；2001年8月，各市、县相应设立药品监管机构，实行自治区以下垂直管理；2003年12月，自治区药品监督管理局增加食品、保健食品、化妆品安全监管职能，自治区、市、县机构统一更名为食品药品监督管理局；2009年11月，食品药品由自治区以下垂直管理改为分级管理，自治区局变为部门管理机构，隶属于自治区卫生厅；2014年7月至2015年3月，自治区将原由工商、质监部门承担的食品安全监管职能全部整合到新组建的自治区食品药品监督管理局，改为自治区人民政府直属机构，加挂自治区食品安全委员会办公室牌子，市、县两级按照机构改革有关要求，将原食品药品监管局、工商行政管理局、质量技术监督管理局进行统一整合，成立市场监督管理局，并加挂食品药品监督管理局、质量技术监督管理局牌子和食品安全委员会办公室牌子；2018年11月，新一轮机构改革开始后，正式挂牌成立宁夏回族自治区药品监督管理局。

2013—2017年，随着国家药品监管体制的建立和完善，全区各级监管部门坚持以习近平总书记提出的“四个最严”(最严谨的标准、最严格的监管、最严厉的处罚、最严肃的问责)要求为根本遵循，接续推进“两品一械”(药品、医疗器械、化妆品)监管事业高质量发展，切实保障了人民群众的用药用械安全，书写了宁夏药品监管事业发展的新篇章。这部《历程》客观地记述了中国特色社会主义进入新时代宁夏药监全系统取得的工作成绩、积累的宝贵经验，以及下一步工作展望。

这一时期，宁夏各级药品监管部门坚持用高质量发展的理念强化监管工作，在依法行政中不辱使命、负重拼搏，取得了丰硕成果。一是始终坚守住不发生区域性、系统性风险的底线，全区连续多年没有发生重大及以上食品药品安全事故。二是药械领域科研成果丰硕，《甘草黄酮治疗 2 型糖尿病药物研制》首次发现两个新化合物，《枸杞籽及其提取枸杞油后残渣中提取α-葡萄糖苷酶活性抑制剂的方法及其用途》获得一项国家发明专利，《枸杞与甘草配伍对 2 型糖尿病保健和治疗的实验研究》为枸杞活性物质研究及深加工产品的开发提供了依据。三是民生计划抽检工作走在全国前列，2013—2017 年，全区各种药品抽检批次不断增加，抽检合格率不断上升，启动并建成了自治区药品检验研究院实验大楼。四是高标准完成国家食品药品监督管理总局部署的重点工作，中药饮片专项整治、医疗机构药械管理规范化建设等做法在全国进行经验交流。五是应急管理能力得到有效提升，使发生的山东非法经营疫苗案件等重大突发事件在宁夏得到及时、有效的控制。六是监管干部队伍建设成效明显，在全系统积极推行层级管理和网格化监管责任制，进一步厘清区市县三级事权边界，有关做法得到上级部门的高度评价。七是“两品一械”法治建设和社会共治逐步加强，深化科普宣传，加强信息公开，社会共治氛围日渐浓厚。八是党的建设不断加强，主题教育、专题培训常抓不懈，中央八项规定精神得到严格执行，“四风”问题得到有效整治，干部作风和精神面貌焕然一新，敢为人先、干字当头、实字托底等已形成共识。

修史立典，存史启智，以文化人是中华民族延续几千年的优良传统。坚持编修《宁夏药品监管事业发展历程》，一是重在牢固树立“四个意识”，增强“四个自信”，切实强化主体责任意识，提升履行主体责任能力，扎实履行管党治党主体责任，不断推动全面从严治党向纵深发展；二是重在梳理保存资料，为时人和后人编史修志提供参考；三是重在开发利用《历程》资源，讲好宁夏药监故事。在《历程》的编修过程中，自治区局各处室、各直属单位，各市、县(区)局责任到人，提供了大量资料；编辑部组织力量走访取材，各尽所能，积极工作，众手成书。尤其是武晓平等在这一时期担任自治区局领导职务的有关同志，对编纂工作给予了精心指导和帮助。值此书稿付梓之际，向参与和支持本书编修的同志们致以诚挚的谢意。

王生礼
2024 年 6 月

凡例

一、《宁夏药品监管事业发展历程(2013—2017)》(以下简称《历程》)的编纂出版工作坚持以马克思列宁主义、毛泽东思想、邓小平理论、“三个代表”重要思想、科学发展观、习近平新时代中国特色社会主义思想为指导，坚持辩证唯物主义和历史唯物主义的立场、观点和方法，坚持求实存真原则，力求全面、系统、客观地记述宁夏药品监管事业发展历程和取得的成效，力求思想性、科学性和资料性相统一。

二、《历程》前置前言、概述，末设大事记、附录、后记。主体内容遵循“事以类聚”基本要求，结合科学分类和工作机制，采取章节目结构布局，依次设组织建设、药品监管、医疗器械监管、化妆品监管、法治建设和行政审评审批改革、行政稽查执法、药品安全规划实施、专业监管能力建设、党群工作、效能考核与整改提升、科普宣传、人物集体共 12 章，并坚持门类横排、史实纵述章法，力求不缺要项、不断主线。同时，以专记形式，对 2013—2017 年宁夏食品安全监督管理工作予以集中记述。

三、记述时间范围上起 2013 年 1 月 1 日，下迄 2017 年 12 月 31 日。为保持记述内容的完整性，个别史料适当上溯或下延。记述地域范围，以宁夏回族自治区行政区划为限。

四、突出典型性、资料性、直观性。表格随文，文表相符，简明直观。

五、凡党政机构及相关单位、部门名称，同一章第一次出现时，使用当时的规范全称，以后可使用规范简称。国家食品药品监督管理总局简称国家食药监管总局，宁夏回族自治区食品药品监督管理局简称自治区食药监管局。涉及相关市县食品药品监督管理机构的简称××市局或××县局。

六、人物称谓第一次出现时，姓名之前冠以职务或职称，第二次出现时直书其名。坚持“生不立传”原则，多以名表形式收录自治区食药监管局领导班子成员，自治区食药监管局各处室及直属各事业单位主要负责人，以及受到自治区食药监管局以上表彰的先进个人和先进集体。

七、大事记遵循编年，辅以本末。多依时为序，日期不详者，排于月末，用“是月”表示。月份不详者，排至年末，用“是年”表示。

八、统一使用现代语体文记述体，文字力求严谨、简洁、朴实、流畅，统一使用国家公布的简化字体。称谓一律用第三人称。数字使用按照 2011 年 11 月 1 日正式实施的《出版物上数字用法》标准执行，计量单位使用执行国家标准计量单位的规定。

九、缩略语运用，第一次出现时使用全称，括注后可用缩略语。

十、资料来源大体分为馆藏档案、部门资料、新编年鉴、统计报表、媒体报道五类。同时，参照各地级市、各县(市、区)市场监督管理局提供的资料。

目录

概述

宁夏药监发展历程是一个不断总结经验并持续提升、应对风险与挑战的发展历程。2000 年以来，宁夏药品监管体制先后经历了 6 次改革调整，2013—2017 年期间经历了第五次改革。第五次改革于 2014 年 7 月启动，2015 年 3 月底完成，自治区层面将原由工商、质监部门承担的食品安全监管职能全部整合到新组建的自治区食品药品监督管理局，并为自治区人民政府直属机构，加挂自治区食品安全委员会办公室牌子。之后的第六次机构改革，于 2018 年 11 月 13 日正式挂牌成立宁夏回族自治区药品监督管理局。新成立的药品监督管理局，接续推进宁夏药品、医疗器械、化妆品(以下简称“两品一械”)监管各项事业，其工作成绩在《宁夏药品监管事业发展历程(2018—2022)》中作了记述。

《宁夏药品监管事业发展历程（2013—2017)》主要记述了 2013 年到 2017 年 5 年间宁夏药监事业发展历程与取得的成就。

药品监管能力得到加强。2013—2017 年，自治区食品药品监督管理局以新版 GMP/GSP 认证为重点，对 GMP/GSP 检查员进行全面培训，提升对药品生产质量、药品经营质量的监管水平。药品 GMP 认证许可按照《药品注册管理办法》《药品生产监督管理办法》等相关法律法规，严格形式审查，强化现场检查，严把药品注册、药品生产企业认证、准入关。在此基础上实施药品生产与经营过程的质量安全监管和风险管理等，扎实推动各类企业依法落实质量安全主体责任，并通过开展药品安全专项整治，加强特殊药品监管，疫苗质量安全监管，药品安全监督抽检、不良反应监测、药物滥用监测等监管手段，确保人民群众用药用械用妆安全。始终把“四个最严”（最严谨的标准、最严格的监管、最严厉的处罚、最严肃的问责)作为药品监管法治建设的基础，通过稽查办案制度建设、行政执法与刑事司法衔接、执法行为清理规范等加强稽查体系建设；通过行政执法能力建设、业务技术能力建设等手段加强行政稽查队伍建设。自治区人民政府出台了《宁夏回族自治区药品流通监督管理办法》等法律法规，并通过依法行政、执法督查等措施加强药品监管法治建设。截至 2017 年年底，全区通过 GMP 认证药品生产企业 29 家，通过 GSP 认证的药品经营企业 2870 家（含批发企业 120 家）。

医疗器械监管能力持续提升。2013—2017 年，自治区食品药品监督管理局先后出台《宁夏医疗器械生产企业分类分级监管管理规定》《宁夏全面推进医疗器械生产质量管理规范实施方案》《宁夏医疗机构医疗器械质量管理规范（试行）》《宁夏创建医疗器械规范化经营示范企业实施方案》《宁夏回族自治区医疗器械经营质量管理规范现场检查验收标准》《宁夏回族自治区医疗器械生产经营企业许可证注销管理办法（试行）》等多份规范性文件，督促和鼓励企业严格按照相关法律法规和标准规范开展生产经营活动。2017 年年底，全区共有医疗器械生产企业 26 家，医疗器械经营单位 510 家。

化妆品监管得到加强。生产环节上，严把准入关，加强化妆品生产许可、GMP 审查和现场核查工作，强化生产源头监管，强化生产企业监督检查；经营环节上，按照国家《化妆品经营企业日常监督现场检查工作指南》《化妆品经营企业“八不准”》《宁夏回族自治区保健食品化妆品监督管理暂行规定》等要求，自治区食品药品监督管理局印发《宁夏化妆品日常监管工作手册》，加强化妆品经营企业监督检查。2016 年年底，全区已经登记的化妆品生产企业 3 家，取得《化妆品生产许可证》的企业 2 家，经营单位 5736 家；2017 年年底，全区有化妆品生产企业 5 家。

药品监管领域科研成果丰硕。2013 年，宁夏药品检验所与日本东邦大学联合开展国际合作项目《甘草黄酮治疗 2 型糖尿病药物研制》，该研究首次发现甘草总黄酮提取物中 lycyrrhisoflavone 对 α－葡萄糖苷酶有抑制活性，发现了两个新化合物，其中新化合物 glycybezofuran 及 5 个黄酮类化合物具有蛋白质酪氨酸磷酸酶 1B 抑制活性。2015 年，宁夏药品检验所与日本东邦大学药学部合作的《枸杞籽及其提取枸杞油后残渣中提取 α－葡萄糖苷酶活性抑制剂的方法及其用途》成果获得一项国家发明专利，此专利也是宁夏与日本东邦大学共同取得的第二项国家发明专利，对于开发预防与治疗 2 型糖尿病的药物具有重要意义。2017 年，宁夏药品检验所与日本东邦大学、宁夏五行科技有限公司、宁夏医科大学合作完成的《枸杞与甘草配伍对2型糖尿病保健和治疗的实验研究》取得多项成果：首次以甘草、枸杞提取物研发“甘杞保健咀嚼片”的组方制剂，制定生产工艺和3项质量标准，进行降血糖的药效学实验；从枸杞籽中分离得到14个化合物，其中5个单体具有较强的a-葡萄糖苷酶抑制活性，为枸杞活性物质研究及深加工产品的开发提供了依据。

民生计划抽检工作走在全国前列。自治区人民政府连续10年将药品抽检纳入10项民生计划和30件为民办实事内容，支持宁夏药监部门每年超额30%以上完成抽检任务。2013—2017年按照总局的部署和要求，全区共完成各种药品抽样5000批次以上，合格率逐年提升。启用并建成了宁夏药品检验研究院实验大楼，技术检验能力进一步增强。

应急管理能力得到有效提升。始终重视和加强风险管控，多年来，宁夏各级药品监管部门坚持以“四个最严”要求为根本遵循，制定印发《自治区药品安全应急预案》《自治区药品安全应急预案操作手册》《宁夏食品药品安全突发事件防范和应对工作规程》《关于加强食品药品安全重大(紧急)信息报送工作的通知》等制度文件，对药品安全应急管理工作进行全流程规范，建立了较为完善的药品安全应急体系。同时，通过提高全区基层监测人员药品不良反应监测能力、药物滥用监测能力、基本药物电子监管能力等，加强基层基础建设。全区各级药监干部不辱使命、负重拼搏，积极克服各种困难，始终坚守住不发生区域性、系统性风险的底线，使全区连续多年没有发生重大及以上药品安全事件和药害事故。

党员干部队伍建设成效明显。以思想过硬、业务过硬、作风过硬、清正廉洁为抓手，坚持不懈抓思想政治教育，将学法考法纳入干部选拔任用必经程序，并在全系统积极推行层级管理和网格化监管责任制，厘清区市县三级事权边界，有关做法得到上级部门的高度评价。2014年，新一轮机构改革启动后，局党组首先从“三会一课”制度、组织生活会制度、民主生活会制度、民主评议党员和党员党性分析制度、发展党员制度、谈心谈话制度、党费收缴和定期公示制度、党风党纪巡察制度、党建工作报告制度、党务公开制度、党建工作档案管理制度等方面入手，深入推进全面从严治党，并通过巡视整改、检查整改、自查自纠和加大违法违纪案件查处，持续加强党员和干部队伍思想政治教育，加强党员队伍建设。

药品安全科普宣传有声有色。2013—2017年，药品监管系统通过药品安全大讲堂、播放药品安全公益片、制作户外广告等进行药品安全科普宣传。同时，在各类广场、街道、社区等公共场所组织开展12331食品药品安全宣传活动，并通过开展“小手牵大手”活动，让药品安全常识走进千家万户；通过开展科普宣传“五进”活动，让科普宣传进企业、进校园、进家庭、进社区、进农村。2015年，在全区药品监管系统组织开展“新职能新作为”征文比赛，有效激发了各级干部的工作热情；2017年，在《宁夏日报》上开设“市县党政领导谈食药”专栏，推动落实食品药品安全党政同责。

法治建设和社会共治逐步加强。2014年药监体制改革后，自治区食品药品监督管理局及时提请自治区人民政府发布《宁夏药品流通监督管理办法》，草拟《宁夏牛羊肉质量监督管理办法》《宁夏葡萄酒质量监督管理办法》两个地方政府规章草案，组织修订71项监管制度，明确部门权责事项227项，并广泛调动新闻媒体、行业协会等社会资源，深化科普宣传，加强信息公开，药品监管法治化、规范化水平不断提高。

第一章　组织建设

2000年7月，宁夏回族自治区药品监督管理局首次组建，为自治区政府直属机构。2001年8月起，各市(地区)、县(市)相应设立药品监管机构，实行自治区以下垂直管理。2003年12月，各级监管机构增加食品、保健食品、化妆品安全监管职能，自治区、市、县(市)统一更名为食品药品监督管理局。

2009年，根据《自治区党委、人民政府关于印发〈宁夏回族自治区人民政府机构改革方案〉的实施意见的通知》(宁党发〔2009〕6号)精神，自治区党委决定设立宁夏回族自治区食品药品监督管理局，并设7个内设机构和机关党委。核定行政编制39名。

2013年4月10日，国务院印发《国务院关于地方改革完善食品药品监督管理体制的指导意见》(国发〔2013〕18号)，要求加快推进地方食品药品监督管理体制改革，新组建各级食品药品监督管理机构。2014年7月17日，经自治区人民政府批准，印发《自治区人民政府办公厅关于印发自治区食品药品监督管理局主要职责内设机构和人员编制规定的通知》(宁政办发〔2014〕149号)，明确自治区食药监管局为自治区人民政府直属机构，并对自治区食药监管局职能转变、主要职责、内设机构、人员编制和领导职数、其他事项作出规定。同时，对各地级市、县级工商行政管理局、质量技术监督局、食品药品监督管理局进行整合，新设地级市、县级市场监督管理局。

2015年3月月底，根据自治区党委、政府整体部署，市县层面机构改革与监管体制改革全面完成。改革过程中，各市县贯彻《国务院关于地方改革完善食品药品监督管理体制的指导意见》(国发〔2013〕18号)和《国务院办公厅关于进一步加强食品药品监管体系建设有关事项的通知》(国办发明电〔2014〕17号)精神，整合工商、质监、食品药品监管职能职责，统一组建市场监督管理局，新机构普遍加挂各级食品药品监督管理局和食品安全委员会办公室牌子，市与市辖区实行垂直管理，市、县(区)实行属地管理，把食品药品监管作为综合执法的首要职责，实现了对药品全链条、全流程的集中统一监管。

2013 年起，为保证药品监管事业的顺利发展，自治区食品药品监督管理局根据药监事业的发展和需要成立了各类领导小组和委员会，至 2017 年，共成立信用体系建设领导小组等 9 个领导小组(本书收录 8 个)和宁夏药品检验所学术委员会等 3 个委员会。

第一节　行政机构

一、自治区级行政机构

2013 年，自治区食药监管局设 16 个内设机构，分别为办公室、政策法规处、食品安全协调处、食品生产监管处、食品流通监管处、食品卫生监管处、餐饮食品监管处、保健食品与化妆品监管处、药品安全监管处、药品生产监管处、药品流通监管处、医疗器械监管处、稽查处、科技与法制处、人事与老干部处、规划财务处。另设机关党委、监察室。自治区食药监管局机关行政编制为 116 名。其中，局长 1 名，副局长 4 名。为建立自治区食药监管局与自治区卫计委加强药品与医疗卫生统筹衔接、密切配合的机制，增设 1 名副局长兼任自治区卫计委副主任，自治区食品药品安全委员会办公室专职副主任(副厅级) 1 名、食品药品安全总监(副厅级)2 名。全局设处级领导职数 38 名(含食品药品稽查局 1 正 2 副、稽查专员 4 名、机关党委副书记 1 名)。

2014 年 1 月 6 日，新组建的宁夏回族自治区食品药品监督管理局挂牌成立，内设 13 个机构，分别是：办公室、规划财务处、人事与老干部处、科技与法制处、综合协调与应急管理处、食品生产监管处、食品流通监管处、餐饮食品监管处、保健食品与化妆品监管处、药品注册与安全监管处、药品流通监管处、医疗器械监管处、稽查局。另设机关党委，负责机关党的建设工作，指导所属单位党群工作。

2014 年 7 月 17 日，自治区人民政府办公厅印发《自治区人民政府办公厅关于印发自治区食品药品监督管理局主要职责内设机构和人员编制规定的通知》

（宁政办发〔2014〕149 号），设立自治区食品药品监督管理局，加挂自治区食品安全委员会办公室牌子。核定自治区食品药品监督管理局机关行政人员编制 72 名。其中，局领导 1 正 4 副，食品和药品总监各 1 名，正处级领导职数 16 名（含稽查专员 2 名，机关单位专职副书记 1 名），副处级领导职数 14 名。设办公室、规划财务处、人事与老干部处、科技与法制处、综合协调与应急管理处、食品生产监管处、食品流通监管处、餐饮食品监管处、保健食品化妆品监管处、药品注册与安全监管处、药品流通监管处、医疗器械监管处、稽查局共 13 个内设机构以及机关党委。9 月 23 日，自治区人民政府办公厅印发宁政办发〔2014〕199 号文件，启用"宁夏回族自治区食品药品监督管理局"印章。

2017 年 6 月 30 日，根据自治区编办《关于全区盐业体制改革职责调整等有关事项的通知》（宁编办发〔2017〕145 号）精神，自治区食药监管局负责食盐安全监管工作，自治区食药监管局食品流通监管处加挂食盐安全监管处牌子，增加 1 名副处级领导职数，专用于加强食盐安全监管工作。

自治区食药监管局领导班子成员、内设机构负责人情况详见表 1–1、表 1–2。

表 1–1　2013—2017 年自治区食品药品监督管理局历届领导班子

姓名	性别	政治面貌	籍贯	出生时间	学历	职务	任期
薛塞峰	女	中共党员	陕西定边	1954.06	大学本科	党组书记、局长	2007.02—2013.01
武晓平	男	中共党员	甘肃成县	1957.11	大学本科	党组书记	2012.02—2013.01
武晓平	男	中共党员	甘肃成县	1957.11	大学本科	党组书记、局长	2013.01—2017.01
马云海	男	中共党员	宁夏海原	1962.02	大学本科	党组书记、局长	2017.01—2018.10
董忠	男	中共党员	宁夏平罗	1956.03	大学本科	党组成员、副局长	2006.11—2015.07
董忠	男	中共党员	宁夏平罗	1956.03	大学本科	巡视员	2015.07—2016.05

续表

姓名	性别	政治面貌	籍贯	出生时间	学历	职务	任期
殷远和	男	中共党员	湖北大悟	1963.08	大学本科	党组成员、副局长	2006.12—2018.10
马如林	男	中共党员	宁夏同心	1968.03	中央党校研究生	党组成员、副局长	2013.06—2018.10
王生礼	男	中共党员	宁夏西吉	1965.05	硕士研究生	党组成员、副局长	2013.12—2018.10
兰德政	男	中共党员	河南偃师	1963.05	中央党校研究生	党组成员、副局长	2013.12—2018.11
刘智峰	男	中共党员	陕西乾县	1968.12	宁夏党校研究生	党组成员、纪检组组长	2014.08—2018.10
任永忠	男	中共党员	宁夏平罗	1969.07	宁夏党校研究生	党组成员、药品安全总监	2014.10—2018.10
叶上云	男	中共党员	宁夏平罗	1963.08	大学本科	党组成员、食品安全总监	2016.06—2018.10
黑智虎	男	中共党员	宁夏同心	1957.05	大学本科	副巡视员	2008.06—2017.06

表 1–2　自治区食品药品监督管理局内设机构负责人

序号	内设机构名称	内设机构负责人情况							
		姓名	性别	政治面貌	籍贯	出生时间	学历	职务	任期
1	办公室	齐宝成	男	中共党员	辽宁阜新	1971.03	大学本科	主任	2013.09—2016.08
		郭涛	男	中共党员	宁夏青铜峡	1968.04	宁夏党校研究生	主任	2016.08—2018.01
2	规划财务处	郭涛	男	中共党员	宁夏青铜峡	1968.04	宁夏党校研究生	处长	2018.01—2018.12
3	人事与老干部处	任永忠	男	中共党员	宁夏平罗	1969.07	宁夏党校研究生	处长	2013.03—2014.10
		马海涛	男	中共党员	宁夏永宁	1969.12	大学本科	处长	2015.01—2019.01

续表

序号	内设机构名称	内设机构负责人情况							
		姓名	性别	政治面貌	籍贯	出生时间	学历	职务	任期
4	科技与法制处	白军生	男	中共党员	甘肃镇原	1966.07	大学本科	处长	2014.09—2018.12
5	综合协调与应急管理处	叶上云	男	中共党员	宁夏平罗	1963.08	大学本科	处长	2014.08—2016.06
		齐宝成	男	中共党员	辽宁阜新	1971.03	大学本科	处长	2016.08—2018.10
6	食品生产监管处	马少平	男	中共党员	宁夏石嘴山	1963.04	大学本科	处长	2014.08—2018.10
7	食品流通监管处	宋文忠	男	中共党员	宁夏彭阳	1963.02	大学本科	处长	2014.08—2018.10
8	餐饮食品监管处	罗静	女	中共党员	宁夏平罗	1964.05	大学本科	处长	2014.08—2018.10
9	保健食品化妆品监管处	郭涛	男	中共党员	宁夏青铜峡	1968.04	宁夏党校研究生	处长	2013.03—2016.08
		刘斌	男	中共党员	宁夏青铜峡	1971.04	硕士	处长	2016.08—2019.01
10	药品注册与安全监管处	郭海燕	女	中共党员	河北大厂	1962.06	大学本科	处长	2010.06—2019.01
11	药品流通监管处	杨学礼	男	中共党员	宁夏灵武	1963.10	大学本科	处长	2014.08—2018.11
12	医疗器械监管处	马海涛	男	中共党员	宁夏永宁	1969.12	大学本科	处长	2013.06—2015.01
		王松安	男	中共党员	北京市	1973.08	宁夏党校研究生	处长	2015.05—2019.01
13	稽查局	邓平	男	中共党员	四川安岳	1964.10	大学本科	局长	2015.02—2019.01
14	机关党委	刘雪岚	女	中共党员	宁夏贺兰	1962.07	大学本科	专职副书记	2013.05—2016.03
		黄烨	女	中共党员	宁夏惠农	1971.11	大学本科	专职副书记	2016.03—2018.01
		李永清	男	中共党员	山西阳泉	1973.01	大学本科	专职副书记	2018.01—2019.01

表 1–3　自治区食药监管局药品食品稽查专员

稽查专员名称	姓名	性别	政治面貌	籍贯	出生时间	学历	职务	任期
药品稽查专员	鄢小军	男	中共党员	宁夏同心	1972.10	大学本科	稽查专员	2014.10—2018.10
食品稽查专员	刘斌	男	中共党员	宁夏青铜峡	1971.04	硕士	稽查专员	2014.10—2016.08
食品稽查专员	李永清	男	中共党员	山西阳泉	1973.01	大学本科	稽查专员	2016.08—2018.01

二、地级市行政机构

2013 年，全区有地级市食品药品监管局 5 个，核定行政编制 118 名。2014 年 7 月机构改革后，地级市食品药品监督管理局与地级市工商行政管理局、质量技术监督局合并为地级市市场监督管理局，加挂地级市食品药品监督管理局和地级市食品安全委员会办公室牌子。

（一）银川市食品药品监督管理局

2004 年 8 月 5 日，银川市食品药品监督管理局成立，内设办公室、市场监督科、安全监管科 3 个职能科室和稽查队。核定行政编制 19 名，设局长 1 名，副局长 2 名，纪检组组长 1 名。2004 年 10 月 19 日，银川市食品药品监督管理局正式挂牌，内设办公室(加挂监察室牌子)、安全监管科、市场监管科、稽查队、食品安全科(特批)5 个科室。2009 年，银川市食品药品监督管理局内设综合处、药品安全监管处、医疗器械安全监管处（保健食品化妆品监管处）、餐饮安全监管处。行政编制增至 32 名，机关后勤服务事业编制 2 名。

2015 年 1 月，根据《银川市人民政府办公厅关于印发〈银川市市场监督管理局主要职责内设机构和人员编制规定〉的通知》(银政办发〔2015〕25 号)，设立银川市市场监督管理局，为银川市人民政府工作部门。将原银川市工商行政管理局、市质量技术监督局、市食品药品监督管理局职责及银川市卫生局承担的银川市食品安全委员会办公室职责，整合划入银川市市场监督管理局，挂银川市工商行政管理局、市质量技术监督局、市食品药品监督管理局、市食品安全委员会办公室牌子，设22个内设机构(含食品协调应急管理科、食品生产安全监管科、食品流通安全监管科、餐饮安全监管科、药品安全监管科、医疗器械监管科)、1个直属机构(市场监管稽查支队)、4个派出机构(兴庆区一分局、兴庆区二分局、金凤区分局、西夏区分局)。银川市市场监督管理局核定行政编制421名。其中，市局机关核定行政编制60名，市场监管稽查支队核定行政编制40名，兴庆区一分局核定行政编制100名，兴庆区二分局核定行政编制89名，金凤区分局核定行政编制62名，西夏区分局核定行政编制70名。核定处级领导职数1正6副，核定正科级领导职数35名（不含事业编制2名），副科级领导职数70名(不含事业编制4名)。

（二）石嘴山市食品药品监督管理局

2001年11月，石嘴山市药品监督管理局成立，为自治区药品监督管理局直属机构。2004年8月5日，石嘴山市食品药品监督管理局挂牌成立，为自治区食药监管局的直属机构。2009年12月14日，石嘴山市食品药品监督管理局由自治区垂直管理单位改为石嘴山市人民政府管理的行政机构。

2014年12月，根据《石嘴山市人民政府办公室关于印发石嘴山市市场监督管理局主要职责机构设置和人员编制规定的通知》(石政办发〔2014〕142号)，设立石嘴山市市场监督管理局，为石嘴山市人民政府工作部门。石嘴山市市场监督管理局挂石嘴山市工商行政管理局、市质量技术监督局、市食品药品监督管理局、市食品安全委员会办公室牌子，设17个内设机构(含食品安全综合协调科、药品监督管理科、食品安全监督管理科、保健食品与化妆品监督管理科、餐饮食品安全监督管理科、医疗器械监督管理科)、5个直属机构（行政审批分局、大武口稽查局、惠农稽查局、生产资料市场监督管理所、机动车市场监督管理所)、2个派出机构（大武口区分局、惠农区分局)。市局机关核定编制60名，直属单位核定编制36名。

（三）吴忠市食品药品监督管理局

2001年11月，吴忠市药品监督管理局成立，为自治区药品监督管理局直属机构。2005年2月，根据《自治区机构编制委员会关于自治区以下食品药品监督管理局机构编制有关问题的通知》(宁编发〔2004〕65号)，在吴忠市药品监督管理局基础上组建吴忠市食品药品监督管理局(正处级)，为自治区食药监管局直属机构。2009 年 12 月，根据《自治区党委办公厅 人民政府办公厅〈关于印发吴忠市人民政府机构改革方案〉的通知》（宁党办〔2009〕100 号），设立吴忠市食品药品监督管理局，为吴忠市卫生局副处级行政机构。2014 年 12 月，根据《吴忠市委办公室人民政府办公室印发关于〈吴忠市人民政府职能转变和机构改革方案〉的实施意见的通知》(吴党办〔2014〕56 号)，组建吴忠市市场监督管理局，将市食品药品监督管理局、质量技术监督局、工商行政管理局的职责以及卫生局承担的食品安全监管职责整合划入市场监督管理局。

2015 年 4 月，根据《吴忠市人民政府办公室关于印发〈吴忠市市场监督管理局主要职责内设机构和人员编制规定〉的通知》(吴政办发〔2015〕70 号)，设立吴忠市市场监督管理局，为吴忠市人民政府工作部门。吴忠市市场监督管理局挂吴忠市工商行政管理局、市质量技术监督局、市食品药品监督管理局、市食品安全委员会办公室牌子，设 20 个内设机构（含食品生产流通安全监督管理科、餐饮食品监督管理科、药品医疗器械安全监督管理科、保健食品化妆品监督管理科、食品综合协调和应急管理科）、3 个直属机构（稽查支队、运输市场和机动车辆交易市场管理所、专业市场监督管理所）、3 个派出机构（利通区分局、红寺堡区分局、太阳山分局）。市局机关核定行政编制 60 名，其中局长（正处级)1 名，副局长(副处级)4 名，食品药品稽查专员(副处级)1 名，科级领导职数 20 正 19 副。

（四）固原市食品药品监督管理局

2001 年 11 月 28 日，固原地区药品监督管理局成立，内设办公室、稽查队、安检科、监察室。2002 年 7 月，撤销固原地区设地级固原市，同时成立固原市药品监督管理局。2005 年 3 月，将食品安全方面的综合监管、组织协调、重大事故查处等职能并入，固原市药品监督管理局更名为固原市食品药品监督管理局，增加内设机构食品安全监管科。固原市局共有干部职工 28 人，设办公室、监察室、市场科、稽查队、安检科、食品科 6 个职能科室。

2015 年 2 月，根据《固原市人民政府办公室关于印发〈固原市市场监督管理局主要职责内设机构和人员编制规定〉的通知》(固政办发〔2015〕34 号)，设立固原市市场监督管理局，为固原市人民政府工作部门。将原固原市工商行政管理局、质量技术监督局、食品药品监督管理局、食品安全委员会办公室全部职能，原固原市卫生局食品药品质量监管等市场监管职能和市卫生监督所餐饮服务环节食品安全、保健食品和化妆品监管职能整合划入固原市市场监督管理局，挂固原市工商行政管理局、质量技术监督局、食品药品监督管理局、食品安全委员会办公室牌子，设16个内设机构(含食品安全协调科、食品生产流通监管科、餐饮服务监管科、药品医疗器械监管科、保健食品化妆品科)、3个派出机构(原州一分局、原州二分局、经济开发区分局)。固原市市场监督管理局核定行政编制79名。其中，局长1名，副局长4名，食品药品稽查专员1名，正科级职数16名，副科级职数24名。核定事业编制9名。

（五）中卫市食品药品监督管理局

2002年3月设中卫县药品监督管理局，隶属中卫县人民政府管理，原中卫县医药管理局承担的药品监管等职能划转到中卫县药品监督管理局。

2004年3月，中卫县撤县设市，同时成立中卫市食品药品监督管理局，原中卫县药品监督管理局整体划转到中卫市食品药品监督管理局，隶属自治区食药监管局垂直管理。2009年11月调整管理体制，实行属地分级负责，中卫市食品药品监督管理局移交至中卫市人民政府管理。

2014年12月，根据中卫市委办公室、中卫市人民政府办公室《关于印发〈中卫市市场监督管理局主要职责内设机构和人员编制规定〉的通知》(卫党办发〔2014〕112号)，设立中卫市市场监督管理局，为中卫市人民政府工作部门。将原中卫市工商行政管理局、质量技术监督局、食品药品监督管理局、食品安全委员会办公室的职责，整合划入中卫市市场监督管理局，挂中卫市工商行政管理局、中卫市质量技术监督局、中卫市食品药品监督管理局、中卫市食品安全委员会办公室牌子，设10个内设机构(含食品安全科、药品与医疗器械科)、7个派出机构（文昌分局、滨河分局、柔远分局、宣和分局、兴仁分局、工业园区分局、沙坡头旅游经济开发试验区分局)。全局核定行政编制123名(含市局机关和分局机关)、后勤服务事业编制11名(含市局机关和分局机关)、聘用编制2名。核定处级领导职数1正5副、科级领导职数20正27副。

表 1-4　2004—2023 年各地级市食品药品监督管理局历任负责人

机构名称	姓名	职务	任期
银川市食品药品监督管理局、市场监督管理局	白军生	食品药品监督管理局党组书记、局长	2011.01—2013.06
	王鸣义	食品药品监督管理局党组书记、局长	2013.06—2014.11
	袁文军	市场监督管理局党组书记	2014.11—2017.02
	左弘	市场监督管理局局长	2014.11—2017.02
		市场监督管理局党组书记、局长	2017.02—2019.01
	马少红（女）	市场监督管理局党组书记、局长	2019.01—2021.12
	黄瑾（女）	市场监督管理局党组书记、局长	2022.01 至今
石嘴山市食品药品监督管理局、市场监督管理局	胡文生	食品药品监督管理局党组书记、局长	2012.03—2014.11
	白国英	市场监督管理局局长	2014.11—2017.12
	田小彪	市场监督管理局党委书记、局长	2014.11—2018.08
		市场监督管理局党组书记、局长	2018.09—2019.02
	杜兴会	市场监督管理局党组书记、局长	2019.02—2022.01
	李宏山	市场监督管理局党组书记、局长	2022.01—2023.08
	宋健	市场监督管理局党组书记、局长	2023.09 至今
吴忠市食品药品监督管理局、市场监督管理局	郑忠	食品药品监督管理局党组书记、局长	2012.10—2013.12
	高清仓	食品药品监督管理局党组书记、局长	2013.12—2015.01
	马锐锋	市场监督管理局党委书记、局长	2015.01—2017.05
	蒋耀强	市场监督管理局党委副书记、局长	2017.05—2019.01
		市场监督管理局党委书记、局长	2019.02—2022.03
	马光锋	市场监督管理局党委书记、局长	2022.02 至今
固原市食品药品监督管理局、市场监督管理局	杨百慧	食品药品监督管理局党组书记、局长	2010.09—2014.12
		市场监督管理局党组书记	2014.12—2019.02
	童全成	市场监督管理局局长	2014.12—2015.09
	宋新宇	市场监督管理局局长	2015.09—2018.11
	马全忠	市场监督管理局党组书记、局长	2019.02—2021.11
	翟敬军	市场监督管理局党组书记、局长	2021.11 至今

续表

机构名称	姓名	职务	任期
中卫市食品药品监督管理局、市场监督管理局	俞正荣	食品药品监督管理局党组书记、局长	2011.08—2014.12
		市场监督管理局局长	2014.12—2017.04
	王永生	市场监督管理局党组书记	2014.12—2016.10
	马良俊	市场监督管理局党组书记	2016.10—2019.01
	严玉忠	市场监督管理局局长	2017.04—2019.01
	刘辛彧	市场监督管理局局长	2019.01—2020.08
	马丽（女）	市场监督管理局局长	2020.08—2022.01
	赵凤山	市场监督管理局党组书记	2021.01—2023.02
		市场监督管理局局长	2022.01—2023.02
	妥大君	市场监督管理局党组书记、局长	2023.03 至今

注：2014 年机构改革，各地级市市场监督管理局挂食品药品监督管理局牌子。

三、县（市）级行政机构

各地级市设立食品药品监督管理机构时，各县（市）亦相应成立食品药品监督管理局，地级市所辖各区未设食品药品监督管理局，相关工作由各地级市食品药品监督管理局承担。2013 年，全区有县级监管局 14 个（含惠农区），14 个县级局共设食品药品监管岗位 92 个（每个县局 5～10 人）。2014 年 7 月机构改革，对各县（市、区）工商行政管理局、质量技术监督局、食品药品监督管理局进行整合，新设县（市、区）市场监督管理局，加挂县（市、区）食品安全委员会办公室牌子。

（一）银川市所辖县（区、市）行政机构

1. 银川市市场监督管理局兴庆区一分局。2002 年设银川市兴庆区卫生局，2010 年更名为银川市兴庆区卫生和食品药品监督管理局。2015 年 1 月，根据《银川市人民政府办公厅关于印发〈银川市市场监督管理局主要职责内设机构和人员编制规定〉的通知》（银政办发〔2015〕25 号），设立银川市市场监督管理局兴庆区一分局，为银川市市场监督管理局派出机构，机关综合设置若干岗位，核定行政编制 100 名。分局设直属机构市场监管稽查队和 7 个市场监管所（新华市场监督管理所、丽景市场监督管理所、北环市场监督管理所、清和市场监督管理所、唐槐市场监督管理所、信义市场监督管理所、掌政市场监督管理所）。

2. 银川市市场监督管理局兴庆区二分局。2015 年 1 月，根据《银川市人民政府办公厅关于印发〈银川市市场监督管理局主要职责内设机构和人员编制规定〉的通知》(银政办发〔2015〕25 号)，设立银川市市场监督管理局兴庆区二分局，为银川市市场监督管理局派出机构，机关综合设置若干岗位，核定行政编制 89 名。分局设直属机构市场监管稽查队和 6 个市场监管所（商城市场监督管理所、南桥市场监督管理所、龙盘市场监督管理所、西塔市场监督管理所、东方市场监督管理所、滨河新区市场监督管理所）。

3. 银川市市场监督管理局金凤区分局。2009 年 11 月，设银川市金凤区卫生和食品药品监督管理局。2015 年 1 月，根据《银川市人民政府办公厅关于印发〈银川市市场监督管理局主要职责内设机构和人员编制规定〉的通知》(银政办发〔2015〕25 号)，设立银川市市场监督管理局金凤区分局，为银川市市场监督管理局派出机构，机关综合设置若干岗位，核定行政编制 62 名。分局设直属机构市场监管稽查队和 4 个市场监管所（宝湖市场监督管理所、正源市场监督管理所、阅海市场监督管理所、通达市场监督管理所）。

4. 银川市市场监督管理局西夏区分局。2009 年 11 月，设银川市西夏区卫生和食品药品监督管理局。2015 年 1 月，根据《银川市人民政府办公厅关于印发〈银川市市场监督管理局主要职责内设机构和人员编制规定〉的通知》(银政办发〔2015〕25 号)，设立银川市市场监督管理局西夏区分局，为银川市市场监督管理局派出机构，机关综合设置若干岗位，核定行政编制 70 名。分局设直属机构市场监管稽查队和 5 个市场监管所（同心路市场监督管理所、贺兰山市场监督管理所、西花园市场监督管理所、朔方市场监督管理所、兴泾市场监督管理所）。

5. 永宁县食品药品监督管理局。2001 年 12 月 28 日，永宁县药品监督管理局成立，隶属自治区食药监管局垂直管理。2005 年，永宁县药品监督管理局更名为永宁县食品药品监督管理局，永宁县食品安全委员会挂靠在永宁县食品药品监督管理局，依法履行药品、医疗器械、保健食品、化妆品的质量安全监管职能。餐饮服务环节的食品安全监管工作委托永宁县卫生监督所具体实施。

2014 年 11 月，根据《永宁县委永宁县人民政府关于印发〈永宁县人民政府职能转变和机构改革方案的实施意见〉的通知》（永党发〔2014〕67 号），组建永宁县市场监督管理局，为永宁县人民政府工作部门。将原永宁县工商行政管理局、县质量技术监督局、县食品药品监督管理局的职责整合划入。将卫生和计划生育局承担的食品安全协调监管职责划转永宁县市场监督管理局，将食品安全委员会办公室从卫生和计划生育局划转到永宁县市场监督管理局。永宁县市场监督管理局挂永宁县食品药品安全委员会办公室、综合执法大队、消费者协会牌子。机关内设岗位 10 个，其中包含食品监管岗位、药品器械保化监管岗位。核定行政编制 76 名，其中领导职数 1 正 9 副。核定全额预算事业编制 3 名，机关后勤服务事业编制 2 名，聘用编制 1 名。

6. 贺兰县食品药品监督管理局。2001 年 12 月，贺兰县药品监督管理局成立，核定编制 6 人，设文秘、综合监督执法岗位，承担药品、医疗器械的安全监督管理职能。2005 年，贺兰县药品监督管理局更名为贺兰县食品药品监督管理局，贺兰县食品安全委员会挂靠在贺兰县食品药品监督管理局。全局编制 6 人，内设文秘岗位、综合监督执法岗位，承担药品、医疗器械、保健食品、化妆品的安全监管和食品、餐饮服务的安全监管工作。

2015 年 1 月，根据贺兰县人民政府办公室《关于印发〈贺兰县市场监督管理局主要职责岗位设置和人员编制规定〉的通知》（贺政办发〔2015〕27 号），成立贺兰县市场监督管理局，为贺兰县人民政府工作机构，将原贺兰县工商行政管理局、县质量技术监督局、县食品药品监督管理局承担的职责整体划入贺兰县市场监督管理局。贺兰县市场监督管理局机关内设岗位 7 个，其中包含食品监督管理岗位、药品医疗器械监督管理岗位、保健食品化妆品监督管理岗位。核定行政编制 75 名，其中 1 正 5 副。核定机关后勤服务事业编制 2 名，聘用编制控制数 2 名。

7. 灵武市食品药品监督管理局。2001 年 11 月，灵武市药品监督管理局成立，隶属于自治区食药监管局垂直管理，内设办公室、药械稽查室，行政编制 7 人。2005 年，灵武市药品监督管理局更名为灵武市食品药品监督管理局，设立办公室、药械稽查室、食品安全协调室，依法履行药品、医疗器械、保健食品、化妆品的安全监管职能。餐饮服务环节的食品安全监管工作委托灵武市卫生监督所实施。灵武市食品安全委员会挂靠局内。

2014 年 12 月，根据灵武市人民政府办公室《关于印发〈灵武市市场监督管理局主要职责岗位设置和人员编制规定〉的通知》（灵政办发〔2014〕116 号），成立灵武市市场监督管理局，为灵武市人民政府工作机构，将原灵武市工商行政管理局、市质量技术监督局、市食品药品监督管理局承担的职责整合划入灵武市市场监督管理局。灵武市市场监督管理局挂灵武市工商行政管理局、市质量技术监督局、市食品药品监督管理局牌子，内设 14 个岗位，其中有食品综合协调和应急管理岗位、食品监督管理岗位、药品医疗器械监督管理岗位。核定行政编制 97 名，其中领导职数 1 正 10 副。

（二）石嘴山市所辖县（区）行政机构

1. 石嘴山市市场监督管理局大武口区分局。石嘴山市大武口区未单独设食品药品监督管理机构。2004 年 8 月，石嘴山市食品药品监督管理局成立，具体负责食品、药品、医疗器械经营使用环节和化妆品经营的监督管理工作。2014 年 12 月，根据石嘴山市人民政府办公室《关于印发石嘴山市市场监督管理局主要职责机构设置和人员编制规定的通知》（石政办发〔2014〕142 号），设立石嘴山市市场监督管理局大武口区分局，为石嘴山市市场监督管理局派出机构，分局挂石嘴山市工商行政管理局大武口区分局、石嘴山市质量技术监督局大武口区分局、石嘴山市食品药品监督管理局大武口区分局牌子，下设 8 个市场监督管理所（朝阳市场监督管理所、游艺街市场监督管理所、黄河市场监督管理所、工业园区市场监督管理所、沟口市场监督管理所、星海湖市场监督管理所、隆湖市场监督管理所、白芨沟市场监督管理所）。

2015 年 3 月 18 日，根据《关于印发〈石嘴山市市场监督管理局大武口区分局主要职责机构设置和人员编制规定〉的通知》（石市场监管〔2015〕45 号）规定，石嘴山市市场监督管理局大武口区分局（挂市工商行政管理局大武口区分局、市质量技术监督局大武口区分局、市食品药品监督管理局大武口区分局牌子）下设 8 个副科级市场监督管理所，即朝阳市场监督管理所、游艺街市场监督管理所、黄河市场监督管理所、工业园区市场监督管理所、沟口市场监督管理所、星海湖市场监督管理所、隆湖市场监督管理所、白芨沟市场监督管理所。

机关设法制监察科、质量监督管理科、药品医疗器械保健食品与化妆品监督管理科、市场规范综合执法科、食品安全监督管理科、企业（个体）信用监管科、政办科 7 个内设科室，大武口区消费者协会、大武口区个体私营经济协会 2 个协会。分局行政编制 92 名，机关工勤编制 2 人。

2. 石嘴山市市场监督管理局惠农区分局。2002 年 6 月，石嘴山市石嘴山区药品监督管理局成立，核定编制 4 人，内设办公室、综合业务室。同期，设惠农县药品监督管理局。2004 年 6 月，因行政区划调整，石嘴山区药品监督管理局与惠农县药品监督管理局合并，成立惠农区药品监督管理局。新的惠农区药品监督管理局负责原石嘴山区及惠农县的全部药品经营、使用及医疗器械生产、经营和使用监管。工作地点迁至石嘴山区福利路，仍设两个办公室。工作人员 9 名，其中行政人员 8 名，工勤人员 1 名。2005 年 3 月 1 日，惠农区食品药品监督管理局挂牌成立，全面担负起辖区内药品监督管理职能。

2015 年 3 月，根据《石嘴山市市场监督管理局惠农区分局主要职责机构设置和人员编制规定》（石市场监管发〔2015〕44 号），设立石嘴山市市场监督管理局惠农区分局，为石嘴山市市场监督管理局派出机构。分局挂石嘴山市工商行政管理局惠农区分局、石嘴山市质量技术监督局惠农区分局、石嘴山市食品药品监督管理局惠农区分局牌子，下设 5 个市场监督管理所（春晖市场监督管理所、南北街市场监督管理所、河滨市场监督管理所、红果子市场监督管理所、兰山市场监督管理所）。

3. 平罗县食品药品监督管理局。2015 年 2 月，根据《平罗县人民政府办室关于印发平罗县市场监督管理局主要职责内设岗位和人员编制规定的通知》（平政办发〔2015〕33 号），设立平罗县市场监督管理局，为平罗县人民政府工作机构，将原平罗县工商行政管理局、县质量技术监督局、县食品药品监督管理局、县食品安全委员会办公室承担的职责以及原平罗县卫生局承担的食品安全监督职责整合划入平罗县市场监督管理局。平罗县市场监督管理局挂平罗县工商行政管理局、质量技术监督局、食品药品监督管理局、食品安全委员会办公室牌子，设 14 个内设岗位，其中有食品安全监督岗位、餐饮服务食品监管岗位、药品安全监督管理岗位、医疗器械监督管理岗位。核定行政编制 99 名，其中领导职数 1 正 13 副。核定机关后勤全额预算事业编制 3 名。

（三）吴忠市所辖县（区、市）行政机构

1. 吴忠市市场监督管理局利通区分局。吴忠市利通区未单独设食品药品监督管理机构。2004 年 8 月，吴忠市食品药品监督管理局成立，具体负责利通区的食品、药品、医疗器械经营使用环节和化妆品经营监督管理工作。2015 年 4 月，根据《吴忠市人民政府办公室关于印发〈吴忠市市场监督管理局主要职责内设机构和人员编制规定〉的通知》（吴政办发〔2015〕70 号），设立吴忠市市场监督管理局利通区分局，为吴忠市市场监督管理局派出机构，下设 8 个市场监督管理所（古城市场监督管理所、东塔市场监督管理所、金积市场监督管理所、高闸市场监督管理所、金星市场监督管理所、胜利市场监督管理所、上桥市场监督管理所、金银滩市场监督管理所）。利通区分局核定行政编制 120 名。其中，局机关行政编制 24 名，局长（正科级）1 名，副局长（副科级）3 名；8 个市场监督管理所行政编制 96 名，各核定所长（副科级）1 名。机关后勤服务事业编制 7 名。

2. 吴忠市市场监督管理局红寺堡区分局。2009 年 10 月，吴忠市红寺堡区成立，同时设吴忠市红寺堡区食品药品监督管理局，由红寺堡区卫生与计划生育局管理，食品药品监管职能由卫生监督所履行。未核定内设机构和人员编制。

2015 年 4 月，根据《吴忠市人民政府办公室关于印发〈吴忠市市场监督管理局主要职责内设机构和人员编制规定〉的通知》（吴政办发〔2015〕70 号），设立吴忠市市场监督管理局红寺堡区分局，为吴忠市市场监督管理局派出机构，下设 3 个市场监督管理所（城区市场监督管理所、郊区市场监督管理所、弘德市场监督管理所）。红寺堡区分局核定行政编制 26 名。其中，局机关行政编制 3 名，局长（正科级）1 名，副局长（副科级）2 名；3 个市场监督管理所行政编制 13 名，各核定所长（副科级）1 名。机关后勤服务事业编制 1 名。

3. 吴忠市市场监督管理局太阳山分局。2015 年 4 月，根据《吴忠市人民政府办公室关于印发〈吴忠市市场监督管理局主要职责内设机构和人员编制规定〉的通知》（吴政办发〔2015〕70 号），设立吴忠市市场监督管理局太阳山分局，为吴忠市市场监督管理局派出机构，核定行政编制 6 名。其中，局长（正科级）1 名，副局长（副科级）1 名。机关后勤服务事业编制 1 名。

4. 青铜峡市食品药品监督管理局。2002 年 3 月 28 日，青铜峡市药品监督管理局成立，隶属自治区药品监督管理局管理，内设办公室和综合业务室。2005 年 3 月，青铜峡市药品监督管理局更名为市食品药品监督管理局。同年 6 月，经青铜峡市政府第 40 次常务会议研究决定，成立青铜峡市食品安全委员会，下设办公室，设在市食品药品监督管理局，承担食品安全综合协调职能。2009 年 11 月，青铜峡市食品药品监督管理局由自治区食药监管局垂直管理改为青铜峡市卫生局管理的副科级行政机构，核定人员编制 7 名，内设科室为机关行政事务管理室、药品医疗器械监督管理室、餐饮服务食品保健食品化妆品监督管理室。

2015 年 3 月，根据青铜峡市人民政府办公室《关于印发青铜峡市市场监督管理局主要职责岗位设置和人员编制规定的通知》（青政办发〔2015〕43 号），设立青铜峡市市场监督管理局，为青铜峡市人民政府工作部门，将原青铜峡市工商行政管理局、质量技术监督局、食品药品监督管理局、食品安全委员会办公室全部职能，原青铜峡市卫生局食品安全综合监督、组织协调和组织查处食品安全重大事故职责，整合划入青铜峡市市场监督管理局，挂青铜峡市工商行政管理局、青铜峡市质量技术监督局、青铜峡市食品药品监督管理局、青铜峡市食品安全委员会办公室牌子，设 13 个工作岗位，其中包含食品安全综合监督管理岗位，餐饮食品监督管理岗位，药品监督管理岗位。青铜峡市市场监督管理局核定行政编制 100 名，其中局长 1 名，副局长 5 名，派出机构副科级职数 7 名。核定事业编制 5 名。

2019 年，根据青铜峡市委办公室《关于印发青铜峡市市场监督管理局主要职责配置内设机构和人员编制规定的通知》（青党办〔2019〕57 号），青铜峡市市场监督管理局为市人民政府组成部门。挂青铜峡市食品安全委员会办公室牌子，设 19 个科室，其中包含食品综合协调和应急管理室、食品安全综合监管室、餐饮食品监督管理室、药品监督管理室。青铜峡市市场监督管理局核定行政编制 102 名，设局长 1 名，副局长 2 名。核定派出机构副科级职数 7 名，机关后勤事业编制 5 名。

5. 盐池县食品药品监督管理局。2001 年 12 月，盐池县药品监督管理局成立，2005 年 3 月更名为盐池县食品药品监督管理局。2015 年 1 月，根据盐池县人民政府办公室《关于印发盐池县市场监督管理局主要职责内设岗位和人员编制规定的通知》(盐政办发〔2015〕30号)，设立盐池县市场监督管理局，为盐池县人民政府工作部门。将原盐池县工商行政管理局、质量技术监督局、食品药品监督管理局的职责以及原县卫生局的食品安全监管职责整合划入盐池县市场监督管理局，挂盐池县工商行政管理局、质量技术监督局、食品药品监督管理局、食品安全委员会办公室牌子，置12个内设岗位，其中有食品安全监督管理岗位（食品综合协调岗位，保健食品、化妆品监督管理岗位）、药品医疗器械监督管理岗位。盐池县市场监督管理局核定行政编制72名，其中局长1名，副局长5名。

6. 同心县食品药品监督管理局。2001年3月29日，同心县药品监督管理局挂牌成立，2005年3月更名为同心县食品药品监督管理局，内设办公室、食品科、药械科3个职能部门。2009年11月，同心县食品药品监督管理局由自治区食品药品监督管理局垂直管理改为同心县人民政府部门管理机构，为县卫生局二级单位，核定行政编制10名，内设综合、食品安全监督、药品医疗器械监督、化妆品监督、保健食品监督、稽查6个岗位。2015年3月，根据同心县人民政府办公室《关于印发同心县市场监督管理局主要职责岗位设置和人员编制规定的通知》(同政办发〔2015〕39号)，设立同心县市场监督管理局，为同心县人民政府组成部门。将原同心县工商行政管理局、质量技术监督局、食品药品监督管理局、食品安全委员会办公室承担的职能整合划入同心县市场监督管理局，挂同心县工商行政管理局、质量技术监督局、食品药品监督管理局、食品安全委员会办公室牌子，设14个岗位，其中包含食品安全监督管理岗位、保健食品化妆品监督管理岗位、药品医疗器械监督管理岗位。同心县市场监督管理局机关核定行政编制26名，其中局长1名，副局长5名。

（四）固原市所辖县(区)行政机构

1. 固原市食品药品监督管理局原州一分局。2001年11月28日，固原地区食品药品监督管理局成立。2002年，固原地区撤地设市，并撤销固原县设原州区。由固原市食品药品监督管理局负责原州区食品药品监管工作。

2015年2月，根据《固原市人民政府办公室关于印发〈固原市市场监督管理局主要职责内设机构和人员编制规定〉的通知》(固政办发〔2015〕34号)，设立固原市市场监督管理局原州一分局，为固原市市场监督管理局派出机构，内设机构 8 个（办公室、政策法规科、消费者权益保护科、行政审批科、食品药品安全监管科、质量计量监管科、市场规范监管科、综合执法检查队），派出机构 3 个（城关市场监督管理所、贸易中心市场监督管理所、中心路市场监督管理所）。分局核定行政编制 47 名，后勤服务人员事业编制 1 名，聘用编制 1 名。核定领导职数局长 1 名(正科级)、副局长 3 名(副科级)、队长 1 名(副科级)；派出机构核定副科级 3 名(所长)。

2. 固原市食品药品监督管理局原州二分局。2015 年 2 月，根据《固原市人民政府办公室关于印发〈固原市市场监督管理局主要职责内设机构和人员编制规定〉的通知》(固政办发〔2015〕34 号)，设立固原市市场监督管理局原州二分局，为固原市市场监督管理局派出机构，内设机构 8 个(办公室、政策法规科、消费者权益保护科、行政审批科、食品药品安全监管科、质量计量监管科、市场规范监管科、综合执法检查队)，派出机构 2 个(新区市场监督管理所、三营市场监督管理所)。核定行政编制 23 名，后勤服务人员事业编制 3 名。核定领导职数 5 名，其中局长 1 名(正科级)、副局长 3 名(副科级)、队长 1 名(副科级)；派出机构核定副科级职数 2 名(所长)。

3. 固原市食品药品监督管理局经济开发区分局。2015 年 2 月，根据《固原市人民政府办公室关于印发〈固原市市场监督管理局主要职责内设机构和人员编制规定〉的通知》(固政办发〔2015〕34 号)，设立固原市市场监督管理局经济开发区分局，为固原市市场监督管理局派出机构，内设机构 8 个（办公室、政策法规科、消费者权益保护科、行政审批科、食品药品安全监管科、质量计量监管科、市场规范监管科、综合执法检查队)，派出机构 1 个(西园市场监督管理所)。核定行政编制 24 名，后勤服务人员事业编制 1 名，聘用编制 1 名。核定领导职数 5 名，其中局长 1 名(正科级)、副局长 3 名(副科级)、队长 1 名(副科级)；派出机构核定副科级 1 名(所长)。

4. 西吉县食品药品监督管理局。2001 年 12 月 28 日，西吉县药品监督管理局成立，隶属自治区药品监督管理局。2005 年 3 月，西吉县药品监督管理局更名为西吉县食品药品监督管理局，内设药械监管、餐饮服务监管、保健品化妆品监管、后勤服务科室。

2015 年 3 月，根据西吉县人民政府办公室《关于印发〈西吉县市场监督管理局主要职责岗位设置和人员编制规定〉的通知》（西政办发〔2015〕42 号），设立西吉县市场监督管理局，为西吉县人民政府工作部门。将原西吉县工商行政管理局、县质量技术监督局、县食品药品监督管理局、县食品安全委员会办公室的职责以及卫生局食品安全监管职责整合，划入西吉县市场监督管理局，挂西吉县工商行政管理局、县质量技术监督局、县食品药品监督管理局、县食品安全委员会办公室牌子，设 20 个内设岗位，其中有食品安全监督管理岗位，保健食品化妆品监督管理岗位，药品医疗器械监督管理岗位。西吉县市场监督管理局核定行政编制 16 名，其中领导职数 5 名（局长 1 名，副局长 4 名），核定后勤服务事业编制 4 名。

5. 隆德县食品药品监督管理局。2001 年 12 月，隆德县药品监督管理局挂牌成立，隶属自治区药品监督管理局，并内设办公室、药品监管室，档案室。人员编制 9 名，其中局长 1 名、副局长 1 名、行政执法人员 6 名、公勤人员 1 名。2005 年 3 月，增加食品安全监管职责，更名为隆德县食品药品监督管理局，内设办公室、药品监管室、食品安全委员会办公室、餐饮监管室等，人员编制 9 人。2010 年 11 月，隆德县食品药品监督管理局划属隆德县人民政府管理，隶属于隆德县卫生局，为二级局。

2015 年 3 月，根据隆德县人民政府办公室《关于印发县政府各部门及城市公共服务中心三定方案的通知》（隆政办发〔2015〕9 号），设立隆德县市场监督管理局，为隆德县人民政府工作部门。将原隆德县工商行政管理局、质量技术监督局、食品药品监督管理局、食品安全委员会办公室的职责以及卫生局食品安全监管职责整合，划入隆德县市场监督管理局，挂隆德县工商行政管理局、质量技术监督局、食品药品监督管理局、食品安全委员会办公室牌子，设 13 个岗位，其中有食品安全管理岗位、药械化妆品监督管理岗位等。隆德县市场监督管理局核定行政编制 51 名，核定领导职数 5 名，其中局长 1 名、副局长 4 名，核定后勤服务事业编制 2 名。

6. 泾源县食品药品监督管理局。2001 年 12 月 28 日，泾源县药品监督管理局成立。2004 年 4 月，泾源县药品监督管理局更名泾源县食品药品监督管理局，实行自治区食药监管局垂直管理。2009 年 5 月，泾源县食品药品监督管理局调整为县卫生局管理的副科级管理机构。

2015 年 1 月，根据泾源县人民政府办公室《关于印发〈泾源县市场监督管理局主要职责和人员编制规定〉的通知》(泾政办发〔2015〕21 号)，设立泾源县市场监督管理局，为泾源县人民政府工作部门。将原泾源县工商行政管理局、质量技术监督局、食品药品监督管理局、食品安全委员会办公室的职责以及卫生局食品安全监管职责整合，划入泾源县市场监督管理局，挂泾源县工商行政管理局、质量技术监督局、食品药品监督管理局、食品安全委员会办公室牌子，内设 7 个岗位，其中有食品安全监督管理岗位、药品安全和医疗器械监督管理岗位。泾源县市场监督管理局核定人员编制 39 名，其中行政编制 34 名，后勤服务事业编制 1 名，全额拨款事业编制 4 名。核定领导职数 5 名，其中局长 1 名、副局长 4 名。

7. 彭阳县食品药品监督管理局。2001 年，彭阳县药品监督管理局挂牌成立，2005 年 3 月更名为彭阳县食品药品监督管理局。2015 年 2 月，根据彭阳县人民政府办公室《关于印发〈彭阳县市场监督管理局主要职责岗位设置和人员编制规定〉的通知》(彭政办发〔2015〕14 号)，设立彭阳县市场监督管理局，为彭阳县人民政府工作部门。将原彭阳县工商行政管理局、质量技术监督局、食品药品监督管理局、食品安全委员会办公室的职责以及卫生局食品安全监管职责整合，划入彭阳县市场监督管理局，挂彭阳县工商行政管理局、质量技术监督局、食品药品监督管理局、食品安全委员会办公室牌子，设 15 个岗位，其中有食品安全综合协调及监督管理岗位，行政许可服务岗位，药品医疗器械监督管理岗位，保健食品化妆品监督管理岗位。彭阳县市场监督管理局核定行政编制 55 名，其中领导职数 5 名（局长 1 名，副局长 4 名）。核定后勤服务事业编制 4 名，其中聘用编制 1 名。

（五）中卫市所辖县(区)行政机构

1. 中卫市市场监督管理局各分局。2014 年 12 月，根据中卫市委办公室、中卫市人民政府办公室《关于印发〈中卫市市场监督管理局主要职责内设机构和人员编制规定〉的通知》(卫党办发〔2014〕112 号)，设立中卫市市场监督管理局，同时成立文昌、滨河、柔远、宣和、兴仁、工业园区、沙坡头旅游经济开发试验区 7 个正科级分局，为中卫市市场监督管理局派出机构。文昌分局、滨河分局设副局长各3名，柔远分局、宣和分局、兴仁分局、工业园区分局、沙坡头旅游经济开发试验区分局设副局长各2名。

2. 中宁县药品监督管理局。2002年1月17日，根据宁夏回族自治区药品监督管理局《关于印发市县药品监督管理局机构设置职能配置和内设机构职能规定（试行）的通知》（宁药监人〔2002〕18号），成立中宁县药品监督管理局，为吴忠市药品监督管理局的派出机构，负责药品监督管理工作。内设办公室、综合业务室2个职能室。2009年12月28日，设立中宁县食品药品监督管理局，为中宁县卫生局管理的部门管理机构。内设3个工作岗位：文秘机关事务工作岗位、药品与医疗器械监督管理岗位、食品卫生与保健食品化妆品监督管理岗位。行政编制8名，其中局长1名。2014年12月31日，根据中宁县委办公室《关于印发〈中宁县市场监督管理局主要职责岗位设置和人员编制规定〉的通知》（中宁党办发〔2014〕113号），设立中宁县市场监督管理局，同时挂中宁县工商行政管理局、县质量技术监督局、县食品药品监督管理局、县食品安全委员会办公室牌子，为中宁县人民政府工作部门，将原中宁县工商行政管理局、县质量技术监督局、县食品药品监督管理局、县食品安全委员会办公室的职责以及卫生局食品安全监管职责整合划入中宁县市场监督管理局。

3. 海原县食品药品监督管理局。2002年9月，海原县药品监督管理局成立，2005年4月更名为海原县食品药品监督管理局。2008年，海原县食品药品监督管理局内设办公室、综合业务室和食品安全协调室，有工作人员9人。

2015年1月，根据海原县委办公室、海原县人民政府办公室《关于印发〈海原县市场监督管理局职能配置、岗位设置和人员编制规定〉的通知》（海党办发〔2015〕23号），设立海原县市场监督管理局，为海原县人民政府工作部门。将原海原县工商行政管理局、质量技术监督局、食品药品监督管理局、食品安全委员会办公室的职责以及卫生局食品安全监管职责整合，划入海原县市场监督管理局，挂海原县工商行政管理局、质量技术监督局、食品药品监督管理局、食品安全委员会办公室牌子，设8个工作岗位，其中有食品药品稽查专员岗、食品药品生产与流通综合协调监督管理岗、保健食品化妆品和药品医疗器械监督管理岗。海原县市场监督管理局机关核定行政编制21名，其中领导职数5名（局长1名、副局长4名、食品药品稽查专员1名）。核定事业编制24名（技术服务编制 20 名、后勤服务编制 4 名）。

表 1-5 2001—2023 年各县(市、区)食品药品监督部门历任负责人

市县		姓名	职务	任期
银川市	兴庆区	马建军	卫生和食品药品监督管理局局长	2013.05—2015.02
		陆川	市场监督管理局兴庆区一分局局长	2015.02—2019.08
		张辉	市场监督管理局兴庆区二分局局长	2015.02—2019.05
		杨文东	市场监督管理局兴庆区分局局长	2019.08—2022.08
		李翔	市场监督管理局兴庆区分局局长	2022.08 至今
	金凤区	王玫	市场监督管理局金凤区分局局长	2015.02—2016.02
		郎随永	市场监督管理局金凤区分局局长	2016.06—2019.08
		黄海泉	市场监督管理局金凤区分局局长	2019.08—2020.05
		黄晓源	市场监督管理局金凤区分局局长	2020.05 至今
	西夏区	张文武	卫生和食品药品监督管理局局长	2013.03—2015.02
		樊荣春	市场监督管理局西夏区分局局长	2015.02—2017.11
		唐金生	市场监督管理局西夏区分局局长	2019.08 至今
	灵武市	孙永利	食品药品监督管理局局长	2009.11—2014.10
		年晓华	市场监督管理局局长	2014.10—2017.11
		买锦路	市场监督管理局局长	2017.11—2020.10
		李广	市场监督管理局局长	2020.10—2022.11
		刘军	市场监督管理局局长	2022.11 至今
	永宁县	李海星	永宁县食品药品监督管理局局长	2013.01—2014.11
		赵建军	市场监督管理局局长	2015.07—2015.12
			市场监督管理局党委书记、局长	2015.12—2016.12
		李海	市场监督管理局党组书记、局长	2016.12—2021.05
		徐军	市场监督管理局党组书记、局长	2021.05—2022.02

续表

市县		姓名	职务	任期
银川市	永宁县	伍庭利	市场监督管理局党组书记、局长	2022.02—2022.04
		李岳峰	市场监督管理局党组书记、局长	2022.08 至今
	贺兰县	宋健	食品药品监督管理局局长	2013.01—2015.03
		刘伟	市场监督管理局党组书记、局长	2015.03—2019.09
		韩建云	市场监督管理局党组成员（主持工作）	2019.10—2020.04
石嘴山市	大武口区	宁革	食品药品监督管理局局长	2015.02—2017.05
		吴维峰	食品药品监督管理局书记	2015.06—2019.08
		张国新	市场监督管理局分局局长	2017.07—2023.05
		王平	市场监督管理局分局局长	2023.05 至今
	惠农区	胡灵红	市场监督管理局分局局长	2015.02—2023.05
		胡慧峰	市场监督管理局分局局长	2023.05—2023.09
		张兆威	市场监督管理局分局局长	2023.10 至今
	平罗县	顾海波	食品药品监督管理局局长	2012.07—2014.12
		李志杰	市场监督管理局党组书记、局长	2014.12—2017.09
		代正礼	市场监督管理局党组书记、局长	2017.09—2022.01
		樊利军	市场监督管理局党组书记、局长	2022.01 至今
吴忠市	利通区	李伟	市场监督管理局利通分局局长	2015.06—2020.05
		孙尚杰	市场监督管理局利通分局局长	2020.08 至今
	红寺堡区	何献东	市场监督管理局红寺堡分局局长	2015.06—2017.12
		石强	市场监督管理局红寺堡分局局长	2018.02—2020.08
		文晶	市场监督管理局红寺堡分局局长	2020.08 至今
	青铜峡市	潘磊	食品药品监督管理局局长	2013.01—2014.07
		王东	市场监督管理局党组书记局长	2015.02—2017.09
		哈存连	市场监督管理局党组书记局长	2017.09—2021.12
		肖波	市场监督管理局党组书记局长	2022.01—2024.03

续表

市县		姓名	职务	任期
吴忠市	同心县	马汉俊	药品监督管理局党组书记、局长	2010.11—2015.02
		海永波	市场监督管理局党组书记、局长	2015.03—2016.04
		王真	市场监督管理局党组书记、局长	2016.05—2019.01
		马啸	市场监督管理局党组书记、局长	2019.02—2021.05
		马立军	市场监督管理局党组书记、局长	2021.06—2021.09
		马汉骏	市场监督管理局党组书记、局长	2021.10—2022.10
		海贤	市场监督管理局党组书记、局长	2022.11 至今
	盐池县	谢永宁	食品药品监督管理局党组书记、局长	2010.06—2015.01
		杨彦军	市场监督管理局党委书记	2015.01—2016.08
		郭文科	市场监督管理局党组书记、局长	2015.01—2020.06
		张旭斌	市场监督管理局党组书记、局长	2020.06—2022.12
		张海波	市场监督管理局党组书记、局长	2022.12—2023.09
		李学春	市场监督管理局党组书记、局长	2023.09 至今
固原市	原州区	王宏亮	市场监督管理局原州区一分局局长	2014.10—2019.05
		赵红	市场监督管理局原州区二分局局长	2015.04—2019.04
		田俊玉	市场监督管理局开发区分局局长	2009.09—2019.06
		赵红	市场监督管理局原州区局长	2019.04—2022.04
		张博	市场监督管理局开发区分局局长	2019.06—2022.04
		王天文	市场监督管理局原州区局长	2022.04 至今
		侯慧波	市场监督管理局开发区分局局长	2022.04 至今
	西吉县	冯良斌	食品药品监督管理局局长	2009.11—2014.12
		马海鹏	市场监督管理局党组书记、局长	2014.12—2020.09
		马建安	市场监督管理局党组书记、局长	2020.09—2021.11
		王莹	市场监督管理局党组书记、局长	2021.11 至今
	隆德县	张世科	药品监督管理副局长（主持工作）	2001.12—2004.08
			药品监督管理局局长	2004.08—2014.12

续表

市县		姓名	职务	任期
固原市	隆德县	张世科	市场监督管理局党组书记、局长	2014.12—2022.05
		魏瑜	市场监督管理局党组书记、局长	2022.05 至今
	泾源县	虎彦贵	食品药品监督管理局局长	2001.12—2014.12
		王真	市场监督管理局党组书记	2014.12—2017.01
		魏峰	市场监督管理局局长	2014.12—2017.01
			市场监督管理局党组书记、局长	2017.01—2018.02
		马万里	市场监督管理局党组成员、副局长（主持工作）	2018.02—2018.12
		马平	市场监督管理局党组书记、局长	2018.12—2019.10
		马津垠	市场监督管理局党组书记、局长	2019.10—2021.06
		禹兴昌	市场监督管理局党组书记、局长	2021.06—2022.07
		李志强	市场监督管理局党组书记、局长	2022.07 至今
	彭阳县	王汉英	食品药品监督管理局局长	2012.07—2014.12
		祁旺	市场监督管理局党组书记、局长	2014.12—2018.12
		韩志琦	市场监督管理局党组书记、局长	2019.01—2020.10
		白云鹏	市场监督管理局党组书记、局长	2020.10 至今
中卫市	沙坡头区	代福俊	中卫市市场监督管理局沙坡头区分局党总支书记、局长	2022.05 至今
	中宁县	黄钟麒	药品监督管理局局长	2001.12—2010.05
		吴柏海	药品监督管理局副局长（主持工作）	2010.06—2014.12
		文铭旌	市场监督管理局党组书记、局长	2014.12—2017.05
		孙学军	市场监督管理局党组书记、局长	2017.05—2020.02
		张琦	市场监督管理局党组书记、局长	2020.02—2021.12
		马文华	市场监督管理局书记、局长	2021.12 至今
	海原县	屈文彬	药品监督管理局局长	2012.02—2015.12
		单进虎	市场监督管理局党组书记、局长	2019.04—2022.04
		马守宁	市场监督管理局党组书记、局长	2022.04 至今

注：2014 年机构改革，各县（市、区）市场监督管理局、分局挂食品药品监督管理局牌子。

第二节　事业单位

一、自治区食药监管局直属事业单位

2013 年，自治区食药监管局直属事业单位 6 个，分别为：宁夏食品检测中心、宁夏药品检验所、宁夏食品安全监督所、宁夏食品药品审评认证中心、宁夏药品不良反应监测中心（加挂宁夏药物滥用监测中心、宁夏医疗器械不良事件监测中心牌子）、宁夏食品药品投诉举报中心。另外，自治区食药监管局内设机关服务中心，归口局办公室管理，不定级别。

2014 年 6 月 27 日，自治区编制委员会印发《关于调整自治区食品药品监督管理局部分所属事业单位机构编制事项的通知》（宁编发〔2014〕15 号），同意将自治区质量技术监督局所属自治区食品检测中心整体划归自治区食品药品监督管理局，其他机构编制事项维持不变（原编制依据为宁编发〔2006〕407 号、宁编办发〔2007〕250 号）；同意设置自治区食品药品审评认证中心，为自治区食药监管局所属正处级事业单位，核定全额预算事业单位编制 5 名、主任领导职数 1 名（正处级）、副主任领导职数 1 名（副处级）。10 月 23 日，自治区编制委员会办公室印发《关于调整自治区食品药品监督管理局所属事业单位机构编制事项的通知》（宁编办发〔2014〕169 号），同意将宁夏药品检验所承担的保健食品检验职责调整到自治区食品检测中心；同意将自治区食品安全监督所更名为自治区食品药品安全监督所；同意自治区药品不良反应监测中心增加副主任 1 名，增挂自治区药物滥用监测中心、自治区医疗器械不良事件监测中心牌子；同意将自治区食药监管局投诉举报中心更名为自治区食品药品投诉举报中心。同时，保留宁夏食品药品审评认证中心。6 个直属事业单位核定事业编制 122 人。

2015 年 1 月 30 日，自治区编制委员会办公室印发《关于自治区食品药品监督管理局所属事业单位分类的通知》（宁编办发〔2015〕21 号），明确自治区药品不良反应监测中心（自治区药物滥用监测中心、自治区医疗器械不良事件监测中心）、自治区食品药品安全监督所、自治区食品药品投诉举报中心、自治区食品药品审评认证中心、自治区食品检测中心、自治区药品检验所为公益一类事业单位，自治区食药监管局机关服务中心暂不分类。同年，自治区编制委员会办公室批准在宁夏食品检测中心加挂自治区枸杞产品检测中心、自治区葡萄酒检测中心牌子；为自治区食品药品安全监督所增加副处级领导职数 1 名，正科级领导职数 1 名；为自治区食品药品投诉举报中心增加事业编制 2 名。

2016 年，自治区食药监管局共有局直属事业单位 6 个。

宁夏食品药品审评查验中心。2014 年 6 月 27 日，自治区编制委员会印发《关于调整自治区食品药品监督管理局部分所属事业单位机构编制事项的通知》（宁编发〔2014〕15 号），同意设置宁夏食品药品审评认证中心，为自治区食药监管局所属正处级事业单位，核定全额预算事业单位编制 5 名，主任领导职数 1 名（正处级），副主任领导职数 1 名（副处级）。主要承担全区“四品一械”生产、经营、二类医疗器械产品注册许可的技术审查及现场核查工作。2015 年 1 月明确为公益一类事业单位。2016 年 10 月，自治区编制委员会办公室印发《关于印发自治区食品药品审批查验中心机构编制方案的通知》（宁编办发〔2016〕316 号），将宁夏食品药品审评认证中心更名为宁夏食品药品审评查验中心。

宁夏药品检验所。1960 年 9 月 26 日成立，曾参与《中国药典》的研究、起草和修订任务，承担过国家和地方药品评价性检验、药品标准的起草修订、《宁夏中药炮制规范》的制定等科研工作。2013 年 5 月，宁夏药品检验所更名为宁夏食品药品检验所。2014 年 10 月 23 日，根据自治区编制委员会办公室印发《关于调整自治区食品药品监督管理局所属事业单位机构编制事项的通知》（宁编办发〔2014〕169 号），同意将自治区食品药品检验所更名为自治区药品检验所，同时将其承担的保健食品检验职责调整到自治区食品检测中心。2015 年 1 月明确为公益一类事业单位，核定全额预算事业编制 55 名，其中领导职数 1 正 2 副。2017 年 12 月 20 日，按照自治区编制委员会办公室《关于自治区本级机构改革涉及事业单位机构编制事项的通知》（宁编办发〔2017〕300 号），宁夏药品检验所更名为宁夏药品检验研究院。

宁夏食品药品安全监督所。2012 年，宁夏食品安全监督所成立。2014 年 10 月 23 日，自治区编制委员会办公室印发《关于调整自治区食品药品监督管理局所属事业单位机构编制事项的通知》（宁编办发〔2014〕169 号），同意将宁夏食品安全监督所更名为宁夏食品药品安全监督所。2015 年 1 月明确为公益一类事业单位。

宁夏药品不良反应监测中心。2001 年 8 月，设立宁夏药品不良反应监测中心。2014 年 10 月，宁夏药品不良反应监测中心增挂自治区药物滥用监测中心、自治区医疗器械不良反应监测中心牌子，增加副主任职数 1 名。2015 年 1 月明确为公益一类事业单位。

宁夏食品药品投诉举报中心。2013 年 4 月，自治区食药监管局投诉举报中心成立，2014 年 10 月更名为自治区食品药品投诉举报中心，统一受理消费者有关食品药品方面的投诉举报。2015 年 1 月明确为公益一类事业单位。

表 1–6 自治区食药监管局事业单位负责人

序号	内设机构名称	内设机构负责人情况							
		姓名	性别	政治面貌	籍贯	出生时间	学历	职务	任期
1	宁夏药品检验所	刘峰	男	中共党员	重庆	1972.04	硕士	所长	2015.08—2017.12
2	宁夏食品安全监督所	刘峰	男	中共党员	重庆	1972.04	硕士	所长	2012.04—2015.01
3	宁夏食品药品安全监督所	刘峰	男	中共党员	重庆	1972.04	硕士	所长	2015.01—2015.08
		郭晓明	男	中共党员	内蒙古赤峰	1958.11	大学本科	所长	2015.08—2018.12
4	宁夏食品检测中心	郭晓明	男	中共党员	内蒙古赤峰	1958.11	大学本科	主任	2014.08—2015.08
5	宁夏食品药品审评认证中心	海学武	男	中共党员	宁夏中宁	1964.11	硕士	主任	2014.09—2017.12
6	宁夏药品不良反应监测中心	沈明辉	女	中共党员	宁夏中宁	1963.11	大学本科	主任	2010.12—2014.12
		张福宝	男	中共党员	宁夏银川	1963.11	大学本科	主任	2014.12—2022.09
7	宁夏食品药品投诉举报中心	黄烨	女	中共党员	宁夏惠农	1971.11	大学本科	主任	2013.04—2014.08
		郑战峰	男	中共党员	陕西武功	1975.10	大学本科	主任	2014.08—2018.10

二、市、县级事业单位

2014 年 7 月，食品药品监管体制改革后，市、县两级食品药品检验检测机构分别由市、县人民政府批准设立，实行属地管理。

银川市食品药品检验所。2011 年 1 月 27 日，银川市食品安全监督所挂牌成立。2015 年 1 月，根据《银川市人民政府办公厅关于印发银川市市场监督管理局（工商行政管理局质量技术监督局食品药品监督管理局食品安全委员会综合办公室）主要职责内设机构和人员编制规定的通知》（银政办发〔2015〕25 号），银川市食品安全监督所更名为银川市食品药品检验所，为银川市市场监督管理局所属正科级事业单位，核定全额预算事业编制 39 名，核定领导职数所长 1 名、副所长 3 名。

银川市药品器械不良反应监测中心。2015 年 1 月，根据《银川市人民政府办公厅关于印发银川市市场监督管理局（工商行政管理局　质量技术监督局　食品药品监督管理局　食品安全委员会综合办公室）主要职责内设机构和人员编制规定的通知》（银政办发〔2015〕25 号），撤销银川市组织机构代码和条码管理中心，成立银川市药品器械不良反应监测中心，为银川市市场监督管理局所属正科级事业单位，核定全额预算事业编制 10 名，核定领导职数主任 1 名、副主任 3 名。

石嘴山市检验检测中心。2015 年 1 月，根据《石嘴山市机构编制委员会关于印发〈石嘴山市检验检测中心机构编制方案〉的通知》（石编发〔2015〕9 号），组建石嘴山市检验检测中心，为石嘴山市市场监督管理局所属正科级事业单位，挂石嘴山市质量监督检验与计量测试所、石嘴山市食品药品检验检测中心、石嘴山市建设工程质量检验试验中心牌子，核定全额预算编制 50 名，核定领导职数 1 正 3 副。

固原市药品检验所。1979 年 6 月 13 日，固原地区药检所成立。2001 年 11 月，固原地区药品监督管理局成立，固原地区药检所为其所属事业单位。2002 年 7 月撤地设市，固原地区药检所更名为固原市药品检验所。2005 年 3 月，固原市药品监督管理局更名为固原市食品药品监督管理局，固原市药品检验所为固原市食品药品监督管理局所属事业单位。

2015 年 1 月 29 日，固原市机构编制委员会印发《关于成立固原市市场监管检验检测中心的通知》(固编发〔2015〕6 号)，固原市药品检验所、固原市质量监督检验与计量测试所合并，新组建固原市市场监管检验检测中心，为固原市市场监督管理局所属正科级事业单位，核定全额预算事业编制 28 名，核定科级领导职数 1 正 2 副。

中卫市食品药品检验检测中心。2014 年 12 月，根据中卫市机构编制委员会《关于中卫市食品药品检验检测中心机构设置和人员编制调整划转的通知》(卫编委发〔2014〕54 号)，设立中卫市食品药品检验检测中心，为中卫市市场监督管理局所属正科级事业单位，核定全额预算事业编制 12 名，核定科级领导职数 1 正 1 副。2015 年 4 月，根据中卫市机构编制委员会办公室《关于中卫市食品药品检验检测中心增挂牌子的通知》(卫编办发〔2015〕25 号)，中卫市食品药品检验检测中心增挂沙坡头区食品药品检验检测中心牌子。2016 年 8 月，根据中卫市机构编制委员会《关于中卫市食品药品检验检测中心增挂牌子等有关事项的通知》(卫编委发〔2016〕)37 号)，中卫市食品药品检验检测中心增挂中卫市食品安全监督管理所牌子，核定全额预算事业编制 21 名。

中宁县食品药品检测中心。2015 年 7 月 2 日，根据《中宁县机构编制委员会《关于印发〈中宁县食品药品检测中心"九定"方案〉的通知》(中宁编委发〔2015〕19 号)，成立中宁县食品药品检测中心，为中宁县市场监督管理局所属的不定级别的全额预算拨款事业单位。核定事业编制 7 名，专业技术人员编制所占比例不少于 80%。2017 年 2 月 14 日，根据中宁县机构编制委员会《关于印发〈中宁县市场监督管理局所属事业单位机构编制方案〉的通知》(中宁编委发〔2017〕19 号)，中宁县食品药品检测中心为县市场监督管理局管理的不定级别的公益一类财政全额预算事业单位。核定事业编制 7 名，专业技术人员编制所占比例不少于 85%。配备负责人 1 名。

第三节　职能职责

一、药品监管职能职责

2014 年 7 月，自治区人民政府办公厅印发《自治区食品药品监督管理局主要职责内设机构和人员编制规定》，明确设立自治区食品药品监督管理局，为自治区人民政府直属机构，并对自治区食药监管局与自治区卫生和计划生育委员会、自治区农牧厅、自治区质量技术监督局、自治区工商行政管理局、自治区商务厅、自治区公安厅、自治区粮食局、自治区民族事务委员会（宗教事务局)的有关职责分工进行明确划分。

新设立的自治区食药监管局取消和下放职责两项，即取消、下放国家和自治区已公布取消、下放的行政审批事项；将化妆品日常监管职责下放市级食品药品监督管理局。划入和整合的职责 3 项，其中将质量技术监督局承担的化妆品生产行政许可和强制检验的职责，划入食品药品监督管理局。

承担的主要职责共 10 项，其中涉及药品、医疗器械、化妆品监管的职责 7 项，分别是：

1. 贯彻执行国家和自治区有关药品、医疗器械、化妆品监督管理的法律、法规、规章制度和政策规划，推动建立落实药品安全企业主体责任和自治区、市、县政府负总责的机制，建立药品重大信息直报制度，并组织实施和监督检查，着力防范区域性、系统性药品安全风险。

2. 负责监督实施药品、医疗器械、化妆品相关行政许可，药品、医疗器械、化妆品质量管理规范，国家药品、医疗器械标准；健全药品不良反应、医疗器械不良事件监测体系，组织开展监测工作；配合有关部门实施国家基本药物制度，组织实施药品分类管理制度；负责放射性药品、麻醉药品、毒性药品、精神药品和药品类易制毒化学品的监督管理；审查药品、保健食品、医疗器械广告；贯彻执行国家执业药师资格准入制度，指导监督执业药师注册工作。

3. 落实药品、医疗器械、化妆品监督管理的稽查制度，组织查处重大违法行为；监督实施问题产品召回和处置制度。

4. 负责药品安全事故应急体系建设，组织和指导重大药品安全事故应急处置和调查处理工作，监督事故查处落实情况。

5. 负责制定并组织实施药品安全科技发展规划，推动药品检验检测体系、电子监管追溯体系和信息化建设。

6. 负责开展药品安全宣传、教育培训、对外交流与合作；推进诚信体系建设。

7. 指导和监督市、县药品监督管理工作，规范行政执法行为，推动完善行政执法与刑事司法衔接机制。

2017 年 6 月 30 日，自治区编办印发《关于全区盐业体制改革职责调整等有关事项的通知》(宁编办发〔2017〕145 号)：同意自治区食药监管局食品流通监管处加挂食盐安全监管处牌子，增加承担食盐安全监管具体工作职责；同意宁夏食品检测中心加挂宁夏食盐检验检测中心牌子，增加“承担全区食盐检验检测工作”职责。

二、网格化管理

2015 年机构改革完成后，自治区食药监管局印发《关于全区食品药品监管工作认真落实“四有两责”的指导意见》(宁食药监〔2015〕189 号)，对各级监管部门机构设置、人员搭配、责任划分、经费投入等方面提出明确要求，把“四有两责”(有责、有岗、有人、有手段，切实履行监管职责和检验职责)融入网格化监管、监管干部培训等各个方面，有效确保了“四有两责”工作能落实、能见效。同年，全区市、县两级食品药品监管部门总体内设机构 248 个、编制人数 2175 人。其中，食品药品监管机构 62 个，乡镇、街道(或区域)设立市场监管所 128 个，基本形成横向到边、纵向到底的网格化工作体系。

2016 年，全区共有县（区）以上食品药品监管行政机构 30 个，共有乡镇(街道)食品药品监管机构 128 个。在 30 个行政机构中，省级局 1 个、市级局 5 个、县(市、区)级局 24 个。市级局、县级局全部为综合设置的市场监督管理局，加挂食品药品监督管理局和食品安全委员会牌子。128 个乡镇（街道）监管机构全部为县级局派出机构——市场监管所。全区形成了立体化、网格化管理体系。

第四节　技术保障

一、技术设施

2013 年，自治区食药监管局利用中西部装备能力建设资金中结余尾款 158.5 万元，为食品药品检验所招标采购自动溶出度测定仪、紫外分光光度计等急需检验检测设备 9 台(套)。利用中央转移地方专项结余资金 450 万元，建设自治区食药监管局办公 OA 系统和 12331 投诉举报平台及应急指挥信息化平台项目。同年，按照国家食药监管总局《关于加快推进保健食品化妆品检验检测体系建设的指导意见》《关于加快推进保健食品化妆品重点实验室建设的指导意见》，自治区食药监管局筹措资金，加快保健食品化妆品监督检验建设工作，积极推进宁夏药检所保健食品化妆品许可检验扩项、资质认证和检测机构认定，加强宁夏保健食品化妆品监管技术支撑体系建设。

2014 年，自治区食药监管局多方筹资投入 3858 万余元，先后实施了药品检验所实验室供电系统双回路改造、12331 投诉举报平台建设、OA 办公网络等一批重大项目，切实解决了技术部门“缺枪少炮”等突出问题，有力促进了技术支撑能力的大幅提高。

2015 年，为基层执法配备快速反应和信息化设施。各市县认真落实《市县乡三级食品药品快检室建设方案》，为各级检测室配备相关设备。固原市检验检测项目建设用地落实到位，完成设计勘察、招投标等前期工作。

2016 年，加快建设自治区和固原市食品药品检验检测项目进度，开工建设西吉、泾源、隆德、彭阳 4 个县级检验检测资源整合试点项目；编制总投资 4000 万元的《全区市县乡三级食品药品快检室建设方案》被纳入重点项目库。

2017 年，宁夏(银川市)食品药品检验检测中心建设持续推进。固原市 4 个县级检验检测资源整合项目进展顺利。新开工建设 3 个市级检验检测实验室和 36 个县乡快检室。同时，自治区食药监管局协调资金 200 万，采购了 90 台执法记录仪和 61 部执法箱配发基层，为基层稽查执法人员由手工取证办案，向信息化执法提供科技支撑，有效提升稽查办案效率，实现稽查执法全过程记录，增强办案的透明度。

二、项目建设

（一）宁夏食品药品检验检测中心建设项目

2014年2月28日，自治区食药监管局向自治区人民政府提出《关于建设宁夏回族自治区食品药品检验检测中心的请示》（宁食药监〔2014〕29号）。3月24日，自治区食药监管局向自治区发改委、财政厅、编办致函《关于宁夏回族自治区食品药品检验所和食品检测中心建设项目的补充说明》（宁食药监函〔2014〕23号），对宁夏食品药品检验检测中心项目投资等作了详细说明。该工程总投资估算20657万元。其中，建设工程费5859.03万元，占总投资的28.36%；设备购置费4137.75万元（含专用设备仪器购置费3310万元），占总投资的20.03%；安装工程费2728.5万元（含信息网络费847万元），占总投资的13.21%；其他费用1971.97万元，占总投资的9.55%；预备费1159.74万元，占总投资的5.61%；征地费4800万元，占总投资的23.24%。投资构成：国家食药监管总局安排宁夏区级食品检测实验室和银川市食品检验所实验室改造及检验设备、信息网络项目资金7325.6万元；自治区发改委从宁夏食品质量检测中心建设项目中预留资金1294万元；宁夏食品药品检验所、宁夏食品检测中心实验楼置换预计4000万元；需自治区政府投资8037.4万元。三项投资合计20657万元。

2014年11月18日、12月29日，自治区主席刘慧先后两次专门召开主席办公会议，就该项目建设进行专题研究部署。2015年4月2日，自治区发改委下达《宁夏食品药品检验检测中心项目建议书的批复》。4月15日，自治区政府第43次常务会议就宁夏食品药品检验检测中心项目建设规模及投资等工作进行专题研究。按照自治区政府第43次常务会议精神，经自治区财政厅批准，自治区食药监管局委托自治区政府采购中心，采取竞争性磋商方式采购宁夏食品药品检验检测中心实验楼。

2015年，自治区食药监管局整合项目资金和建设内容，筹资购买宁夏食品药品检验检测中心实验楼，该项目投资2.9亿元，将全区食品、药品、保健食品、化妆品、医疗器械检验检测机构建设进行统筹安排，实验楼总建筑面积

2.9万平方米。先后两次向各市县级检验检测机构划拨经费4553万元，总量占自治区食药监管局可支配财力的65.9%。各市县落实《市县乡三级食品药品快检室建设方案》，固原市检验检测项目建设用地已经落实到位，基本完成了设计勘察、招投标等前期工作。

2016年，加快宁夏以及固原市食品药品检验检测项目建设进度，开工实施了西吉、泾源、隆德、彭阳4个县级检验检测资源整合试点项目，编制总投资4000万元的全区市县乡三级食品药品快检室建设被纳入重点项目库，启动5市11县13个乡镇的食品快检室建设，为基层配备食用农产品、重大活动保障快检设备和稽查执法箱137台(套)。

2017年，在加快自治区(银川市)食品药品检验检测中心等7个在建项目建设的基础上，争取国家资金5370万元，新开工建设3个市级检验检测实验室，安排2467万元为每个市县局配备1辆快检车，在食用农产品批发市场、大型食品超市、农贸市场建设食品安全快检室126个。宁夏食品药品检验检测中心项目建设，有效缓解了宁夏检验检测能力不足的问题。

（二）宁夏药品不良反应监测中心建设项目

2013年11月19日，自治区食药监督管局在《关于上报2014年重大项目重点工作重要活动及申请预算资金的报告》(宁食药监〔2013〕220号)中，对宁夏药品不良反应监测中心建设项目预算作出说明。一是药品、医疗器械不良反应/事件监测专项经费130万元。其中，专线使用费、日常运用维护费等经费10万元；报告调查核实费20万元；现场调查和组织专家论证咨询费90万元；对市县病例报告上报情况进行奖励20万元；药械不良反应/事件监测培训经费20.3万元；培训宣传业务指导经费20万元。二是网络维护费15万元。三是信息化建设经费10万元。四是化妆品不良反应监测项目10万元。五是药物滥用监测项目10万元。

2013—2017年，宁夏药品不良反应监测中心坚持对监测数据进行日监测和季度汇总，每年组织专家撰写《宁夏药品不良反应监测年度报告》《宁夏医疗器械不良事件监测年度报告》《宁夏化妆品不良反应监测年度报告》《宁夏药物滥用监测年度报告》四项监测年度报告，并发布《药品不良反应监测年度报告》(公众版)。

（三）办公 OA 系统及 12331 投诉举报平台建设项目

2013 年 5 月 31 日，自治区食药监管局致函自治区财政厅《关于申请宁夏食品药品监督管理局办公 OA 系统及 12331 投诉举报平台项目建设的函》（宁食药监函〔2013〕42 号），决定根据《国家药品安全“十二五”规划》《国家食品安全监管体系“十二五”规划》以及自治区信息化建设的要求，建立标准统一、功能完善、安全可靠的食品药品监督管理信息网络平台。同年，经自治区财政厅同意，自治区食药监管局利用中央转移地方专项结余资金 450 万元，建设了宁夏食品药品监督管理局办公 OA 系统和 12331 投诉举报平台及应急指挥信息化平台项目。办公 OA 系统及 12331 投诉举报平台建设，提高了全区食品药品监管信息化水平，提升了全区食品药品监管工作科学决策能力、应急处置能力和公共服务能力。

第五节　主要临设机构

一、领导小组

GSP 认证工作领导小组。2014 年 2 月 28 日，为推进新修订的《药品经营质量管理规范》的贯彻实施，加强 GSP 认证工作的组织领导，成立了以副局长董忠为组长的自治区食药监管局 GSP 认证工作领导小组，组织领导全区 GSP 的认证工作。

政府采购与招标工作领导小组。2014 年 9 月 17 日，根据《中华人民共和国政府采购法》有关规定，为加强自治区食药监管局机关及直属事业单位政府采购和招标工作的组织领导，成立以党组成员、副局长殷远和为组长的自治区食药监管局政府采购与招标工作领导小组，负责自治区食药监管局机关及直属事业单位采购与招标工作的组织领导和监督检查工作。

固定资产处置报废技术鉴定领导小组。2014 年 9 月 17 日，为加强自治区食药监管局机关固定资产管理工作，规范固定资产处置报废程序，成立以自治区食药监管局党组书记、局长武晓平为组长的自治区食药监管局固定资产处置报废技术鉴定领导小组，组织领导固定资产处置技术鉴定的相关工作。

自治区食品药品检验检测中心项目建设领导小组。2015 年 1 月 6 日，根据自治区政府主席办公会议精神，经自治区食药监管局、自治区发改委、自治区财政厅、自治区建设厅、自治区审计厅共同研究协商，决定成立自治区食品药品检验检测中心项目建设领导小组。自治区食药监管局党组书记、局长武晓平任组长，自治区食药监管局党组成员、副局长殷远和、王生礼、马如林任副组长，自治区食药监管局办公室主任等 8 人为小组成员。领导小组下设办公室，自治区食药监管局党组成员、副局长殷远和兼任主任，自治区食药监管局党组成员、副局长王生礼、马如林兼任副主任。项目建设领导小组在自治区副主席王和山和自治区食药监管局党组的领导下开展工作，负责项目建设的组织、协调和推进。

行政审批工作小组。2015 年 8 月 4 日，根据《自治区人民政府关于印发进一步推进自治区行政审批集中服务工作方案的通知》（宁政发〔2015〕13 号）精神，成立以自治区食药监管局党组成员、副局长王生礼为组长的自治区食药监管局行政审批工作小组，负责组织、协调和监督自治区食药监管局政务服务事项的办理。

信用体系建设工作领导小组。2015 年 11 月 2 日，为加强食品药品安全信用体系建设工作，根据信用体系建设发展需要，成立以自治区食药监管局党组成员、副局长兰德政为组长的自治区食药监管局信用体系建设工作领导小组。

仿制药质量和疗效一致性评价工作领导小组。2016 年 7 月 25 日，根据《国务院办公厅关于开展仿制药质量和疗效一致性评价的意见》（国办发〔2016〕8 号）及《食品药品监管总局关于推进仿制药质量和疗效一致性评价工作的通知》（食药监药化监〔2016〕77 号）要求，为推进宁夏仿制药质量和疗效一致性评价工作，成立以自治区食药监管局党组书记、局长武晓平为组长的自治区食药监管局仿制药质量和疗效一致性评价工作领导小组，下设办公室，负责全区仿制药质量和疗效一致性评价工作的领导、组织实施和政策保障。

政务公开工作领导小组。2017 年 8 月 9 日，为加强对政务公开工作的组织领导，提升政务公开工作水平，成立以自治区食药监管局党组成员、副局长兰德政为组长的自治区食药监管局政务公开工作领导小组。

二、委员会

行政复议委员会。2014 年 3 月 4 日，为做好行政复议工作，防止和纠正违法或者不当的行政行为，保护公民、法人和其他组织的合法权益，按照《中华人民共和国行政复议法》和《宁夏回族自治区行政复议条例》的要求，自治区食药监管局印发《关于成立行政复议委员会的通知》(宁食药监〔2014〕34 号)，成立以自治区食药监管局党组书记、局长武晓平为主任的自治区食药监管局行政复议委员会。

行政处罚案件审理委员会。2015 年 4 月 3 日，为进一步规范食品药品行政处罚行为，加强对行政处罚案件的监督和管理，确保食品药品行政处罚合法、公正、公平，根据《食品药品行政处罚程序规定》(国家食品药品监督管理总局第 3 号令)、《宁夏回族自治区行政程序规定》和《宁夏食品药品行政处罚程序规定》，成立以自治区食药监管局党组书记、局长武晓平为主任委员的行政处罚案件审理委员会，主要负责对立案查处的重大、复杂行政处罚案件进行集体审理。

宁夏药品检验所学术委员会。2016 年 5 月 9 日，为加强全区药品检验业务能力建设和人才队伍建设，规范各项业务工作管理，提高开展科研项目和检验检测新技术、新方法的可行性、安全性、实用性，经自治区食药监管局党组会议研究决定，成立以自治区食药监管局党组成员、副局长马如林为名誉主任，宁夏药品检验所刘峰为主任的宁夏药品检验所学术委员会。5 月 27 日，宁夏药品检验所学术委员会正式成立，召开了第一届学术委员会成立大会。

第二章　药品监管

2013年，为推进《药品生产质量管理规范》(2010版，以下简称药品GMP)的实施，按照药品GMP的标准和要求，实施药品GMP认证许可制度，并按照《药品注册管理办法》《药品生产监督管理办法》等相关法律法规，强化现场检查，严把药品注册、药品生产企业认证、准入关。在此基础上，深入实施药品生产与经营过程的质量安全监管、风险管理，推动企业依法落实质量安全主体责任等，并通过开展药品安全专项整治、加强特殊药品监管、疫苗质量安全监管、药品安全监督抽检、不良反应监测、药物滥用监测等监管手段，确保药品质量与人民群众用药安全。同时，宁夏药检所等专业技术部门及专业技术干部充分发挥优势，加强学术交流合作，在科研攻关方面取得了优异成绩。

截至2017年，全区通过GMP认证的药品生产企业29家，通过GSP认证的药品经营企业2870家(含批发企业120家)。

第一节　药品注册和生产环节监管

一、药品注册与临床试验监管

(一)药品注册

2013年起，自治区食药监管局坚持技术服务与学术研究并重，强化药品生产注册现场核查，规范药物研究工作。

2014年，全区完成新药申请1项，仿制药申请2项，处理药品再注册申请241项，审核补充申请3项，备案补充申请43项。

2015年，全区共受理审核药品注册申请5件，审批药品补充申请2件，审核药品补充申请1件，备案药品补充申请33件，受理再注册申请278件，其中 31 个品种不予再注册。

2016 年，自治区食药监管局受理办结各类审批注册服务事项 1419 件，受理仿制药申请 3 件、药品补充申请 28 件，审批再注册申请国产中药天然药物 3 件、国产化学药品 9 件，批准药品补充申请 4 件，备案 21 件。对宁夏启元、康亚、金太阳、紫金花、多维等 5 家制药企业的 69 个基药文号进行调研。同年，根据全国仿制药质量和疗效一致性评价工作会议精神，宁夏启动仿制药质量和疗效一致性评价工作。自治区食药监管局多措并举，全力推进，助推宁夏医药产业健康发展。

一是完善组织机构，健全工作机制。成立由武晓平局长为组长的工作领导小组，下设专项办公室，加强工作的推动和技术指导。印发《关于推进仿制药质量和疗效一致性评价工作的通知》（宁食药监〔2016〕129 号）、《宁夏仿制药质量和疗效一致性评价工作程序》（宁食药监〔2016〕127 号），明确任务、责任和程序，要求全区有关药品生产企业和各级药品监管部门积极行动、齐心协力，全力推动仿制药质量和疗效一致性评价工作。

二是摸清底数，制订计划。督促企业落实责任，摸清底数，结合实际制订计划，科学规范开展仿制药一致性评价工作。通过与企业负责人、技术人员面对面沟通交流，对企业产品品种、工艺、产能、评价工作相关计划等进行全方位调研摸底。企业结合市场和自身条件，通过筛选，4 家企业计划对 10 个药品品种开展评价工作。

三是召开专题会议，分工推进工作。召开专题会议对仿制药一致性评价工作进行安排部署，对相关政策和规范要求深入解读，对相关技术问题进行培训。就资金扶持、业务指导、技术支撑、服务监管等工作与自治区经信委、卫生计生委、宁夏医科大学、部分三甲医院进行沟通交流，以解决“资金缺”问题；安排宁夏药检所专业技术人员到企业“点对点”现场指导，以解决“技术难”问题；协调卫生计生部门及相关临床试验机构，优先安排区内企业申请开展生物等效性试验，鼓励区内三甲医院申报药物临床试验机构，以解决“临床少”问题；压缩资料接收、现场检查核查和参比制剂一次性进口等审批事项工作时限，以解决“时限长”等问题。

四是多方协调，争取政策支持。积极与自治区人民政府以及自治区经信委、卫计委、宁夏医科大学等单位沟通联系，助推全区医药企业开展一致性评价工作。2016年9月6日，自治区人民政府召开专题会议，研究决定各制药企业发挥主体作用，积极采购和引进先进研发、检验、生产设备，主动改进和提高生产工艺、产品质量水平；各职责部门相互配合，从2017年开始在新增的科技专项预算经费中安排奖补资金，凡通过评价的每个药品(品种)奖补200万元，对于进入仿制药一致性评价工作程序的，可先期拨付10%的奖补资金，2017年开始通过重大科技专项、科技后补助等方式，支持制药企业加大创新研发投入；宁夏医科大学、宁夏药检所等机构，通过引进人才和设备，组建药品一致性评价研究重点实验室，为宁夏制药企业提供便捷、优质的技术检测、专家咨询、临床试验等服务。

2017年，全年共审核各类药品注册申请118项。同年，自治区仿制药研究重点实验室成立，自治区财政投入近2000万元用于仿制药质量和疗效一致性评价和新药研发，有14个品种开展一致性评价工作。

（二）临床试验监管

2015年，按照国家食药监管总局要求，自治区食药监管局做好药物临床试验数据核查工作，此项工作涉及宁夏康亚药业有限公司氯沙坦钾片1个品种和宁夏医科大学总医院承担的丙酸氟替卡松吸入溶液、甲磺酸帕珠沙星注射液等10个品种。此后，宁夏康亚药业有限公司撤回申请，宁夏医科大学总医院将自查范围扩大到该院相关机构自设立以来承担的除已上市药品之外的所有43个品种的药品临床试验数据，均未发现不真实问题，自治区食药监管局及时将有关情况函告药品注册申请人所在地省级食品药品监督管理部门。

2016年，自治区食药监管局对宁夏医科大学总医院临床试验数据进行核查，除对国家食药监管总局规定的11个品种进行核查外，对宁夏医科大学总医院自开展临床试验以来承担的所有品种(43个品种)也进行了核查，并且将核查中发现的问题反馈给品种涉及的11个省份的省局，且向国家食药监管总局上报《宁夏开展药物临床试验数据自查核查工作情况报告》(宁食药监〔2016〕17号)。

二、行政许可认证

2013 年，重点推进《药品生产质量管理规范(2010 年修订)》(GMP)的实施。按照新版药品 GMP 标准和要求，督促企业做好软硬件升级、检查认证工作，提高质量管理控制水平。

2014 年，全区需进行新版 GMP 认证企业 20 家，通过认证的 9 家，其中高风险药品生产企业均通过认证。针对宁夏药品生产企业多数是中药、非无菌药品生产企业的特点，举办《非无菌药品新版 GMP 关键技术》培训班，切实帮助企业解决实际工作中的疑难问题。通过出台《关于药品生产企业关键生产条件变更备案有关事项的通知》等文件，进一步明确药品生产企业变更关键生产条件备案要求，促进企业不断完善新版 GMP 质量体系。

2015 年，全区需要通过认证的 18 家药品生产企业中有 15 家通过 GMP(2010 年版)认证现场检查。为防止企业出现认证后质量管理松懈现象，专门制定了 2015 年药品 GMP(2010 年版)跟踪检查计划，先后对 11 家药品生产企业进行跟踪检查，约谈 3 家存在问题的企业，收回药品 GMP 证书 1 张。同时，加强以下几方面的工作。

其一，完善工作制度。为适应机构改革的需要，修订《宁夏回族自治区药品生产质量管理规范认证管理办法》《宁夏回族自治区药品检查员管理办法》，规范药品 GMP 认证检查工作程序，明确检查员录用标准、培训、聘用、管理和廉洁守法等要求，为全区药品 GMP(2010 年版)检查认证工作提供保障。

其二，有针对性地开展培训。针对药品生产企业检验能力薄弱的现状，举办“实验室管理”药品 GMP(2010 年版)专题培训班，通过培训提高药品生产企业的责任意识和质量意识。

其三，严格认证检查标准。在认证检查中坚持认证标准不降低，对检查中发现存在的缺陷，要求企业逐项整改到位，全部符合要求后才予以通过。严格准入条件、把好准入关。认真执行《药品生产监督管理办法》《药品生产质量管理规范》等相关法律法规，严格申请材料审核，强化现场检查，坚持标准，严把药品生产企业、医疗机构制剂室和特殊药品经营准入条件。针对申请开办中药饮片生产企业的行政许可事项呈上升的趋势，为有效防控风险，促进企业健康发展，依据法律法规和GMP(2010年版)要求，制定了《宁夏回族自治区药品生产企业(中药饮片)验收细则》，向申请单位明确告知开办条件和标准，避免企业盲目投资和低水平重复建设。

其四，严格行政审批事项。按时办结相关审批、备案事项；全面梳理各处室工作职责，建立权力责任清单；按照规定的权限严格把好申请受理、材料审查、现场审核、领导审定、核发公示、资料归档等工作程序，使行政审批工作更加高效。

2016年，自治区食药监管局制订药品GMP跟踪检查实施方案，确定检查关键环节和重点内容以及完成的时限。主要步骤是。

一是继续实施新版药品GMP(2010年版)认证工作。深入开展新修订药品GMP(2010年版)分类指导，严格落实新版药品GMP(2010年版)认证工作。

二是实现办结事项无差错。认真执行《药品生产监督管理办法》《药品注册管理办法》和《药品生产质量管理规范》等相关法律法规，严格形式审查，强化现场检查，严把药品注册，药品生产企业认证、准入，医疗机构制剂调剂等申请的申报资料内在质量，压缩审核检查时限，及时完成各类行政审批事项，做到常规工作紧扣细节。

三是切实开展跟踪检查。为防止企业出现认证后质量管理松懈现象，对通过认证后的企业实施跟踪检查，制定了2016年药品GMP(2010年版)跟踪检查计划，将已通过新版GMP(2010年版)认证的9家企业作为检查重点，及时发现和处置企业存在的问题和风险隐患，督促企业不断完善质量管理体系，提高管理水平。对检查存在的问题，要求企业及时进行整改，有效维护了GMP(2010年版)认证的质量。

2017年，全区共有32家药品生产企业，其中制剂类药品生产企业9家，原料药生产企业7家，中药饮片生产企业10家，医用氧生产企业4家，辅料生产企业2家。需进行认证的26家企业中有21家企业通过新版GMP(2010年版）认证，全区累计发放药品GMP证书27张。共有8家医疗机构制剂室，其中5家正常配制，3家无批准文号。同年，为进一步规范药品生产企业管理，按照《中华人民共和国药品管理法》《药品生产监督管理办法》《药品生产质量管理规范认证管理办法》有关规定开展检查，对存在严重缺陷或多项主要缺陷，或者重复出现前次检查发现有主要缺陷的4家中药饮片生产企业采取收回GMP证书风险防控措施。

三、生产过程质量安全监管

2013年，制定印发《宁夏回族自治区食品药品监督管理局药品生产日常监督管理办法(暂行)》(宁食药监〔2013〕28号)，进一步明确对药品生产日常监督管理的职责分工、具体要求、行政处理、工作纪律与责任追究。对辖区内持有《药品生产许可证》的生产企业(含药用辅料生产企业)和持有《医疗机构制剂许可证》的医疗机构制剂室进行日常监管。主要从以下六个方面开展工作。

一是加大监督检查力度。对本地区药品生产企业，全年进行两次以上的监督检查，重点检查原辅材料的购进和使用，杜绝偷工减料、以次充好、替代投料、掺假使假等违法违规行为。

二是完善基本药物生产企业中标情况备案制度。各市局建立基本药物生产企业中标情况(包括自治区内中标和其他省区中标的品种)备案制度，及时掌握本地生产企业在全国各地中标情况。备案内容包括中标价格、生产成本及中标省份等有关信息。同时，对中标品种进行风险评估，根据评估结果采取针对性的监管措施，消除安全隐患。

三是落实生产企业基本药物全品种电子监管。加强对药品生产和销售时电子监管码核注核销的监督，定期上网检查并及时处理预警信息。督促各相关企业切实完成新版基本药物和各省增补品种赋码工作，督促有条件的企业主动实施全品种赋码。加强对电子监管信息的使用，把使用和督查结合起来，促进信息完善可用。

四是加强药品委托生产和委托检验的日常监管。严格执行委托生产的审批要求，对委托方履行质量监督责任情况严格检查，将受托方生产日常监管纳入监督检查计划。加强对药品生产企业委托检验环节的监督管理，从源头上保证药品质量和安全。重点检查药品生产企业委托检验行为是否符合新版GMP要求，对不符合要求的，一律责令企业限期改正并督促其尽快完善检验软硬件条件。

五是严格药用辅料使用的管理。重点检查制剂生产企业使用是否按照药品监督管理部门核准的处方工艺，使用符合要求的药用辅料生产药品，药用辅料供应商的审计及批准程序。完善药用辅料数据库，全面掌握药用辅料生产、使用的动态情况。

六是做好地产药品抽验工作。对地产药品实行全覆盖抽验，对基本药物、高风险品种及中药材涨价幅度大的中药制剂增加抽验频次。加强对生产中使用的中药材、中药饮片和药用辅料的抽验，做到合理分布，均衡抽验，并登录“国家基本药物地方监督抽验系统”，上报相关抽检数据。

2014 年，自治区食药监管局加强药品生产过程质量监管的主要做法是：

一是开展对基本药物生产企业监督检查。重点对基本药物的生产工艺处方、原辅物料使用、生产现场管理、质量检验等进行全面检查，确保基本药物质量安全。

二是加强中药材和中药饮片质量监管。对 1 家中药制剂企业使用来源不合法的中药提取物行为进行查处，对全区中药生产企业在库的中药材和中药饮片进行抽验。

三是强化药品委托生产日常监管。主要是对接受中药提取委托加工品种均组织现场考核。

四是严格药品生产行政审批工作标准和程序。按时办结生产监管相关审批、备案事项。完成新开办药品生产企业 1 家，增加生产范围 2 家次，变更生产地址 1 家次，关键工艺变更备案 1 家次，关键生产设施设备备案 2 家次，停产备案 1 家次，质量授权人变更备案 7 家次，全区监管部门对所有药品生产企业完成日常监督检查 93 家次。

五是药品生产企业跟踪检查和飞行检查情况。针对 1 家使用阿片粉原料药生产含特殊药品复方制剂的生产企业，重点检查该企业对国家相关管理规定的执行情况，特殊药品原料购进、贮存保管、领用及原料年计划执行是否符合相关安全要求，相关记录是否完整，根据生产企业的销售记录，抽取一定比例核查相关药品的销售流向，建立相应的监督检查记录备查，现场检查未发现问题。

2015 年，加大日常监管力度和处罚力度，规范药品生产行为。根据 2014 年度药品生产企业信用等级评定结果，制定日常监督检查频次，将有限的监管资源合理分配到不同级别的监管对象，依据日常监督检查发现缺陷情况、市场风险评估情况、药品不良反应监测情况等，开展各类飞行检查。严格落实“黑名单”制度，公开曝光10家中药饮片生产企业。同年，根据国家食药监管总局《关于药品生产经营企业全面实施药品电子监管有关事宜的公告》，全面推进宁夏药品生产企业药品电子监管实施工作，督促药品制剂生产企业加快技术改造，做好产品赋码、数据采集及上传等工作，到年底，全区所有药品制剂生产企业的所有药品通过核注、上传信息，全面实现以可追溯为目标的电子监管。

2016年，进一步加强药品生产企业日常监管。对基本药物生产企业强化生产现场检查，重点检查原辅料供应商审计和质量监控、生产工艺验证、产品质量检验及产品放行情况。加强对中药饮片生产企业日常监督检查，增加中药饮片监督抽验频次，要求饮片生产企业严格按照GMP要求和炮制规范进行炮制生产，严禁生产企业外购中药饮片半成品或成品进行分包装或改换包装标签，严禁不按炮制规范或超范围炮制。强化企业质量控制实验室建设，消除企业检验能力薄弱的隐患，杜绝产品未按标准全检放行。坚持在药品生产与注册环节把仿制药质量和疗效一致性评价工作作为重中之重，对涉及宁夏5家制剂生产企业的67个品种，制定具体实施方案，明确评价方法、资料申报、工作程序和时间节点。同年，为进一步做好贵细药材投料的监督管理工作，确保中成药质量安全，对全区4家生产含贵细药材中成药的生产企业，采取飞行检查的方式，结合产品检验结果，开展专项监督检查工作。重点检查贵细药材购入渠道、数量、供应商审计及处理提取和物料平衡等情况。对检查中发现的问题，责成相关企业进行整改，及时杜绝安全隐患。

2017年，组织开展中药提取物专项检查，对4家中药饮片生产企业实施收回GMP证书的风险防控措施。根据企业量化考核结果，对不同等次的企业实行差别化监督检查，全年共对药品生产企业实施日常检查、跟踪检查、专项检查、飞行检查共87家次。

四、风险管理及企业主体责任落实

2013年，监督药品生产企业落实企业风险管理责任。加强对药品生产企业开展药品不良反应监测工作的监督，督促企业有效监测、及时上报，做好药品安全定期性汇总（PSUR）报告及产品安全性再评价等工作。各级监测中心及时向企业反馈监测结果，督促企业改进质量，做好风险控制，消除安全隐患。对高风险药品生产企业现场监督检查次数每季度不少于1次。

2014年，经各市局推荐、自治区食药监管局综合评定，评出2013年度AAA级企业3家，AA级企业1家，A级企业11家，警示企业5家，失信企业1家。

2015年，建立药品安全性量化等级分类管理机制，制订了《药品生产企业量化等级与分类管理办法》和量化等级评定标准，对于评定差的企业进行警示。完善药品监管长效机制，全面提升药品生产质量意识，降低药品风险度，确保人民群众用药安全。按照《宁夏回族自治区药品医疗器械安全信用体系建设管理办法》《宁夏回族自治区医疗机构制剂室信用体系建设和分类监管实施办法》要求，继续做好信用等级评定工作，完善信用档案。按照《企业质量信用等级划分通则》（GB/T 23791—2009）国家标准，对药品生产企业量化为A、B、C、D四个等级。评定分值90分以上（含90分）为A级，70～89分为B级，50～69分为C级，50分以下为D级，A级企业授予“放心药厂”标识牌。对于A级企业，减少日常监督检查和抽验频次，优先推荐参与政府或部门的竞标及评奖；对于B级企业，按照法律法规实施“常规监管”；对于C级企业，通过增加跟踪检查频次和抽验频次实施“严格监管”；对于D级企业，除了增加跟踪检查和抽验频次，将其列入“黑名单”；对于严重违反GMP要求的企业，收回GMP证书。同年，进一步开展仿制药质量和疗效一致性评价工作，自治区药检所在完成承担的3个品种关键质量属性、复核检验要点的调研整理和总结上报工作的同时，针对辖区企业开展仿制药一致性评价工作调研和技术指导，对企业存在的问题和困难拟定解决方案。

2016年，根据2015年量化等级考核情况，按风险等级类别，对9家药品生产企业进行重点跟踪检查，检查发现缺陷112项；对评定为C级和D级的3家药品生产企业采取差别化的分级监管措施、增加监督检查频次，并将评定为D级的1家药品生产企业列入“黑名单”。开展GMP跟踪检查，进一步加强对药品生产企业的监管，强化药品生产企业第一责任人的意识及质量安全意识，巩固GMP认证成果，打击药品生产过程不按GMP要求组织生产的违法违规行为，排除药品生产质量风险，确保人民群众用药安全。

2017 年，在中药饮片专项检查及 GMP 跟踪检查中，发现宁夏明德中药饮片有限公司、宁夏西北药材科技有限公司、宁夏百草王药业有限公司在生产、检验记录真实性方面均存在问题，并外购中药饮片进行分包装，尤其是宁夏百草王药业有限公司从没有资质的中药材专业合作社购入毒性药材和毒性中药饮片进行分包装的行为，严重违反了《药品管理法》《药品生产质量管理规范(2010年修订)》《医疗用毒性药品管理办法》等有关规定。上述 3 家企业的《药品 GMP 证书》被收回，并对属地固原市和隆德县中药饮片安全存在严重风险予以警示。另外，在现场检查和资料审查中发现宁夏医科大学总医院心血管专业承担的部分药物临床试验研究项目存在数据管理不规范问题，具有药物临床试验质量风险隐患，向宁夏医科大学总医院发出风险警示函。

第二节　药品经营使用环节监管

一、行政许可认证

2013 年，自治区食药监管局积极与国家食药监管总局高级研修学院协调在银川举办《药品经营质量管理规范(新版 GSP)》培训班，及时印发药品经营许可证、药品经营质量管理规范(新版 GSP)到期换证延续工作的通知，做好企业换证、认证工作，并注重加强分类指导，促进企业进行改造升级。

2014 年，制定《宁夏药品经营质量管理规范认证现场检查验收细则》，编制《药品 GSP 认证工作手册》，统一检查标准，规范认证行为。全年共受理、审批 47 家(次)药品经营企业变更申请，新审批 25 家药品批发企业，注销药品批发企业 3 家；组织完成药品批发企业认证检查 49 家，零售企业 445 家。

2015 年，印发《关于认真扎实做好新版药品 GSP 认证检查工作的通知》，对全区药品经营企业进行药品 GSP 认证检查。在全区 119 家药品批发企业中有 106 家通过认证检查，13 家批发企业因难以达到新版 GSP 认证标准而歇业或申请注销《药品经营许可证》。12 月 31 日前，全区 2524 家药品零售企业全部通过认证检查。按照《药品经营许可证管理办法》要求，受理、审批药品批发企业许可事项变更 69 家次，新开办药品批发企业 18 家，注销药品批发企业 3 家。为确保 GSP 认证质量，防止通过认证企业出现滑坡现象，先后两次集中对通过 GSP 认证的药品批发企业进行跟踪检查，对存在问题企业下发责令改正通知书 56 份。

2016 年，为确保新版 GSP 认证后企业管理水平不滑坡，及时制定印发《2016 年全区药品经营企业 GSP 跟踪检查实施方案》，全面部署药品经营企业新版 GSP 认证后跟踪检查工作。通过及时的跟踪检查，有效防范企业在通过新版 GSP 认证后质量管理下滑的问题，巩固和提高了药品 GSP 认证成果，提升了经营质量管理水平。

截至 2017 年，宁夏有药品经营企业 2870 家(含药品批发企业 120 家)。

二、经营过程安全监管

2013 年，重点规范药品流通市场秩序，完善药品市场管理机制。主要是：

一是强化“三统一”中标配送企业监管。加大对自治区“三统一”中标配送企业的监督检查，深入开展药品流通领域票据规范整治工作，进一步规范药品经营秩序。

二是深入开展药品流通领域整治工作。深入开展“挂靠”经营整治工作，严厉打击制售假劣药品违法行为，加大对非药品冒充药品、药品广告虚假宣传等违法违规行为专项整治力度，进一步规范药品经营使用购销秩序。

三是加强对医疗机构药品使用质量的监督检查。对医疗机构使用药品质量常抓常管，切实保证了群众用药的安全性和有效性。

四是推进药品电子监管信息化建设。加大对药品批发企业、试点药店电子监管网运行情况的监督检查，督促企业做好基本药物品种电子监管码的入网、核注、核销、数据上传工作，提升对基本药物从生产到流通全过程追溯能力。

五是加强农村药品协管员、信息员队伍建设。落实保障激励措施，完善覆盖城乡基层的社会化监督网络。

六是积极推进 12331 投诉举报系统建设。通过 12331 平台，全面发动社会力量共同参与食品药品监管工作。

七是深化药学服务示范店创建。采取“有进有退”“授牌摘牌”的动态管理原则，指导各市县局按照《药学服务示范店验收实施细则》，开展药学服务示范店评定，对不合格示范店予以摘牌。

八是推进药品安全示范县创建。按照《药品安全示范县创建验收标准》，对创建的6个药品安全示范县进行验收，推进药品安全监管长效机制建设。

九是对药品经营企业进行精细化管理。在全区强力推进零售药店阴凉专区（专柜）建设工作，全区县城96%以上零售药店和乡（镇）、村80%以上药品经营企业建成并使用了药品“阴凉储存专区（专柜）”。这一做法，被《中国医药报》《宁夏日报》报道，在全国范围推广。

2014年，以GSP认证为重点，加大流通环节监管。具体做法是：

一是进一步规范药品CSP认证检查工作。依据国家食品药品监督管理总局《药品经营质量管理规范认证现场检查指导原则》，及时制定《宁夏药品经营质量管理规范认证现场检查验收细则》（含批发、零售），并将有关政策法规、文件汇编成《药品GSP认证工作手册》印发全系统执行，统一检查标准，确保全区认证检查工作顺利开展。

二是抓好企业负责人的培训。3月、8月先后两次召开药品经营企业监管工作例会，进行《药品经营质量管理规范》培训，对有效贯彻落实新版GSP，提高企业药品经营质量管理水平，起到推进作用。

三是促进企业改造升级。以药品经营企业到期换证为切入点，指定两名GSP检查员为帮扶指导员，重点对麻醉药品和精神药品的质量管理进行指导帮促。起草制定《关于促进我区药品现代物流发展的实施意见》，以及《宁夏回族自治区药品第三方物流企业验收标准》等配套文件，明确鼓励措施，优化审批程序，促进企业发展。

四是严格现场检查。年初制定印发《关于做好新修订GSP认证检查工作的通知》，统筹计划安排。检查中始终坚持“公正、公开、廉洁、高效”的原则，严格执行认证程序和标准。对因达不到新版标准的3家专营体外诊断试剂（药品）的企业，注销其《药品经营许可证》。通过认证检查，促进了企业进行改造升级，提高了企业药品经营质量管理水平。同年，全区监管部门先后出动执法人员1200多人次，检查二级以上医疗机构137家，检查覆盖面达到辖区内二级以上医疗机构的86%。

2015 年，在药品流通环节，以贯彻实施新版 GSP 为重点，大力推进医疗机构药品、医疗器械质量管理规范化建设，深入开展药品监督抽检和药品流通环节专项整治，全面实施药品流通企业纳入中国药品电子监管网工作。深入推进二级以上医疗机构药械质量管理规范化建设，全区 62 家二级以上公立医疗机构，除 9 家因即将搬迁外，其他全部达到药品、医疗器械使用质量管理规范建设标准。同时，扎实开展药品流通领域电子化监管工作，督促基层加快入网工作进度。全区 2643 家药品经营企业（含批发企业），年底前全部纳入中国药品电子监管网。国家食药监管总局部署涉事银杏叶产品召回工作后，自治区食药监管局立即对所有批发企业上传中国药品电子监管网络中的信息进行核实，专门印发《关于做好银杏叶药品召回工作的通知》，要求各批发企业、零售企业及时清查涉事银杏叶药品，第一时间掌握涉事银杏叶产品在宁夏境内的状况。据核实，涉事银杏叶产品流入宁夏共 40040 盒，自治区食药监管局监督并协助生产企业召回 2.3 万盒。

同年，自治区食药监管局大力推进药品电子监管入网全覆盖。印发《关于印发全面推进药品电子监管工作实施方案》，成立组织机构，明确工作目标，分解工作任务，制定实施步骤，并通过各种会议、工作督查等方式督促各级监管部门加大贯彻落实力度。各局结合 GSP 认证工作广泛宣传中国药品电子监管入网事项，确保药品电子监管工作的顺利开展。与此同时，全区 2500 余家药品经营企业相关负责人参加操作实践培训，掌握了加入中国电子监管网络的流程，为工作顺利开展奠定了基础。在明确目标任务、加强培训操作的基础上，区局采取一月一通报的方式将各市县局导入中国药品电子监管网企业家数、缴费入网情况等信息定期公布在监管 QQ 群中，督促企业加快入网工作进度，并利用督查基层工作的机会对该项工作进行督导。到年底，通过 GSP 认证的药品经营企业全部完成中国电子监管网入网工作。同时，还对药品零售企业开展飞行检查 3 次，对存在问题较多的企业下发责令改正通知书 7 份，确保了认证工作质量。

2016 年，自治区食药监管局先后两次组织对 41 家药品批发企业进行跟踪检查，发现涉嫌违法案源线索 10 起，分别进行了移交、查处；各市县局按照自治区食药监管局布置，共派出检查组 607 次，参加检查人员 1350 人次，组织对 47 家药品零售连锁总部，1200 家药品零售企业开展跟踪检查，责令整改 241 家，停业整顿 3 家，查处违法案件 16 起，罚没款 4.35 万元。开展药品流通领域专项整治工作，先后抽调 32 人次参加 32 家药品批发企业的飞行检查。

2017 年，自治区食药监管局在对全区药品经营企业进行日常监管的同时，一方面对经营药品进行监督抽样，另一方面对全区 64 家药品经营企业进行飞行检查，其中银川、石嘴山、吴忠、固原 4 个地区批发公司 16 家，零售连锁公司 18 家，单体药店 22 家。中卫地区批发公司、零售连锁公司、单体药店 8 家。

三、风险管理及企业主体责任落实

2013 年，自治区食药监管局以落实主体责任为抓手，完善药品安全体系建设。加强信用体系建设。根据国家七部门《关于进一步加强药品安全信用体系建设工作的指导意见》，完善自治区药品安全诚信体系建设方案，建立药品流通企业准入退出制度，健全信用分类监管机制；定期发布药品违法广告公告，逐步探索设立广告主、广告经营者、广告发布者的信用评价指标，营造行业诚信环境，提高药品质量安全水平。开展市县药品安全责任体系评价工作。按照国家食药监管总局的部署要求，制定符合宁夏实际的评价方案和评价指标，严格按时间、按节点开展对市县药品安全责任体系建设情况的评价工作，促进政府和监管部门责任的落实，确保人民群众用药安全。三是制定《宁夏回族自治区过期失效药品管理办法》，规范过期失效药品回收行为，防止过期失效药品处理不当，危害群众健康。

2014 年，起草制订了《宁夏回族自治区药品流通监督管理办法》，经 2014 年 6 月 6 日自治区人民政府第 25 次常务会议通过，自 2014 年 8 月 1 日起施行。该办法的颁布和实施，进一步完善了宁夏药品流通监管地方性法规体系。同时，自治区食药监管局还通过强化风险管理，保障药品质量安全。为此，认真做好“三统一”药品招标资质审查工作。按照自治区药品“三统一”招标领导小组办公室安排，先后两次组织对 1300 家药品招标，对 19 家药品配送企业招标投标生产经营资质进行审核，并配合自治区药招办对 13 家药品配送企业进行现场检查考核，从源头把好药品质量关口。妥善处置药品质量安全风险。

坚持抽样检验、风险防范有机统一，对抽样检验中发现的两个品种不合格药品及时移交稽查局进行立案查处。11月25日，根据宁夏中邮物流有限责任公司报告，“三统一”配送中标药品中的3个批号“注射用头孢呋辛钠粉针剂”，均出现不同程度的药品封口不严情况，自治区食药监管局第一时间内快速反应，果断处置，及时采取暂停销售、使用措施，有效防控该药品质量安全风险。同时，将同一企业生产的中药饮片和经检验有10个批次以上不合格的7家企业，纳入药品安全“黑名单”，并在《宁夏日报》等媒体上予以曝光。

2015年，不断完善“地方政府负总责，监管部门各负其责，企业是第一责任人”的责任体系，坚持问题导向，多措并举，统筹利用监督检查、检验监测、投诉举报等多种手段，形成严密防控网络。同时，结合“全国安全用药月”活动，启动家庭过期药品回收公益活动，按照“三专四统一”管理工作机制，全区先期确定91家家庭过期药品定点回收单位。对不合格的214个批次中药饮片予以公布，将安徽亳州蜀中药业有限公司、安国市同義中药饮片有限公司等10家严重违法违规的中药饮片生产企业纳入药品安全“黑名单”，并在《宁夏日报》等媒体上予以公告。

2016年，强化企业主体责任。引导企业牢固树立药品质量与安全主体责任意识，履行好第一责任人的责任。同时，加大力度督促企业深入查找近年来购销活动中存在的问题，对照国家食药监管总局公布的信息，对企业和有关人员的信息进行逐个排查，主动按时间界限报告经营中的违法违规行为，并以此为契机，切实解决企业经营管理中不规范、不完善、不诚信等问题。

一是严格把关药品招标工作。根据药品招标工作要求，多次派专人参加自治区招标办组织的全区公立医院药品集中采购资质审核工作，先后对920家投标企业的生产许可证、经营许可证、GMP(GSP)认证证书、食品药品监督管理部门出具的无违法违规证明、中标后的供货能力等内容予以严格审核；对2786品规(次)的投标药品注册批件、质量层次认定、中药保护品种认定、名称剂型规格相符等情况进行认真查实；参与集中研究处理招标申(投)诉工作3次，共处理467份申（投）诉，涉及574个药品的12类问题；协助招标办开展谈判议价5次，联合相关专家对全部投标药品逐一评标定标，涉及近4000家企业、两万多个品规(次)。通过招标环节把关，从形式上严格管控药品质量安全关。

二是加强违法广告监控。在广告审查中，严格执行药品、医疗器械等广告审查相关规定。审查批准发布药品广告 4 起。在国家食药监管总局复审中，没有因不符合规定被要求复审或者撤销广告批准文号的情况。各级监管部门利用国家食药监管总局广告监测系统做好药品、医疗器械广告监测，违规数据处置率 100%，在每季度国家食药监管总局广告监测工作通报中均位居前位。全年发布违法广告公告 7 期，发布消费警示 1 期，对监测到的药品、医疗器械违法广告及其他类产品宣称有治疗作用和保健功能的广告，均及时移送自治区工商行政管理部门处理，涉及产品 42 种次。对公告的违法广告，要求各级监管部门加大相关产品的监管力度，提醒广大消费者谨慎消费，降低使用风险。

三是重视跟踪检查。自治区食药监管局先后两次组织对 41 家药品批发企业进行跟踪检查，发现违法案源线索 10 起；组织对 47 家药品连锁企业、1200 家药品零售企业进行跟踪检查，责令整改 241 家，停业整顿 3 家，查处违法案件 16 起。

四是重视家庭过期药品定点收回。全区家庭过期药品定点回收点由 2015 年的 91 家扩展到 160 家，共回收家庭过期药品近 5.1 万个品种 11 万盒（瓶、支）。

2017 年，组织专家重点对发生的预警事件进行实地调查，对调查过程中发现的不合理用药和不按说明书用药的现象及时进行指导。截至 2017 年 11 月 20 日，全区共收到各类预警事件 16 例(含 10 例全国共享预警事件)，其中 2 例为溶媒引起的预警事件，按照预警级别划分，其中 B 级事件 1 例，C 级事件 2 例，D 级事件 9 例，E 级事件 4 例。同时，为规范药品生产经营企业行为，增强药品生产经营者诚信意识和监管部门责任意识，自治区食药监管局公开药品生产企业监督检查信息，形成监管部门信息互通、企业改进提高、社会公众监督的良好局面。先后向工商、税务、检察、公安、金融等单位推送守信或失信信息 3 期 6 条，向信用中国(宁夏)网站推送 12 类信息 11109 条。

第三节　药品安全专项整治

2013年，自治区食药监管局集中开展为期6个月的以“打击药品违法生产、打击药品违法经营、加强药品生产经营规范建设和药品监管机制建设”为主要内容的“两打两建”专项行动。严厉查办银川市某某诊所非法渠道购进使用中药饮片、某某公司无证经营中药饮片等案件。全区立案140起，涉案货值40多万元，罚没款130多万元，吊销两家药品经营企业《药品经营许可证》，取缔无证黑诊所1个，曝光典型案件两起，移送公安机关立案查处2起。

针对2012年中药饮片专项检查中发现的问题，开展中药饮片生产专项检查工作。重点对中药饮片生产企业购进的中药材验收及中药饮片检验、国家药品标准和地方中药饮片炮制规范执行情况进行检查，规范中药饮片的生产行为，保证中药饮片质量。

2014年，组织开展中药饮片、处方药销售等专项整治行动。对全区染色增重、掺杂使假等易发生问题的中药饮片品种进行集中抽验，共完成抽检573批次，对在抽检中发现的假劣药品，统一处罚标准，从严处罚。整治行动中，全区共立案182起，罚款54万元。

2015年3—4月，集中开展中药饮片专项整治行动，抽调药检所中药学专家，采取靶向性抽样的方式，对全区染色增重、掺杂使假等易发生问题的品种进行集中抽验，共完成抽检502批次，对在抽检中发现的假劣药品，统一处罚标准，从严从快处罚，全区共立案100起，罚没款63.4万元。同年开展药品广告专项治理工作，共审批药品、医疗器械、保健食品广告11起，发布药品、医疗器械、保健食品违法广告9期，向工商部门移送违法广告9期，涉及药品、医疗器械、保健食品共95个品种。

2016年，在药品流通领域深入开展专项整治，严厉打击制售假冒伪劣商品行为，对8家未按要求上报自查报告的药品批发企业进行公开曝光，并列为重点检查对象。6月至9月，对全区药品批发企业进行梳理分类，抽调全区药品监管业务骨干60人次，组成18个检查小组，分两轮次，采取飞行检查的方式，对全区 118 家药品批发企业实施全面的专项检查。各市县局结合专项整治，积极组织对辖区的药品零售企业进行检查，集中打击药品零售企业非法销售处方药、回收药品等行为，整治规范药品零售市场秩序。此次专项检查，针对公告所列的“十项违法行为”，严格按照管辖权限，从严、从重、从快予以处理。其中，对 64 家存在违规行为的企业给予警告并责令整改的行政处罚；对 12 家企业采取了收回 GSP 认证证书的风险防控措施；对 10 家涉嫌超范围经营、挂靠走票、以非药品冒充药品的违法行为予以立案调查，吊销了两家药品经营企业的《药品经营许可证》，处理了两家药品批发企业申请注销药品经营许可证书，两家药品批发企业申请歇业事宜。

此次专项检查结束后，及时将检查过程、检查人员和发现的问题等内容，全部在自治区食药监管局网站进行公开，先后发布和公开 6 期共 1194 条药品监督执法检查信息和企业的检查情况，并被新消息报等区内外媒体微信公众号及微博等新媒体予以转载。同时，通过新媒体广泛传播、深度曝光，促使企业自查反省，加强自我约束。此次专项检查，全区共立案查处生产销售假劣药案 53 起，涉案金额 17.55 万元。

2017 年 7 月至 11 月，根据国家食药监管总局《关于开展城乡结合部和农村地区药店诊所药品质量安全集中整治的通知》(2017 年第 90 号）要求，按计划、分步骤、有重点地开展了城乡接合部和农村地区药店、诊所药品质量安全集中整治行动。在历时 5 个月的集中整治行动中，全区食品药品监督管理系统共出动执法人员 6534 人次，检查药店 1648 家次、诊所 971 家次，实现监督检查覆盖率达 100%。给予警告并下发责令整改通知书 854 份，查处未凭处方或开架销售处方药 167 起，执业药师虚挂 123 起，收回 GSP 证书 67 家，简易程序、一般程序立案查处从非法渠道购进药品、超范围经营药品等违法案件 92 起，罚没 20 余万元。

第四节　特殊药品监管

2013 年，自治区食药监管局加强特殊药品（麻醉药品、精神药品、医疗用毒性药品、放射性药品、药品类易制毒化学品、蛋白同化制剂、肽类激素及含特殊药品复方制剂等，下同）日常监管工作。

组织开展麻醉药品和第一类精神药品区域性批发企业专项检查。根据国家食药监管总局《关于调整麻醉药品和第一类精神药品区域性批发企业布局的通知》（国食药监安〔2012〕362号）精神及《麻醉药品和第一类精神药品区域性批发企业验收标准》，由自治区食药监管局统一组织开展麻醉药品和第一类精神药品区域性批发企业专项检查。对安全管理措施不到位和不能履行责任区域供药责任的企业，撤销其定点资格。通过此次专项检查和调整，促进了全区麻醉药品和第一类精神药品经营企业整体经营和安全管理水平的提升。

开展含特殊药品复方制剂生产经营环节专项检查。巩固含麻黄碱复方制剂专项整治工作成果，加大隐患整治力度。对使用特殊药品及麻黄碱原料药生产复方制剂的药品生产企业，重点检查生产计划执行、原料药购进、储存、使用和安全管理、生产过程中的物料平衡情况；根据企业销售记录，抽取一定比例核实药品销售流向和购买方实际购进情况，并检查其实施电子监管情况，严防从药用渠道流失；对经营企业，重点检查药品批发企业资质证明材料的审核和留存、销售票据管理、结算资金流向，以及药品进货验收等情况；重点检查零售企业是否建立异常销售管理机制，是否从严控制单次零售数量并严格执行专人管理、专柜销售和专册登记。

组织开展医疗机构制备、使用正电子类放射性药品专项检查。根据国家食品药品监督管理局办公室、卫生部办公厅《关于开展医疗机构制备正电子类放射性药品监督检查的通知》（食药监办安〔2012〕146号），与卫生行政部门联合组织开展医疗机构制备、使用正电子类放射性药品专项检查，加大正电子类放射性药品的监管力度，进一步规范正电子放射性药品生产、经营和使用行为。

做好美沙酮口服液的配制监管工作。加强与卫生、公安部门的协调配合，将美沙酮口服液生产和配送纳入特药监控网管理，对美沙酮口服液配制的原料购进、储存、生产、配送进行全程监管。

做好特殊药品电子监管工作。加强对辖区内麻精药品经营企业，部分含特殊药品复方制剂生产企业实施药品电子监管工作情况的监督检查，督促企业做好相关产品的电子赋码和核注核销工作，并通过“中国药品电子监管网”实时上传数据；加强对“宁夏特殊药品监管系统”运行情况的监控，落实专人定期上网监控要求，督促生产经营企业和使用单位按时上传特药采购、销售、使用和库存信息，对预警信息及时组织调查处理。

2014 年，继续加强特殊药品监管，提升合理用药水平。主要从以下三个方面进行监管。

一是对 7 家麻醉药品和第一类精神药品区域性批发企业进行安全专项检查和季度巡查，发现各类安全隐患 11 条。企业主要存在对供货方资质审查不严格、医疗机构购用印鉴卡过期、培训档案内容不全、手工账下账不及时、库房监控有盲点等问题。督促企业针对发现的隐患缺陷进行整改、制定防控措施。检查中监督销毁过期麻醉药品 4 种 56 支、二类精神药品 161 支。

二是对纳入《特殊药品监控信息网络系统》的 155 家特殊药品的经营使用单位进行实时收集数据、查看各机构特殊药品进销存及流向情况进行检查，对系统报警及时进行处置。对使用特殊药品及麻黄碱原料药生产复方制剂的药品生产企业，重点检查生产计划执行，原料药购进、储存、使用和安全管理，生产过程中的物料平衡情况；根据企业销售记录，抽取一定比例核实药品销售流向和购买方实际购进情况，并检查其实施电子监管情况，严防从药用渠道流失。对特殊药品经营企业，重点检查药品批发企业资质证明材料的审核和留存、销售票据管理、结算资金流向，以及药品进货验收等情况；重点检查零售企业是否建立异常销售管理机制，是否从严控制单次零售数量并严格执行专人管理、专柜销售和专册登记。

三是对全区麻黄碱类、阿片类等药物的使用单位进行拉网式检查，对在检查中发现的 111.9 千克过期麻黄素产品予以销毁，消除安全隐患。

2015 年，为进一步加强对特殊药品的监督管理，明确事权和监管职责，规范监督检查行为，根据有关法律、法规的规定，自治区食药监管局制定印发《关于特殊药品日常监督管理的指导意见》(宁食药监〔2015〕99 号)。对特殊药品生产、经营企业、使用单位进行监督检查。对麻醉药品和第一类精神药品区域性批发企业、药品类易制毒化学品生产企业每季度至少现场检查一次，对区内其他特殊药品经营企业实现日常监管全覆盖。

2016 年，自治区食药监管局进一步健全机制，强化特殊药品日常监管工作。将特殊药品安全监管工作列入全局年度工作重点，进行统一安排部署。印发《2016年全区食品药品监管工作要点》(宁食药监〔2016〕25号)，将特殊药品日常监管工作列入2016年全区食品药品监管69项要点工作之一，进行安排部署，明确责任单位和责任人。

为进一步完善和规范宁夏批发企业医疗用毒性药品经营准入标准，自治区食药监管局制定印发了《宁夏回族自治区药品批发企业经营医疗用毒性药品检查验收标准》和《宁夏医疗用毒性药品经营准入验收标准》，规范了全区医疗用毒性药品经营门槛，增强了特殊药品风险监管能力。同时，为明确自治区、市、县(区)三级事权和监管职责，规范监督检查行为，制定印发了《关于特殊药品日常监督管理的指导意见》，界定监管职责，明确工作任务，落实监管责任，规范监管档案和检查记录。对特殊管理药品生产、经营企业实行全覆盖监督检查，做到上下协调，形成监管合力，防止出现监管盲点，基本实现日常监管工作的规范化、制度化。对发现异常情况和安全隐患做到早发现、早处理，杜绝药品流弊事件的发生。

与此同时，严格执行特殊药品生产经营企业定期巡查制度。对麻醉药品和第一类精神药品定点经营企业、含特殊药品复方制剂生产企业和美沙酮口服溶液配制单位，每季度至少现场检查一次，其他特药单位实现日常监管全覆盖。对特殊管理药品生产经营单位生产、进货、销售、库存、使用的数量以及流向，每周至少上“宁夏特殊药品监管网”监控一次。全年市、县两级监管部门对特殊管理药品生产、流通企业共完成现场监督检查64家次。在加强监督检查的同时，还实行特殊药品的监督管理情况定期逐级报告制度。每半年，县局向所辖市局、市局向自治区食药监管局汇总报告辖区内特殊药品安全监管情况。报告内容包括监督检查基本情况、特药监控网的运行情况，监督检查中发现的问题及整改落实情况，监管的建议及下一步工作思路等。

2017年，重点督促企业落实主体责任，完善特殊药品购销管理制度。严格按照规定渠道销售，切实落实购买方资质审核各项要求，除含麻黄碱复方制剂外，购销单位(医疗机构除外)必须是国家食药监管总局特殊药品信息报告系统注册入网单位。对购销单位有疑问的，通过正式函询方式，确认购销单位的合法性，并将相关情况上报自治区食药监管局。认真审核特殊药品涉药企业采购人员身份证明，规范销售记录和票据管理，认真执行出入库复核、查验制度，以及禁止现金交易等规定。

同年，各级监管部门加大特殊药品购销环节的监督检查，定期登录宁夏特殊药品监管系统和国家食药监管总局特殊药品信息报告系统，查看特殊药品生产经营企业购销情况，发现隐患和漏洞及时制定应对措施，并督促相关企业整改到位。

各级监管部门重视对本区域内特殊药品生产、经营企业的监管，组织辖区内所有药品生产经营企业开展自查自纠，全面排查药品尤其是麻醉药品和精神药品等特殊药品购销过程中的安全隐患。各市县监管部门发现药品生产经营企业有违反法律法规及有关规定购销特殊药品的，追根溯源，一查到底，深挖药品生产源头和销售网络，并将调查情况及时上报自治区食药监管局。依法对涉案企业违法行为进行查处，直至吊销其药品生产许可证或药品经营许可证；对涉嫌犯罪的，及时移送公安机关；涉及其他部门职责的，及时移交或通报相关部门。对公安机关已查明涉案产品流向的，在职能范围内及时配合控制涉案产品。案件查办过程中涉及其他地市或区外省市的，及时向相关地区药品监督管理部门(市场监督管理部门)通报情况，请求协查。案件查处中遇到问题，及时提请当地党委、政府协调解决。同时，妥善做好案情信息发布工作，严格按照层级管理的原则，层层上报有关情况。

2017 年 5 月 2 日至 6 月 1 日，为进一步提高药品类易制毒化学品、含麻黄碱类复方制剂生产、经营企业和从业人员的守法自律意识，切实加强药品类易制毒化学品和含麻黄碱类复方制剂日常监管工作，严密防范药品类易制毒化学品及含麻黄碱类复方制剂流入非法渠道，自治区食药监管局按照国家、自治区禁毒委员会统一部署，结合宁夏实际，以麦角新碱、麻黄素类物质（包括麻黄素、伪麻黄素、麻黄浸膏等）为重点，在全区范围内开展了为期一个月的药品类易制毒化学品和含麻黄碱类复方制剂专项检查工作。

第五节　疫苗质量安全监管

2016 年，山东疫苗事件曝光后，宁夏组织各级监管部门对全区 6 家疫苗经营企业、24 家疾控中心进行了拉网式排查，约谈了 5 家疫苗经营企业，第一时间摸清全区疫苗经营、使用及质量安全状况，及时向自治区党委和政府进行专题汇报。自治区食药监管局联合自治区卫计委、公安厅组成联合检查组，妥善处置了吴忠市疾控中心综合门诊部采购使用乙型肝炎疫苗问题。

2017 年，按照自治区卫生计生委制定的《宁夏 2 型脊髓灰质炎疫苗相关病毒登记清册工作实施方案》。自治区食药监管局要求自治区药品检验所、食品检测中心和固原市市场监管检验检测中心等 3 家有微生物学实验室的单位，配合自治区卫生计生委开展 2 型脊髓灰质炎疫苗相关病毒封存销毁工作。

第六节　药品质量抽检和风险监测

一、安全监督抽检

2013 年，全区共完成药品抽样 2050 批次。其中，抽验基本药物生产企业 4 家，抽取药物品种 64 个，共计 90 批次，检测结果全部合格，实现辖区内基本药物生产企业生产的基本药物品种抽验全覆盖；抽验经营环节企业数 32 家，126 个品种，213 批次；抽验使用环节使用单位 161 家，331 个品种，477 批次，累计完成国家基本药物抽样 690 批次。检测出不合格药物 4 批次。

2014 年，全区共完成基本药物生产企业抽验 5 家，抽取 45 个品种，50 批次，经检测全部合格，实现辖区内基本药物生产企业生产的基本药物品种抽验全覆盖；经营环节抽验企业数 17 家，112 个品种，106 批次；使用环节抽验使用单位 158 家，333 个品种，492 批次，累计完成国家基本药物抽样 598 批次。检测出香砂养胃丸，普乐安胶囊，葡萄糖酸钙注射液，葡萄糖氯化钠注射液，通宣理肺丸，五苓胶囊，润肺膏，生血宝合剂等 10 批次不合格。

2015 年，突出抓好中药饮片抽检。其中地产药品合格率 100%，市售药品合格率 99.4%。根据国家要求承担桑菊感冒片和更年安片(胶囊)的抽验任务，所列品种抽样后分别寄到全国各承检单位。

2013—2015 年，宁夏药检所坚持统筹协调，累计完成各类抽检任务 10060 批次，工作成效日益显现。

2016 年，全区共完成药品抽样 2088 批次。其中，国家药品抽验 216 批次，合格率 91.7%；地产药品抽验 238 批次（其中药品 218 批次，医疗机构制剂 20 批次），合格率 99.6%；流通环节抽验 1160 批次，合格率 99.6%；中药饮片专项抽验 474 批次，合格率 76.2%。自治区食品药品监督管理局先后两次组织对 41 家药品批发企业进行跟踪检查，发现涉嫌违法案源线索 10 起；组织对 47 家药品连锁公司，1200 家药品零售企业开展了跟踪检查，责令整改 241 家，停业整顿 3 家，查处违法案件 16 起。全区家庭过期药品定点回收点由上一年的 90 家扩展到 160 家，共回收家庭过期药品近 5.1 万个品种，11 万盒(瓶、支)。

2017 年，全区共完成地产药品抽样 372 批次，总体合格率 98.4%。其中，化学药、抗生素药、生化药合格率为 100%，中药有 6 批次不合格；组织完成国家药品抽样 461 批次，有 2 批次不合格，总体合格率为 99.6%；安排中药饮片专项抽验 805 批次（监督抽检 537 批次，评价性抽验 268 批次），不合格 150 批次，合格率为 81.4%；流通环节监督抽验 878 批次，不合格 2 批次，合格率为 99.9%；发布药品抽检信息 18 期。

二、药品不良反应监测

2013 年 3 月，宁夏药品不良反应监测中心首次完成《宁夏药品不良反应监测年度报告(2012)》，并编印成册印发各有关单位。这既是对 2012 年药品不良反应监测工作的全面总结，也是对全区药品不良反应监测信息的客观分析。此项工作的开展，为辖区内药品监管部门、药品生产经营企业、医疗机构及各级监测机构提供了专业技术支持。自治区食药监管局加强药品不良反应监测和评价工作。加强药品不良反应监测网络和监测能力建设。以贯彻落实新修订的《药品不良反应报告和监测管理办法》和《宁夏回族自治区药品不良反应报告和监测管理办法实施细则》为契机，强化药品生产、经营企业和医疗机构“报告主体”责任；在巩固报告数量的基础上，加强对企业和医疗机构相关人员的培训，扩大基层医疗机构 ADR\MDR 报告覆盖率，逐步提高企业的报告比例，消除虚假报告和零报告，完善报告规范和标准，着力提高报告质量。同时，探索完善预警信息的管理工作。加强对国家基本药物品种和地方增补目录的监测与评价，对不良反应监测数据与药品使用数据进行分析研究，探索完善预警信息的提取、分析、确认及发布等管理工作程序。建立监测信息反馈和利用机制。定期编发《宁夏药品不良反应监测》刊物，做好药品不良反应季度通报、年度数据的反馈工作，提高信息沟通效率，扩大社会影响力。积极探索信息反馈机制，拓宽反馈渠道，使监测信息更好地服务于药品安全监管。推进药品企业诚信体系建设。加强对中药注射剂、血液制品、特药等重点药品监管，强化生产经营环节监督检查，加强药品不良反应监测。截至 2013 年 10 月，全系统共收到药品不良反应报告 6224 份。

2014 年，全区药品不良反应县级覆盖率达到 100%。全区每百万人口报告数量 1117 份，高于全国平均水平。全年共接收基层监测单位上报的药品不良反应病例报告 7310 份。其中，严重不良反应病例报告 104 例(死亡病例 1 例)，新的一般不良反应病例报告 1031 例，新的极严重不良反应病例报告占总报告总数的 15.53%。全区收到的严重病例报告 104 例，占报告总数的 1.42%，与 2013 年基本持平。其中，化学药报告占严重药品不良反应 / 事件报告的 78.85%；中药报告占严重药品不良反应 / 事件报告的 20.19%。严重病例报告质量进一步提高。严重病例报告中涉及 65 岁以上老年患者的报告比例与 2013 年相比有所上升，提示应加强针对老年患者的用药监护。

2015 年，通过开展药品不良反应病例报告的核实、调查、评估工作，全面提高对药品不良反应的发现、报告、预警和分析处理的整体能力。特别是加强对基本药物及地方新增品种目录的监测，对特殊药品安全管理突发事件及时预警，为药品安全监管、使用提供技术支撑。全年累计报告药品不良反应病例报告 9966 份，每百万人口平均病例报告数 1505 份。

2016 年，为促进药品生产企业主动开展药品不良反应监测和风险管理工作，对辖区内 9 家药品生产企业药品不良反应监测工作开展专项检查。检查组通过查阅资料、人员访谈等形式，对企业药品不良反应监测机构设置、人员管理、不良反应报告、定期安全性更新报告和药品风险控制等方面进行重点检查。通过专项检查，促进企业规范开展药品不良反应报告和监测工作，提高企业风险管理的意识及能力，也为今后食品药品监督管理部门和药品不良反应监测机构开展生产企业药品不良反应报告和监测工作常规性检查奠定了基础。同年，宁夏全年药品不良反应监测在线用户 2503 个，收到《药品不良反应 / 事件报告表》10644 份（其中新的和严重药品不良反应 / 事件报告 2056 份），未收到与药品安全相关的突发公共卫生事件报告。每百万人口平均病例报告数 1593 份。

2017 年，在药品不良反应监测和风险管理中，将监测工作的重心逐步转向提高报告质量上来。严把报告审核关，对虚假重复报告单位及发生虚假报告的地区及时通报。落实药品生产企业监测报告的主体责任，督导企业建立健全主动防范药品安全风险的工作机制。积极开展国家药品不良反应监测哨点联盟建设工作，以实现更加主动、快捷、全面、规范、准确收集药品不良反应信息。加强风险信号的提取、分析、评价，第一季度向国家食药监管总局提出“建议关注血必净注射液引起的严重药品不良反应”的风险信号，国家局予以采纳，并且要求具体企业开展产品安全性相关工作。

截至 2017 年 11 月 20 日，全区共收到药品不良反应报告 9419 份，同比增长 2.26%，其中新的和严重报告 1905 份，占报告总数的 20.35%，同比增长 6.66%。

三、药物滥用监测

2013 年，自治区食药监管局加强药物滥用监测工作。积极宣传和贯彻落实《宁夏回族自治区药物滥用监测管理办法》，健全监测网络，将公安、司法机关设置的强制隔离戒毒所、收押有毒瘾罪犯监狱，卫生部门开设的自愿戒毒机构、药物维持治疗门诊纳入监测范围，加强对药物滥用监测机构的业务指导，做好辖区药物滥用监测数据的采集、核实和上报工作。加强监测队伍建设，按期完成宁夏药物滥用监测年度报告编撰工作，分析提示药物滥用人群和品种的变化趋势，针对性地开展调查，对出现流行性滥用的品种进行重点监管。

2014 年，完成国家药物滥用监测中心下达监测采集任务的 215.4%，报表合格率 99.7%。全区 10 家 3 类戒毒机构共上报药物滥用者单位报表 3231 例。

同时，根据收集的监测报表，编制药物滥用监测报告。

2015 年，加强药物滥用监测工作制度化建设。认真组织落实《药物滥用监测调查表》的填写与报告，收到药物滥用监测报告 977 份。组织协调有关机构和专家对 2014 年宁夏药物滥用监测数据进行分析，形成 2014 年《宁夏回族自治区药物滥用年度报告》。密切关注第二类精神药品和含麻复方制剂滥用品种和趋势，对滥用比较严重的品种开展调查。

2016 年，认真组织落实《药物滥用监测调查表》的填写与报告，为加强监管和完善用药政策提供决策依据。全年共收到药物滥用监测报告 789 例，完成填写《药物滥用监测调查表》1638 份。

2017 年，全年共收到药物滥用调查报告 1523 例。

第三章　医疗器械监管

为加强医疗器械监管工作，2013—2017 年，自治区食药监管局先后出台《宁夏医疗器械生产企业分类分级监管管理规定》《宁夏全面推进医疗器械生产质量管理规范实施方案》《医疗器械生产经营企业许可证注销管理办法》《宁夏回族自治区医疗器械经营企业规范化管理达标验收标准（试行）》《宁夏医疗机构医疗器械使用质量管理规范（试行）》《宁夏回族自治区药品医疗器械安全信用体系建设管理办法》《宁夏创建医疗器械规范化经营示范企业实施方案》等相关文件，鼓励、督促企业严格按照相关法律法规生产经营。在此基础上完善医疗器械生产经营企业信用体系建设、规范化建设，明确医疗器械生产经营各个环节的职责和工作程序，建立标准化药械安全信用信息征集、信用评价、信息发布及服务规范，形成制度化的信用管理体制和规范化建设流程。同时，通过主体责任落实、医疗器械安全专项整治、监督抽检和不良事件监测等提高医疗器械整体安全。

截至 2017 年，宁夏全区共有医疗器械生产企业 26 家，医疗器械经营单位 510 家（不含备案企业）。

第一节　医疗器械生产环节监管

一、行政许可审批

2013 年，宁夏全区共有医疗器械生产企业 23 家，其中第二类生产企业 16 家，第一类生产企业 7 家。注册医疗器械产品 68 个，其中第二类医疗器械 12 个，第一类医疗器械 56 个。同年，审批第二类医疗器械生产企业两家，办理生产企业许可事项变更 3 家，换发《医疗器械生产企业许可证》1 家，办理第二类医疗器械重新注册1个。共注册二类医疗器械产品1个，核发《医疗器械生产企业许可证》两家，生产备案1家。全年未收到有关医疗器械广告审批申请。

2014年，全区共有医疗器械生产企业22家，其中二类、三类医疗器械生产企业18家，注册品种32个；一类医疗器械生产企业4家，注册品种12个。全年共核发《医疗器械生产企业许可证》(含变更、换发)9个，核发《医疗器械注册证》(含重新注册、变更注册)26个。

2015年，全区共有医疗器械生产企业20家，其中二类17家、一类3家。注册(备案)医疗器械产品46个，其中第二类37个、第一类9个。按照《医疗器械生产质量管理规范》严把准入关，共受理医疗器械注册首次申请5个，延续注册申请5个，对通过技术审评和现场质量体系考核的5个产品予以核发医疗器械注册证，5个产品予以延续注册。

2016年，全区共有医疗器械生产企业21家，其中二类企业17家、一类4家。全年受理医疗器械注册申请3个，对两个产品予以核发医疗器械注册证；受理生产许可延续申请3个，变更登记5个。

2017年，全区共有医疗器械生产企业26家，其中二类18家、一类8家。注册(备案)产品63个，其中二类38个、一类25个，主要是定制式义齿、热疗带、贴膏类、纱布绷带、海藻生物胶和有核细胞处理试剂盒等品种。

二、生产过程质量安全监管

2013年，强化医疗器械生产企业日常监管。按照国家食药监管总局要求，组织对8家定制式义齿生产企业进行监督检查，对3家企业存在的问题进行跟踪检查。印发了《宁夏回族自治区医疗器械生产经营企业约谈制度》，对存在明显违规现象的企业，开展责任约谈。开展第一类和贴敷类医疗器械产品注册专项检查。银川市局、中卫市局对第一类医疗器械产品注册工作进行核查。全区对两家企业的违规行为进行立案查处；注销1家生产企业的备案登记，注销其注册的6个品种的注册证号。对23家医疗器械生产企业全年检查不少于两次，覆盖率达到100%。

2014年，制定了《宁夏回族自治区重点监管医疗器械目录》，确定全区医疗器械生产企业的四大类重点产品，加强日常管理监督。以医疗器械“五整治”

专项行动为抓手，共组织检查企业(单位)3661家次，注销了7家生产企业注册的45个不属于医疗器械管理及违规申报、违规审批的产品；注销《医疗器械生产企业许可证》两个；立案查处违法案件46起；发布违法医疗器械广告公告两期，对9个违法医疗器械广告移送工商部门处理；对229家企业(单位)存在的问题进行监督整改。

2015年，开展医疗器械生产企业质量安全监督检查。根据国家食药监管总局《医疗器械生产质量管理规范》及宁夏医疗器械生产企业分类分级监督管理的相关规定，年初组织人员对全区20家医疗器械生产企业进行一次全面检查。重点组织对全区8家定制式义齿生产企业进行检查，对检查中发现的生产企业15项不规范问题提出整改要求和整改时限，对涉嫌违反《医疗器械监督管理条例》的两起案件移交所在地市场监管局进行调查处理。11月又对全区医疗器械生产企业进行一次全项目再检查，共检查生产企业19家，发现问题隐患15起，下达医疗器械生产企业监督检查报告19份。开展医疗器械生产经营企业年度质量信用等级评定工作，完成全区19家医疗器械生产企业诚信档案建设和信用等级考核。

2016年，重点对于新开办、延续换证、生产地址和注册品种变更的企业严格按照规范的要求执行，鼓励、督促生产企业积极参与《医疗器械生产质量管理规范》的自查和接受检查，组织检查员对企业进行帮扶指导，解决实际困难。截至年底，宁夏中航生物股份有限公司、宁夏丹特义齿科技开发有限公司等5家企业提前完成规范验收，占全区医疗器械生产企业的24%。

2017年，全面推进医疗器械生产质量管理规范，提升地产医疗器械质量安全保障水平。连续印发了全面推进《医疗器械生产质量管理规范》通知一系列实施方案，召开生产企业例会，对企业负责人进行培训，并送达《医疗器械生产质量管理规范》实施告知书。各市县结合实际分类帮扶指导，企业积极自查整改，完成软硬件改造升级。在已通过规范验收的企业中树立典型，通过示范引导，以点带面，帮助企业之间交流学习，提升质量管理水平。10月，组织对实施《医疗器械生产质量管理规范》情况进行达标验收，全区26家医疗器械生产企业，其中两家企业通过现场检查，12家整改复查后通过，9家自行停产，注销1家生产许可证和两家生产备案证。《医疗器械生产质量管理规范》

的全面实施，使各企业切实加强了内部生产经营管理，企业整体质量管理水平有大幅提升。

三、风险管理及主体责任落实

2013年，增强医疗器械风险预警能力。印发了《宁夏回族自治区药品医疗器械安全信用体系建设管理办法》(宁食药监〔2013〕114号)，探索建立医疗器械生产经营企业信用体系建设规章制度。制定了《宁夏回族自治区医疗器械生产经营企业约谈制度》，指导企业牢固树立质量安全第一责任人意识，建立健全质量管理长效机制，督促企业规范生产经营行为，确保医疗器械产品质量。

2014年，推动医疗器械监管社会共治及落实企业主体责任。广泛动员公众和社会力量，扩大监管范围，加大监管密度，增加监管频次，建立监管部门、行业协会、监管相对人的定期沟通机制和安全风险管理机制。根据《宁夏回族自治区药品医疗器械安全信用体系建设管理办法》开展对生产经营企业信用等级的评定，建立企业诚信档案，建档率达到90%以上。

2015年，大力推进医疗器械诚信体系建设，积极开展全区医疗器械生产企业诚信档案的信用等级考核工作，强化诚信评价的监督作用，引导培育企业树立良好形象。

2016年，组织开展质量风险管理及主体责任落实《医疗器械生产质量管理规范》行动，督促指导各生产经营企业严格按照《宁夏全面推进医疗器械生产质量管理规范实施方案》要求，落实《医疗器械经营质量管理规范》，促进生产企业质量管理体系软硬件改造升级，对医疗器械经营企业储存养护设施设备进行改造升级，有效提升了医疗器械生产经营企业规范化管理水平。

2017年，进一步强化风险管理理念，深入摸排风险隐患和监管薄弱环节，突出整治安全问题燃点低、社会关注度高的产品和领域，制定了宁夏医疗器械生产重点品种风险清单，加大对重点原辅料购进、生产过程控制、质量检验等关键环节、关键过程、关键工序的监督检查力度，制定医疗器械经营使用环节重点品种风险清单及检查要点，重点排查大型医疗设备、高风险医疗器械档案、使用记录，严厉打击无购进验收和使用记录、不按规定进行维护保养、违法转让和捐赠等行为。

第二节　医疗器械经营使用环节监管

一、行政许可

2013 年，全区共有医疗器械经营企业 674 家，其中专营企业 328 家，兼营企业 346 家。是年，加强对设区市局经营许可下放后的业务指导和许可工作检查评估，5 个设区市级食品药品监督管理局核发《医疗器械经营许可证》131 家。

2014 年，全区新注册和备案医疗器械经营许可证企业 154 个，其中备案经营企业 132 家。全年新核发《医疗器械经营许可证》22 个。

2015 年，全区各市局审批第三类医疗器械经营企业 92 家，第二类医疗器械经营备案 306 家。

2016 年，全区持有医疗器械经营许可证的企业 578 家，备案经营企业 2327 家，主要经营一、二、三类普通医疗器械品种，其中一类、二类占 20%，三类占 80%。

2017 年，全区共有医疗器械经营企业 510 家(不含备案经营)。

二、经营使用环节安全监管

2013 年，强化医疗器械经营企业日常监管。探索开展医疗器械经营企业规范化管理工作，制定印发了《宁夏回族自治区医疗器械经营企业规范化管理达标验收标准（试行)》，修订医疗器械生产经营企业信用等级评定标准，坚持将规范化管理工作与医疗器械经营企业许可、信用等级评定和分类监管工作统筹考虑、结合进行，督促经营企业建立完善质量管理体系，改善企业的经营条件，规范经营行为。全区三类医疗器械经营企业 318 家，经验收达标 107 家，达标率 33.6%。

2014 年，规范医疗机构药械使用秩序。与自治区卫计委联合印发《宁夏医疗机构医疗器械质量管理规范（试行)》，推进实施医疗机构医疗器械规范化管理工作。制定印发《全区二级以上医疗机构药械使用质量管理规范化建设工作推进计划》，并通过规范化建设，使医院药品、医疗器械质量管理逐渐步入了科学规范的管理轨道，基本解决了医院领导不愿管、医院药械科室人员不会管、执法人员不敢管的问题，质量管理水平有了进一步提升。5月，自治区食药监管局联合卫生计生委组织在宁夏医科大学总医院召开药械质量管理规范化建设经验交流现场观摩会，为2014年度达到《宁夏医疗机构使用药品质量管理规范》的17家医疗机构进行命名授牌，组织观摩宁夏医科大学总医院药械库房，交流规范化建设经验，用典型单位标准化建设、规范化管理、程序化操作的样板进行指导引领，促进全区二级以上医疗机构药械管理规范化建设提档加速。各市局在自治区食药监管局经验交流现场观摩会后，普遍召开医疗机构药械质量管理规范化建设推进会，以会代训，进行动员部署，细化工作方案。10月，组成两个督查组对各地推进规范化建设及其他专项工作进行抽查验收，对工作进展落后的市县提出要求，对标准落实不严的企业提出整改要求。全区62家二级以上公立医疗机构，除9家将于2015年搬迁外，全部达到药品、医疗器械使用质量管理规范建设标准。

2015年，加强医疗器械经营长效监管机制建设。修订印发了《宁夏回族自治区〈医疗器械经营质量管理规范〉现场检查验收标准》，突出“四严格”监管，从8个方面107个检查项目，对医疗器械经营质量管理现场检查的内容、要求和验收标准进行了规范。印发《医疗器械经营企业分类分级监督管理规定》，对全区医疗器械经营企业进行全面摸底调查，确定经营企业监管级别，合理分配监管资源，提升监管效能。加快推进医疗器械监管信息化建设工作。10月，在全区正式启用医疗器械注册管理信息系统备案子系统，督促各市食品药品监管部门落实医疗器械生产经营许可、备案信息管理系统的数据对接和数据同步工作，方便数据的统一管理和公开查询，确保数据的统一权威，为确保医疗器械产品许可、备案工作合规高效，实现工作的规范化、科学化、信息化提供坚实的技术支持。

2016年，制定印发《宁夏创建医疗器械规范化经营示范企业实施方案》，开展医疗器械经营企业规范化建设。组织各市县局严格按照《2016年医疗器械监管工作要点》要求，强化对辖区内医疗器械经营企业的日常监管，督促指导各经营企业严格实施《医疗器械经营质量管理规范》，完善质量管理体系，建立健全规章制度，强化操作规程，对医疗器械储存养护设施设备进行改造升级，有效提升医疗器械经营企业规范化管理水平。在2015年完成全区二级以上医疗机构药械质量管理规范化建设基础上，以乡镇卫生院、民营医院为主体，制定印发了《深入开展医疗机构药械使用质量管理规范化建设工作方案》，明确工作要求、时间进度及建设标准。7月，制定印发《乡镇卫生院、民营医院药品使用质量管理规范现场检查验收细则》，持续深入开展医疗机构药品使用质量管理规范化建设。各市县局普遍组织召开医疗机构药械使用管理规范化建设动员会，进行工作安排，提出具体要求，先期共确定20家试点单位开展规范化建设工作。石嘴山市局因地制宜，细化创建工作要求，组织对药械质量管理验收细则进行专门培训6场次，参加培训300人次，并根据基础条件参差不齐的客观实际，确定“分级创建、分步实施”的工作方式，扎实推进创建工作，取得较好成效。全区325家乡镇卫生院、民营医院中，有120家完成规范化建设，超额完成30%的既定目标任务，并在自治区食药监管局网站进行公示。截至年底，全区共有110家企业通过了现场检查验收，占全区第三类医疗器械经营企业的26.5%。

2017年，进一步推进经营质量管理规范，提升医疗器械经营使用质量管理水平。严格落实国家食药监管总局制定的《医疗器械经营质量管理规范》和《医疗器械使用质量监督管理办法》的相关要求，提升全区医疗器械规范经营使用管理水平。

开展医疗器械经营企业规范化达标建设工作，加大对医疗器械经营企业实施《医疗器械经营质量管理规范》的检查指导力度，严格按照要求对第三类医疗器械经营企业进行现场核查，督促企业建立完善质量管理体系并保持有效运行，实现了2017年全区30%的第三类医疗器械经营企业达到经营规范标准。

印发《关于进一步推进医疗器械规范化经营示范创建工作的通知》，在2016年银川市试点创建10家医疗器械规范化经营企业的基础上，在全区5市各分配10家，再创建医疗器械示范经营企业50家，通过示范创建带动全区医疗器械经营质量管理水平上台阶。

继续深入开展医疗机构使用药械质量管理秩序整规工作，对医疗机构规范化建设工作进行督促推进，并有针对性深入部分医疗机构进行重点督促指导，确保到2017年年底全区100%的乡镇卫生院和民营医疗机构达到规范化管理标准和要求。年底，全区 212 家乡镇卫生院和 142 家医疗机构通过检查验收。

制定实施《宁夏医疗器械飞行检查工作制度》。8 月，抽调各市局医疗器械骨干检查员 12 人，分 3 个检查小组，在 5 市组织集中开展全区医疗器械流通领域“回头看”飞行检查，通报曝光 10 家涉嫌违法单位和 38 家违规经营使用单位。

第三节　医疗器械安全专项整治

2013 年，主要开展了 5 次专项整治工作。

一是开展了隐形眼镜专项整治行动。银川市局联合市工商局印发专项检查通知，发布美瞳彩色隐形眼镜不能销售的通告，对集中在城市商业街区、学校周边小商店及眼镜店等开展了拉网式检查，共检查 96 家，其中无证商铺 73 家，立案查处两起，罚没款 1 万元，有效规范了隐形眼镜市场秩序。

二是组织开展了定制式义齿使用环节专项检查。围绕定制式义齿采购渠道、质量验收、使用情况、产品标示是否符合规范要求及口腔科修补材料质量、一次性医疗器械使用等方面实施了全面检查，全区共检查有口腔科诊疗项目的医疗机构 266 家，下发责令整改通知 35 份，销毁过期失效口腔修补材料 30 瓶，查扣注册证过期的合成树脂牙 20 盒。

三是开展了使用环节高风险医疗器械专项整治工作。重点检查一次性使用无菌植入类、血液透析类、动物源类等高风险医疗器械及大型医疗设备，摸清了全区高风险医疗器械及大型医疗设备产品使用环节管理现状和监管薄弱环节，严肃查处医疗器械违法违规行为。此次专项检查共检查经营和使用单位 1809 家，立案查处 8 起，责令整改 147 家，给予警告 15 家，罚没款 66.42 万元。

四是开展了无菌和植入类医疗器械专项检查。按照国家食药监管总局通知精神，组织开展了为期 1 个月的无菌和植入类医疗器械经营使用单位的专项检查。全区共检查经营和使用单位 364 家，对监督检查中发现有不规范行为的单位进行了跟踪检查，督促其整改到位。

五是对“三统一”招标配送企业进行监督检查。配合自治区药品统一招标采购工作领导小组办公室做好医疗机构医用耗材招标采购工作，严格企业资质材料审查；组织检查配送企业贯彻落实自治区“三统一”政策情况，中标医用耗材购进、验收、储存、配送情况，并对配送医疗器械进行了抽验，确保中标产品的质量。

2014年，按照国家食药监管总局的总体部署和要求，组织开展了为期5个月的医疗器械“五整治”专项行动，加强高风险医疗器械经营使用关键环节监督检查，加强医用防护口罩、医用防护服等医疗器械监管的检查；开展了定制式义齿监督检查，并在全区开展装饰性彩色平光隐形眼镜专项整治行动；开展了医疗器械“五整治”专项监督抽验产品跟踪检查，加强无菌和植入性医疗器械监督检查；开展了注射用透明质酸钠监督检查等专项检查。各市、县(区)局采取暗访调查、集中排查、突击检查、企业自查相结合的方式，对“五整治”涉及的重点领域、重点产品深入开展重点检查。全区共组织检查生产企业35家次，立案查处生产无注册证产品和产品未经检验出厂案件各1起，对7家生产企业现场检查存在的问题责令限期整改；共检查经营企业912家次，注销医疗器械经营企业30家，立案查处擅自变更注册地址、降低经营条件企业4家，查处无证经营医疗器械案20起，查处经营无证产品和过期失效产品案各1起，对70家企业存在的问题责令限期整改；共检查医疗器械使用单位1005家次，查处医疗机构使用无证产品案3起，使用过期失效医疗器械案8起，重复使用一次性医疗器械案1起，对112家使用单位存在的问题责令限期整改；发布违法医疗器械广告公告两期，将5个违法医疗器械广告移送工商管理部门处理。相关部门对××商城等无证销售隐形眼镜的情况进行了突击检查，并组织自治区、市媒体对检查行动进行了跟踪采访报道，取得了较好的声势和效果；石嘴山市局确定石嘴山市第二人民医院、自治区第五人民医院、洁康口腔诊所为药械规范化管理示范点，通过以点带面和典型引路的做法，积极推进医疗机构药械规范化管理工作；吴忠市局结合隐形眼镜专项检查，向被查商户下发《装饰性彩色平光隐形眼镜合法经营告知书》，填写调查摸底表，建立电子监管档案；固原市局整合全局力量，分成两个大组，采取“网定格、格定责、责定人”的方式进行全面排查，保证整治无死角、无遗漏；西吉县局联合公安部门，成功取缔了1个使用不合格医疗器械诈骗团伙。石嘴山市惠农区局查办案件数量、质量居县(区)局前列。联合自治区卫生计生委制定《全区整顿和规范医疗机构药械使用质量管理秩序工作方案》及《宁夏医疗机构药械使用质量管理规范》，从2014年4月开始到2015年10月，在全区范围内开展医疗机构使用药械质量管理秩序专项治理行动。各地按照方案要求，采取宣传培训、自查自纠、试点培育、指导落实、组织验收等办法，全面展开了整规工作，有效防控药械质量安全风险。

2015年，主要开展了8次专项整治和专项检查工作。

开展体外诊断试剂综合治理工作。4月初，根据国家食药监管总局2015年重点工作安排，结合宁夏实际制定印发《宁夏体外诊断试剂综合治理工作方案》，在全区范围内开展为期3个月的专项治理工作，共检查全区体外诊断试剂经营使用单位285家次，发现问题产品1000余盒，责令整改110起，立案查处25起，对6家存在问题的公立医疗机构负责人进行了集体约谈，有效地防控了风险隐患。

开展无菌和植入性医疗器械专项检查工作。对无菌和植入类医疗器械经营、使用单位专项检查。全区累计出动执法人员285人次，共检查经营、使用单位130家次，查处违法违规单位14家，确保了无菌和植入性医疗器械高风险产品的质量安全。

开展避孕套专项整治工作。对全区避孕套产品批发企业、主要零售企业、性保健品商店等单位的避孕套经营情况开展全面性地毯式专项检查。通过专项检查，全区共立案查处15起，查封没收2200余盒零散的不合格和无证产品，罚没款16.5万元，有效净化了避孕套市场。

开展装饰性彩色平光隐形眼镜(美瞳)专项整治。组织各市县局对辖区内的美瞳经营企业进行逐一排查。全区共检查各类企业、商铺510户，没收美瞳210只，护理液4种25瓶，下发责令改正通知书12份，立案查处5起。

开展医疗器械“五整治”专项行动“回头看”活动。制定印发了医疗器械五整治“回头看”实施方案，对“回头看”涉及的重点领域、重点产品深入开展重点检查。全区共组织检查生产经营企业、医疗机构468家次，品种155个，制定产品处置措施95条，企业整改措施156条，措施落实到位140条，立案29件，结案29件，建立完善监管制度15项。

开展医疗器械批发专营企业清理整顿工作。经过4个月的清理整顿，摸清了底数。全区有医疗器械专营企业 392 家，发现去向不明企业 13 家，责令改正 42 家，自愿注销企业 2 家，立案 2 起，有效规范了全区医疗器械经营市场。

开展防控采血鉴定胎儿性别专项行动。配合自治区卫计委开展“两非”专项行动，对辖区的医疗机构、计划生育技术服务机构、药械经营企业开展计划生育药械专项整治。共检查各类医疗机构、妇幼保健机构 4104 家，计划生育技术服务机构 229 家。

开展注射用透明质酸钠专项监督检查。按照国家食药监管总局的统一部署，自治区食药监管局联合自治区通信管理局、公安厅、卫计委和工商局等部门，制定了《开展打击非法经营和使用注射用透明质酸钠行为专项行动实施方案》，开展了为期 5 个月的专项行动，对全区所有经营和使用注射用透明质酸钠的企业、使用单位和网站进行排查，有效遏制非法经营使用行为。全区共检查医疗器械经营企业 150 家，医疗机构（医学美容机构）186 家，出动执法人员 688 人次，下发责令改正通知书 15 份，警告 6 家，有效规范了宁夏注射用透明质酸钠的经营使用行为，促进了市场规范化发展。

2016 年，按照国家食药监管总局《关于整治医疗器械流通领域违法经营行为的公告》，坚持日常监管和专项整治相结合，针对重点品种、重点领域、重点地区，在全区范围内扎实开展整治医疗器械流通领域违法经营行为专项行动，严厉打击违法违规经营行为，整顿和规范了医疗器械流通秩序。全区各级监管部门共检查医疗器械经营企业 1650 家次，出动执法人员 2490 人次，企业上报自查报告 2724 家，公示到期未上报自查整改报告的企业 91 家，责令整改 532 家，立案 32 起，罚没款 10.6 万元，注销《医疗器械经营许可证》20 家，标注和公告第二类医疗器械经营备案凭证 5 家。按照国家食药监管总局等五部门《关于印发开展打击非法制售和使用注射用透明质酸钠行为专项行动工作方案的通知》和《关于进一步加强注射用透明质酸钠监督检查的通知》精神，自治区食药监管局精心组织，周密安排，在全区范围深入开展为期 3 个月的专项整治行动，全区共检查医疗器械经营企业 150 家，医疗机构 186 家（包括 8 家美容机构），检查中出动车辆 172 台，出动执法人员 688 人次，下发责令改正通知书 15 份，警告 6 家，对重点区域商铺进行了拉网式检查，有效规范了全区注射用透明质酸钠的经营使用行为，促进了市场规范化发展。

2017 年，按照国家食药监管总局统一安排，自治区食药监管局印发《关于加强无菌植入性医疗器械监督检查的通知》《关于加强美瞳、避孕套监督检查的通知》《关于加强角膜塑形用硬性透气接触镜监督检查的通知》《2017 年全区互联网医疗器械经营监督检查工作实施方案》等 4 个专项整治方案，针对高风险无菌植入性医疗器械、网络销售隐形眼镜、注射用透明质酸钠、避孕套等重点品种组织开展专项整治。各市县局将日常监管和专项检查有机结合，组织执法人员深入排查问题和风险隐患，落实整改措施，加大对违法违规行为的查处力度，保持打假治劣的高压态势，进一步巩固和深化医疗器械专项整治成果。全区共检查医疗器械生产、经营和使用单位以及各类商铺 2610 家，责令限期改正 253 家，立案查处 25 起，罚没款 116.1 万元，注销《医疗器械经营许可证》12 家，建立完善监管制度 6 项。

第四节 医疗器械质量抽检和风险监测

一、监督抽检

2013 年，加强医疗器械安全监督抽检工作。部署开展地产医疗器械、自治区药械“三统一”配送品种、计划生育器械的抽检任务，完成抽样 217 批次；完成检验 177 批次，检验合格 169 批次，抽检合格率 95.5%。

2014 年，坚持现场监督检查和抽样工作相结合，全年共完成国家抽验 6 个品种 24 批次，其中抽取丙氨酸氨基转移酶 5 批次，α－淀粉酶检测试剂 5 批次，一次性使用鼻氧管 5 批次，空心纤维血液透析器两批次，一次性使用无菌胰岛素注射器 3 批次，定制式活动义齿两批次，定制式固定义齿两批次。全年共完成监督抽样 51 批次，其中定制式义齿 16 批次，卫生材料及辅料 34 个批次，体外诊断试剂 1 个批次。在国家 2013 年度医疗器械监督抽验工作评比会上，宁夏食品药品检验所参与完成的“一次性使用输液器监督”抽验项目荣获国家医疗器械监督抽验无源组第一名。

2015 年，完成国家医疗器械抽样 24 批次、地方监督抽样 53 批次，不合格 12 批次，其中国家监督抽检 4 批次，地方监督抽检 8 批次，合格率 84.42%。

同时，组织做好医疗器械不合格产品的调查处置工作，及时将不合格产品向社会公告。自治区食药监管局联合自治区卫计委开展宫内节育器抽检工作，共抽取样品10批次。组织对33家医疗器械经营企业、21家医疗机构进行了监督抽样，完成抽样27批次，其中天然胶乳橡胶避孕套10批次，一次性使用输液器7批次，一次性使用静脉置针3批次，一次性使用无菌阴道扩张器械7批次。

2016年，继续开展医疗器械监督抽验工作，提升监管的科学性。国家监督抽检情况：先后完成医用缝合针、气管插管、无菌注射器等7个品种、27批次的医疗器械产品抽样和送检任务，其中不合格产品报告3份。自治区监督抽检情况：全年完成自治区计划监督抽样的定制式义齿、暖宫贴、输血器、宫内节育器等13个重点产品、71批次的抽样任务，其中不合格产品报告3份。

2017年，组织完成定制式义齿、热疗带等21个品种105批次的监督抽验工作。完成自治区计划医疗器械监督抽样任务和国家食药监管总局分配宁夏的医用缝合针、无菌注射器等16个品种38批次医疗器械产品抽检任务。全年对5批次不合格产品报告按照规定程序立案核查处置。在自治区食药监管局网站发布医疗器械质量公告4期。

二、不良事件监测

2013年，加强医疗器械不良事件监测工作。首先是加强监测网络建设，扩大监测覆盖率。同时，加强医疗器械不良事件监测法规及相关专业知识培训，不断提高医疗器械不良事件监测水平。会同宁夏药品不良反应监测中心举办药械不良反应/事件监测培训班两期，培训300多人次。全区各级监测机构共上报有效医疗器械不良事件监测报告290份，报告质量明显提升。

2014年，根据《医疗器械不良事件监测和再评价管理办法(试行)》等有关法律法规，开展医疗器械不良事件监测工作。按照国家食药监管总局办公厅《关于开展医疗器械不良事件重点监测工作的通知》(食药监办械监〔2014〕106号)精神及“2014年食品药品安全监管任务分配表（医疗器械安全监管)”，自治区食药监管局承担无源高风险品种“骨水泥”的不良反应重点监测工作，完成死亡、严重伤害病例报告43例。全年上报医疗器械不良事件监测报表555份。

2015年，提高医疗器械不良事件监测工作能力。年中举行全区医疗器械不良事件数据分析和情况通报专题会议，重点针对上半年医疗器械报表数量不足问题，督促各级监管部门、监测机构尽职履责，进一步强化医疗器械不良事件监测工作。全区全年共收到不良事件报表 1563 份，每百万人口报告数达到 223 份，比 2014 年同期增长 181.62%，报表数量和质量大幅度提高，有效提升了宁夏医疗器械不良事件监测的工作水平。

2016 年，全区不良反应监测系统共注册医疗器械不良事件报告基层用户 1412 家，共收到医疗器械不良事件报告 1596 份，其中严重伤害不良事件报告 43 份（涉及 11 类产品）。在收到的严重报告中，涉及植入材料和人工器官的报告 25 份，占严重伤害不良事件报告数的 58.1%；医用缝合材料及黏合剂占报告总数的 11.6%。按器械管理类别统计，收到Ⅰ类医疗器械报告 1 份，占报告总数的 2.32%；收到Ⅱ类医疗器械报告 11 份，占报告总数的 25.5%；收到Ⅲ类医疗器械报告 30 份，占报告总数的 69.7%；收到医疗器械类别不详报告 1 份，占报告总数的 2.32%。

2017 年，进一步强化《医疗器械不良事件监测和再评价管理办法》的宣传贯彻和培训工作，做好国家食药监管总局安排部署的高速涡轮牙科手机、空气压力波治疗仪两个重点品种的监测和评价工作。截至 11 月 20 日，全区共收到医疗器械不良事件报告 1555 份，每百万人口报告数达到 232 份，同比增长 6.36%。严重报告 37 份，占报告总数的 2.38%。

第四章　化妆品监管

2013年以来，自治区食药监管局坚持以“四个最严”要求为根本遵循，按照“四有两责”要求，全面落实化妆品监管责任，推进监管机制建设，创新监管模式，加强监管基础建设，提升监管能力；以问题导向为统领，排查风险隐患，强化全过程监管；以专项整治为手段，深挖严查，追根溯源，严厉打击违法违规行为，保障化妆品安全。

截至2017年，全区有化妆品生产企业5家，化妆品经营企业(单位)9846家。

第一节　化妆品生产经营环节监管

一、化妆品生产环节监管

2013年，根据《化妆品卫生监督条例》及其实施细则，按照《化妆品生产企业日常监督现场检查工作指南》《化妆品经营企业日常监督现场检查工作指南》《化妆品命名规定》《化妆品生产经营企业索证索票和台账管理规定》《化妆品生产企业“八不准”》及国产非特殊用途化妆品备案等要求，对化妆品生产企业中的原料、标识、索证索票及相应记录，以及产品备案工作进行检查。

重点检查：企业是否严格按照《化妆品卫生监督条例》及其实施细则进行标签标识；跟踪检查企业执行《化妆品生产卫生规范》情况。企业是否按照《化妆品生产企业原料供应商审核指南》要求进行审核。企业是否建立健全和落实包装材料、产品标签标识管理制度；产品名称是否符合《化妆品命名规定》及其他化妆品标签标识管理相关规定。企业是否存在套用冒用批准文号(备案号)或在产品标签、小包装或者说明书上标识和宣称“药妆”“医学护肤品”等夸大宣传、使用医疗术语等违法违规行为。企业是否落实《化妆品生产经营企业索证索票和台账管理规定》要求，进行索证索票和台账管理，是否销售标签不符合规定的化妆品，或未索票索证、票据及证件保留不完备的行为。开展对生产企业质量负责人、生产负责人、检验人员的化妆品法规、专业知识培训。全区化妆品生产环节检查覆盖率达到100%，并建立一企一档、一品一档。

2014年，严格落实生产企业日常监管责任，加大力度规范生产管理和监督检查，进一步规范企业的原辅料管理、物料平衡管理、批次管理和台账管理。完成化妆品生产企业行政许可1家。在受理化妆品生产企业审批过程中，鉴于该项目是宁夏首家成规模的生产企业，从设计施工起，先后多次组织专业人员到该生产企业进行技术指导，帮助企业尽早达到化妆品生产企业卫生规范相关要求。

2015年，加强化妆品生产企业监督检查，完成化妆品生产许可1家。同时，进一步创新监管模式，实施化妆品生产企业月报和年报制度，完善生产企业监管档案，及时掌握生产企业经营状况，针对性开展监管工作，组织对企业原料来源、委托生产等关键环节进行专项检查，制定非特殊用途化妆品备案后现场检查工作方案，对备案企业适时进行现场检查，切实保证地产化妆品质量安全。

2016年，国家食药监管总局发布关于化妆品生产许可有关事项的公告（2015年第265号），自治区食药监管局高度重视，把换证工作列入2016年重点工作来抓，完成了以下几方面的工作。

一是印发了《宁夏回族自治区关于做好化妆品生产许可有关工作的通知》（宁食药监办〔2016〕13号），部署换证工作任务，明确工作责任。

二是举办了化妆品生产企业核发和换发化妆品生产许可证业务培训，对《化妆品生产工作规范》《化妆品生产许可检查要点》进行了系统的培训学习，详细讲解换证相关事项和换证程序，指导企业做好生产许可前期的材料上报工作。参加培训的人员包括化妆品持证生产企业生产、质量负责人及全区市县市场监管局负责化妆品监管人员。

三是坚持“谁审查、谁负责”的原则，严格按照《化妆品生产许可工作规范》《化妆品生产许可检查要点》的要求及程序，对申报材料进行审查并进行现场检查，做到程序合法、操作规范、标准统一。

四是指导化妆品生产企业建立健全规章制度，完善化妆品原料购进验收、索证索票和储存管理。在购进验收方面，重点督促企业做好购进验收记录和管理台账，保证化妆品原料的可追溯性；在索证索票方面，重点督促企业完善生产经营化妆品档案资料。通过帮助指导，促进企业内部管理上台阶、上水平。

五是在换证检查工作中严格执行公务人员廉洁自律方面的要求，保证换证检查工作的公正性，受到企业好评。

截至 2016 年 12 月月底，全区取得化妆品生产许可证企业两家，其中新开办企业 1 家，换发生产许可证企业 1 家。详见表 4–1。

表 4–1　2016 年宁夏化妆品生产企业换发生产许可证统计表

序号	单位名称	负责人	地址	许可项目	许可证号	有效期限	备注
1	银川凤仪堂生物科技有限公司	尤俊达	贺兰县金贵镇联星村二社	一般液态单元(护肤水类)；膏霜乳液单元(护肤清洁类)；气雾剂及有机溶剂单元(有机溶剂类)	宁妆 20160002	2016–12–28 至 2021–12–27	换发新证
2	宁夏欣发宝养发有限公司	杨欣明	银川市新世纪花园三组团 1 号楼 14 号营业房	欣发宝发用类（养发、护发、乌发、洗发类）化妆品生产、销售			现场检查未通过不予换证

2017 年，自治区食药监管局积极建立化妆品生产企业日常监管机制。落实市县局对辖区生产企业每季度至少日常监督检查一次的责任，监督企业完善以质量负责人首负责任、安全人员管理责任、从业人员岗位责任为主要内容的主体责任制度，进一步完善生产企业质量管理体系，保证化妆品生产许可检查要点的有效实施。完善生产企业监管档案，及时掌握生产企业经营状况，针对性开展监管工作，组织对企业原料来源、委托生产等关键环节进行检查。2017 年 5 月，组织开展对宁夏两家化妆品生产企业双随机检查，重点检查生产许可换证缺陷项目整改落实情况、化妆品安全主体责任落实情况，对检查出的问题责令企业进行整改。全年，宁夏新审批化妆品生产企业 2 家，换发化妆品生产许可证 1 家。详见表 4–2。

表 4-2　2017 年宁夏化妆品生产企业生产许可证统计表

序号	单位名称	负责人	地址	许可项目	许可证号	有效期限
1	银川凤仪堂生物科技有限公司	尤俊达	贺兰县金贵镇联星村二社	一般液态单元（护肤水类）；膏霜乳液单元（护肤清洁类）；气雾剂及有机溶剂单元（有机溶剂类）	宁妆 20160002	2016-12-28 至 2021-12-27
2	银川凤仪堂生物工程有限公司	尤俊达	银川德胜工业园区清真食品园（二期）纬一路以南，经二路以西	一般液态单元－护肤水类、啫喱类；膏霜乳液单元－护肤清洁类；粉单元－散粉类、块状粉类；气雾剂及有机溶剂单元－有机溶剂类	宁妆 20170001	2017-05-27 至 2022-05-26
3	宁夏欣发宝养发有限公司	杨欣明	宁夏永宁县双庆路北侧李银路西侧蔚湖城 21-1 号	气雾剂及有机溶剂单元（有机溶剂类）	宁妆 20170002	2017-06-16 至 2022-06-15
4	宁夏杞叶青生物工程有限公司	贺斌	宁夏吴忠市金积工业园区	一般液态单元（啫喱类）气雾剂及有机溶剂单元（有机溶剂类）	宁妆 20170003	2017-07-03 至 2022-07-02

二、化妆品经营环节监管

2013 年，加强对化妆品批发市场、商场、专卖店（直销店）、美容美发场所的监督检查。重点检查：企业所经营的国产化妆品是否有取得有效的《化妆品生产企业卫生许可证》。企业是否严格执行《化妆品生产经营企业索证索票和台账管理规定》，建立进货查验和索证索票制度。国产特殊用途化妆品是否取得“国产特殊用途化妆品批准文号”；进口非特殊用途化妆品是否取得“进口非特殊用途化妆品备案凭证”；进口特殊用途化妆品是否取得“进口特殊用途化妆品卫生许可批件”。化妆品产品是否标注生产日期和保质期或标注生产批号和限期使用日期。化妆品产品标签标识是否宣传疗效、使用医疗术语和标注适应证，是否销售套用冒用批准文号（备案号）、违规标识和虚假夸大宣传的产品。检查企业执行《化妆品经营企业“八不准”》情况。对经营企业负责人、从业人员开展化妆品法规、专业知识培训。

2014 年，开展化妆品经营企业调查摸底，全面掌握化妆品经营企业底数。组织各市县局对辖区化妆品经营企业开展调查摸底工作，分门别类进行登记汇总。截至 11 月底，全区共登记化妆品经营企业 9846 家，其中批发企业 116 家，专卖店 2369 家，大型商场 559 家，零售店 3317 家，美容美发店 3485 家，小卖部、小杂货店、小商店及宾馆、洗浴中心未列入调查范围。

2015 年，利用药监、工商、质监三局合一的有利时机，对全区化妆品经营企业进行补充摸底登记。截至 12 月，全区有化妆品经营单位 5736 家。建立完善化妆品企业监管档案，固原市按照“一企一档”“一店一档”要求，完善日常监管档案、产品抽检档案、企业信用档案，以及企业数据库的初步建立工作，做到监管工作底数清、情况明。同时，大力开展化妆品示范创建，打造规范管理样板。银川市局对新开业的天容世纪商场进行行政指导，力争将其打造为银川市保健食品化妆品监管的示范单位。吴忠市要求各局在年内分别指导 3 至 5 家化妆品经营主体创建吴忠市化妆品经营示范店，并结合实际制定化妆品经营示范店评定标准，进一步提升化妆品规范化经营水平。中卫市制定印发《化妆品经营企业规范化管理实施方案》，以化妆品经营“六规范”和“一承诺”为主要措施，从经营准入、卫生管理、进货行为、陈列管理、销售行为、广告宣传和质量承诺等 7 个方面制定了完整的创建标准和验收细则。固原市局坚持“积极引导、自愿申报、严格标准、动态管理”的原则，连续两年开展化妆品经营示范创建工作，一些管理措施和方法已经在创建单位取得了明显的成效，在梳理分析的基础上，总结出了“八个一”“六个一”管理模式，并逐步向全市企业推行。

2016 年，重点规范全区化妆品经营秩序，营造化妆品市场良好的秩序。根据国家食药监管总局文件精神，开展各类不合格产品清查工作，抓规范管理，完善市场体系。重点做好商场、专卖店、零售店以及批发企业的监管工作，积极探索化妆品安全监管的新方法、新思路，逐步建立健全安全监管长效机制。

2017 年，加强宁夏化妆品市场监管，切实解决化妆品索证索票台账管理方面存在的突出问题，确保化妆品质量安全，自治区食药监管局印发《关于进一步加强化妆品生产经营单位索证索票和台账管理工作的通知》（宁食药监

〔2017〕136号），督促企业落实索证索票和台账管理规定，建立健全化妆品生产经营单位质量追溯体系，规范了化妆品经营行为。同时，加大案件查处曝光力度，对国家食药监管总局和自治区本级曝光的化妆品违法违规案件，严格落实“四个最严”的要求，做到“三不放过”（不处罚不放过、不整改不放过、不落实跟踪监督不放过），形成高压态势，营造化妆品市场良好秩序。

三、备案管理

2013年12月，《国家食品药品监督管理总局关于调整化妆品注册备案管理有关事宜的通告》（2013年第10号）规定，国产非特殊用途化妆品实行告知性备案。自2014年6月30日起，国产非特殊用途化妆品生产企业应当在产品上市前，按照《国产非特殊用途化妆品备案要求》，对产品信息进行网上备案。备案的产品信息经省级食品药品监管部门确认后，在国家食药监管总局政务网站统一公布，供公众查询。

2014年，自治区食药监管局全面应用国家食药监管总局NMPA国产非特殊用途化妆品备案信息管理系统，做好行政审批（备案）相关数据审核和上传工作。宁夏有1家化妆品企业完成网上用户注册。

2015年，宁夏有7家化妆品企业完成网上用户注册，全年共审核备案12个品种。

2016年，宁夏有13家化妆品企业完成网上用户注册，全年共审核备案111个品种。

2017年，宁夏有16家化妆品企业完成网上用户注册，全年共审核备案381个品种。根据国家食药监管总局办公厅《关于组织开展2017年度国产非特殊用途化妆品备案质量督查工作的通知》（食药监办药化管函〔2017〕58号）要求，自治区食药监管局对分配给宁夏的244个国产非特殊用途备案产品进行了复查审核，发现问题产品80个。

第二节　化妆品安全专项整治

2013 年，按照国家食药监管总局《关于查处含海娜花染发化妆品的通知》要求，对宁夏辖区内该类产品进行彻底清查。全区共检查各类化妆品经营企业 561 家次，共下架该类产品 602 盒，货值 10620 元，查扣没收 446 盒，货值 13174 元，先行登记保存该类产品 148 盒，货值 1980 元；接待咨询群众 200 余人次；处理投诉 15 起。

2014 年，加大化妆品监管力度，有力打击假冒伪劣产品。没收进口化妆品 24 种 129 瓶，货值 35235 元，没收违法所得并罚款 6480 元。

2015 年，以问题为导向，着力整顿市场秩序。结合抽检监测、投诉举报、日常监管等情况，以美白、防晒、染发、烫发等类化妆品为重点产品，以批发企业、全区供货的产品集散地、城乡接合部的经营户为重点对象，开展专项整治行动。银川市食药监管局开展了美发护发类化妆品专项检查，分类别对化妆品批发市场、化妆品零售企业、连锁门店、美容美发店、商场、大型超市进行抽查，共检查化妆品经营、使用单位 775 家，对索证索票不齐全、存在虚假夸大宣传的 59 家经营户下达整改通知书，对问题产品一律责令下架。各地加大案件查办力度，全区共立案查处化妆品案件 9 起，罚款 5.08 万元，没收违法违规产品 892 盒，进一步净化规范了化妆品市场。

2016 年，以群众反映强烈、有举报投诉或在监督检查及监督抽检中发现问题的美容美发机构为重点对象，以育发、染发、烫发、祛斑、防晒、美乳、健美等特殊用途化妆品，以及进口化妆品为重点检查品种，集中两个月（10 月至 11 月），在全区美容美发机构开展化妆品专项整治行动。

一是督促美容美发机构严格执行《化妆品生产经营企业索证索票和台账管理规定》。检查经营或使用的化妆品的合法性，进口化妆品、国产特殊用途化妆品是否取得国家批准文号，国产非特殊用途化妆品是否通过省级备案；检查索证索票制度执行和台账管理情况。

二是督促美容美发机构严格执行《化妆品标识管理规定》。检查化妆品标签标识是否符合规定，国产化妆品是否标明生产企业的名称、地址和生产企业的卫生许可证编号，进口化妆品是否标明原产国名或地区名、经销商、进口商、在华代理商的名称和地址等，检查是否存在违法宣称“药妆”“医学护肤品”，宣称具有功能主治、适应证或者明示治疗功能或药用疗效等行为。

三是督促美容美发机构严格执行《化妆品卫生监督条例》及其实施细则。严厉查处冒用盗用批准文号、生产许可证号、进口证明和宣称有祛斑、烫染发、美乳等特殊功效而未取得批准文号的化妆品以及进口产品未取得批件的；整治擅自配制化妆品的违法行为，依法查处经营使用过期化妆品行为。

专项整治期间，全区各级监管部门共出动执法人员 2913 人次，检查美容美发机构 3817 家，发现经营使用涉嫌违法违规化妆品的 101 家，查扣涉嫌违法违规化妆品 997 盒，下发监督意见书 167 份，责令整改 329 家，立案 12 起，罚没款 1.58 万元。通过整治，全面宣传了食品药品监督管理部门的化妆品监管职责，有效规范了美容美发机构化妆品经营使用行为，打击了一批化妆品经营违法行为。

2017 年，为切实解决化妆品索证索票台账管理方面存在的突出问题，开展加强化妆品生产经营单位索证索票和台账管理专项整治工作。全区各级监管部门共检查化妆品经营单位 2144 家，立案查处 5 起，罚没款 2800 元；责令整改 97 家，下架化妆品 64 盒。没收销毁过期、无中文标识化妆品 200 多盒。通过专项检查，加强了对化妆品经营单位的日常监管，督促企业落实了索证索票和台账管理规定，建立健全了化妆品生产经营单位质量追溯体系，规范了化妆品经营行为。

同年，为进一步规范化妆品市场秩序，严厉打击化妆品违法违规行为，确保化妆品质量安全，自治区食药监管局组织在全区开展了为期两个半月的美容美发机构化妆品专项整治行动“回头看”活动。全区各级监管部门共检查美容美发机构 1863 家，查封扣押过期美容美发产品 75 盒，下架 64 盒，没收销毁过期、无中文标识化妆品 200 多盒，下发监督意见书 167 份，责令整改 246 家，立案 8 起，罚没款 0.63 万元。

第三节　化妆品质量安全抽检和风险监测

一、安全监督抽检

2013年，针对宣称美白、祛斑、染发、去皱和抗衰老类、育发、去屑、指甲油、祛痘/抗粉刺及爽身粉和痱子粉等9类易违法使用禁限用物质的化妆品进行抽检，共抽检100批次。风险监测抽检，涉及16类200个产品，分别为：国产非特殊用途化妆品中彩妆类产品(眼部彩妆品)、护肤类产品(宣称孕妇使用产品、宣称婴幼儿使用产品、爽身粉类产品、洗浴类产品)；进口非特殊用途化妆品中护肤类产品（一般护肤产品、洗浴类产品、宣称婴幼儿使用产品、宣称孕妇使用产品)；国产特殊用途化妆品中健美类、美乳类、防晒类产品；进口特殊用途化妆品中烫发类、防晒类、脱毛类产品。监督抽检和风险监测抽检，发现不合格样品有2批次，总体不合格率为2%。

2014年，监督抽检化妆品29个品种450批次，按照功能类别分为4大类，10大类别下分别包含如下细分类别。

国产非特殊类，包括发用类产品(宣称去屑产品)、护肤类产品(宣称祛痘/抗粉刺产品)、芳香类产品(香水类)、指甲类产品(涂彩类)、彩妆类产品(护唇及唇部彩妆品)、彩妆类产品(眼部彩妆品)、护肤类产品(宣称三岁以下儿童使用爽身粉类产品)、护肤类产品(宣称婴幼儿使用产品)、护肤类产品(洗浴类产品)、护肤类产品（宣传去角质或配方中含 α-羟基酸)。

国产特殊类，包括烫发类产品、染发类产品（氧化型染发剂)、祛斑/美白类产品、脱毛类、除臭类、防晒类产品。

进口非特殊类，包括护肤类产品(宣传去角质或配方中含 α-羟基酸)、护肤类产品(宣称婴幼儿使用产品)、芳香类产品(香水类)、护肤类产品(洗浴类产品)、护肤类产品(宣称美白类产品)。

进口特殊类，包括防晒类产品、祛斑/美白类。

检测项目覆盖化妆品中164种(类)项目(共有项分别记296类别项目)，共计检测8689(类)项目。检验结果表明，宁夏监控化妆品整体情况良好，不合格样品有 38 批次。总体不合格率为 8.44%，按不合格产品分为：国产非特殊 18 批次、国产特殊 18 批次、进口非特殊 2 批次、进口特殊 0 批次。国产非特殊类合格率 93.88%；国产特殊类合格率 84.62%；进口非特殊类合格率 94.29%；进口特殊合格率 100%。

2015 年，监督抽检针对面膜类、防晒类、宣称祛痘 / 抗粉刺类产品和祛斑 / 美白类产品，共计 450 批，检测项目覆盖化妆品中 79 种(类)项目，共计检测 15060 个项目。抽样场所类型为化妆品经营企业，包括集散市场、商场、超市、药店、专卖店、美容美发场所等。重点关注集散市场、药店和美容美发场所，检验结果表明，宁夏监控化妆品整体情况较好，不合格样品仅有 8 批次，总体不合格率为 1.78%。

2016 年，组织开展化妆品国家食药监管总局监督抽检及风险监测、省级监督抽检及快速检测工作。全区共完成化妆品监督抽检 1050 批次，其中国家化妆品监督抽检(中央补助地方经费项目)共 450 批，针对防晒类、面膜类、祛斑 / 美白类和宣称祛痘 / 抗粉刺四类产品；省级化妆品监督抽检 100 批，针对烫发类、彩妆类产品；快检 500 批，针对宣称祛痘 / 抗粉刺、染发类、美白类产品。抽样工作由银川市、石嘴山市、吴忠市、固原市和中卫市 5 个市场监督管理局承担，均在化妆品经营环节，包括集散市场、商场、超市、药店、专卖店、美容美发场所等，重点关注集散市场、药店和专卖店。本次检测项目覆盖化妆品中 116 类项目，检测数据 13969 个。检验结果表明，宁夏监控化妆品整体情况良好，国家化妆品监督抽检的不合格样品有 2 批次，总体不合格率为 0.44%。省级化妆品监督抽检的不合格样品 3 批次，总体不合格率为 3%。

2017 年，国家化妆品监督抽检共 450 批，有防晒类、面膜类、祛斑 / 美白类、祛痘类、染发类和婴幼儿 6 类产品。省级化妆品监督抽检共 106 批，涉及指甲油(涂彩类)、烫发类、润肤膏霜 3 类产品。抽样均在化妆品经营环节。本次检测项目 139 项，检测数据 14729 个。问题和不合格样品共 58 批，占全部监督抽检的 10.4%。

二、化妆品不良反应监测

2014 年 6 月，国家食药监管总局药品化妆品监管司召开化妆品不良反应监测工作交接暨监测试点工作启动会，明确由国家食药监管总局制定化妆品不良反应监测试点工作方案，国家药品不良反应监测中心具体承担国家化妆品不良反应监测业务指导工作。自治区食药监管局加强与卫生行政部门、哨点监测机构(宁夏医科大学总医院)的沟通、协调，启动化妆品不良反应监测工作。这一年，宁夏医科大学总医院共监测到由化妆品引起的皮肤病 15 例。

2015 年 5 月 27 日，根据国家食药监管总局药品化妆品监管司《关于开展化妆品不良反应监测试点工作的通知》(食药监药化监便函〔2014〕219 号)要求，自治区食药监管局印发《关于开展化妆品不良反应监测试点工作的通知》(宁药监测〔2015〕117 号)，确定银川市为宁夏化妆品不良反应监测试点地区，宁夏医科大学总医院为哨点医院。全区全年收到化妆品不良反应报告 29 份。

2016 年，为切实加强化妆品安全监管工作，推进全区化妆品不良反应监测体系建设，在宁夏医科大学总医院一家哨点医院开展化妆品不良反应监测工作的基础上，积极推进市级化妆品不良反应监测体系建设。经过认真遴选，确定宁夏人民医院、宁夏医科大学总医院、银川市第一人民医院等 18 家医疗机构为宁夏化妆品不良反应监测哨点。是年，全区共收到化妆品不良反应报告 209 份，与 2015 年(29 份)相比增长了 6.2 倍，其中严重报告 13 份，占报告总数的 6.22%，每百万人口化妆品不良反应报告数达到 31 份。详见表 4-3、表 4-4。

2017 年，化妆品不良反应监测报告、协调、考核等工作制度和机制不断完善，报告收集和评价能力较 2016 年得到进一步提升，全区共收到化妆品不良反应报告 280 份，与 2016 年（209 份）相比增长了 33.97%，其中严重报告仅 1 份，每百万人口化妆品不良反应报告数达到 41 份。

表 4–3　2016 年宁夏化妆品不良反应监测哨点医院

地区	监测哨点	地区	监测哨点
银川市	宁夏人民医院	石嘴山市	宁夏第五人民医院石嘴山中心医院
	宁夏医科大学总医院		石嘴山市第二人民医院
	银川市第一人民医院		石嘴山市第三人民医院
	银川市第二人民医院	固原市	固原市中医院
	银川市中医医院		西吉县人民医院
	灵武市人民医院		彭阳县人民医院
吴忠市	吴忠市人民医院	中卫市	中卫市人民医院
	青铜峡市人民医院		中卫市中医院
	同心县人民医院		中宁县中医院

表 4–4　2016 年全区化妆品不良反应报告来源情况统计表

分类	报告数 / 份	百分比 /%
医疗机构	164	78.47
经营企业	26	12.44
个人报告	13	6.22
监测机构	5	2.39
生产企业	1	0.48

表 4–5　2017 年全区化妆品不良反应报告来源情况统计表

报告来源	报告数 / 份	百分比 /%
医疗机构	267	95.36
经营企业	4	1.43
生产企业	0	0
监测机构	0	0
个人报告	13	4.64

第五章　法治建设和行政审评审批改革

2013—2017 年，在药品监管法治建设中，自治区食药监管局坚持以法规制度建设为牵引，先后牵头起草出台了《宁夏回族自治区药品流通监督管理办法》，制定修订了《宁夏回族自治区医疗器械生产经营企业许可证注销管理办法（试行）》《宁夏回族自治区医疗器械生产企业分类分级监督管理规定》《宁夏家庭过期药品回收管理办法（暂行）》《宁夏保健食品化妆品监督管理暂行规定》《宁夏回族自治区医疗器械经营质量管理规范现场检查验收标准》《宁夏药品医疗器械监督检查信息报告公开制度》《宁夏回族自治区食品药品违法行为举报奖励办法（试行）》《食品药品行政执法与刑事司法衔接部门联席会议制度》《宁夏食品药品案件查办事权划分实施细则》等一系列监管制度。坚持在“严”字上下功夫，注重在“实”字上求实效，认真履行法治建设责任，深入推进“放管服”改革，严格规范行政执法，法治建设取得实效。

同时，聚焦深化审评审批制度改革，鼓励药品医疗器械创新，进一步优化行政审批流程，实现全部行政审批事项 100%进驻、100%授权的“双百”以及“一个窗口管审批”的工作机制，药品医疗器械审评审批能力持续提升。

第一节　监管制度建设

2013 年，全面推进《药品生产质量管理规范（2010 年修订）》的实施，自治区食药监管局与自治区发改委、卫生厅、经信委联合印发《〈关于加快实施新修订药品生产质量管理规范促进医药产业升级有关问题的通知〉的意见》，细化政策措施，鼓励和引导药品生产企业尽快达到新修订药品 GMP 标准。制定了《关于药品生产质量管理规范认证整改报告报送要求的函》（宁食药监函〔2013〕9

号），督促企业提高药品生产质量管理水平。

2014 年 6 月 6 日，自治区人民政府第 25 次常务会议研究通过《宁夏回族自治区药品流通监督管理办法》，6 月 17 日，自治区主席刘慧签署《宁夏回族自治区人民政府令》（第 66 号），公布该办法，自 2014 年 8 月 1 日起施行。2014 年 7 月 17 日，自治区人民政府召开了《宁夏回族自治区药品流通管理办法》新闻发布会。同时，自治区食药监管局先后制定、修订印发或联合印发各类业务管理制度 10 项（不含内部管理制度），分别是《宁夏回族自治区医疗器械生产企业半年例会制度》（宁食药监〔2014〕4 号）、《宁夏回族自治区〈药品经营质量管理规范〉认证现场检查验收细则》（宁食药监〔2014〕22 号）、《宁夏回族自治区医疗器械生产经营企业许可证注销管理办法（试行）》（宁食药监〔2014〕45 号）、《宁夏食品药品投诉举报中心投诉举报管理规定》（宁食药监〔2014〕47 号）、《关于药品生产企业关键生产条件变更备案有关事项的通知》（宁食药监〔2014〕126 号）、《宁夏回族自治区医疗器械生产企业分类分级监督管理规定》（宁食药监〔2014〕192 号），协调自治区公安厅、检察院联合印发了《宁夏回族自治区行政执法机关移送涉嫌危害食品药品安全犯罪案件的规定》（宁公通〔2014〕259 号）。

2015 年，自治区食药监管局编印《宁夏食品药品监督管理局规范行政权力责任运行工作手册》《宁夏化妆品日常监管工作手册》，制定出台《宁夏家庭过期药品回收管理办法（暂行）》《自治区食品药品行政处罚案件监督管理办法》《自治区食品药品监督管理系统稽查办案行为规范》《自治区食品药品监督管理系统重大食品药品违法案件督查督办实施办法（试行）》《宁夏保健食品化妆品监督管理暂行规定》《宁夏回族自治区医疗器械经营质量管理规范现场检查验收标准》等各类规范性文件 33 项，基本形成了较为系统完备的药品监管制度体系。

2016 年，自治区食药监管局先后制定出台《宁夏食品药品行政处罚程序规定》《行政执法过程全记录制度》《宁夏食品药品监督管理系统规范行政处罚自由裁量权细化标准》《宁夏回族自治区食品药品监管行政处罚案件法制审核制度》《宁夏药品医疗器械监督检查信息报告公开制度》《宁夏回族自治区食品药品违法行为举报奖励办法（试行）》《食品药品行政执法与刑事司法衔接部门联席会议制度》等 14 项监管制度，切实解决了行政处罚不规范等问题。

2017 年，自治区食药监管局制定出台《宁夏医疗器械飞行检查工作制度》《宁夏食品药品案件查办事权划分实施细则》等 19 项监管制度，进一步完善了监管政策法规制度体系。

第二节 法治政府建设

一、依法全面履行政府职能

2015 年，机构改革工作完成后，全面实施机关机构、职能、权限、程序、责任法定化。合理划分内设机构，建立制度。制定了权力和责任清单并向社会公布。药品市场监管制度体系进一步完善，事中事后监管力度不断强化，公正性和有效性得到保障。市场诚信体系建设不断加强，公平、公正、统一的信用信息平台基本建立。

2016 年，依据《中共宁夏回族自治区委员会关于贯彻党的十八届四中全会精神全面推进依法治区的实施意见》《自治区人民政府建立政府及其工作部门权力运行责任清单实施方案》，自治区食药监管局对照与履行职责有关的 101 部现行法律法规，全面梳理确定了权力、责任清单 227 项，逐项明确职权名称、职权依据、责任事项、追责情形、担责方式等内容，并编印成册，印发各处室严格执行，切实做到法无授权不可为、法定职责必须为。对清单实行动态管理，发生变动将及时报自治区法制办审核并在自治区食药监管局网站公告。

2017 年，深入贯彻落实国务院和自治区“放管服”改革要求，严格落实“两个清单”制度，研究制定《自治区食品药品监管系统权力清单指导目录(第一批)》，重新修订《宁夏食品药品监督管理系统事权划分管理指导意见》，重点对行政审批、日常监督检查、行政处罚、投诉举报、广告检测、不良反应监测、信用体系建设等工作进行了划分。制定了《宁夏回族自治区食品药品日常监管标准化工作规范》，进一步推进食品药品监督管理标准化，规范日常监督检查行为，形成统一、严格、高效的标准化监管机制。

二、坚持严格规范公正文明执法

2013 年，全面开展执法评查。按照《自治区药品医疗器械监督管理行政处罚案件管理办法》规定，对各地药械违法案件的查处情况进行质量评查。修订完善了《全区行政许可行政执法评查标准》，将行政许可列入评查范围，实施行政处罚事前提示、事中指导、事后回访工作制度，开展人性化执法，严格按照《自治区药品医疗器械监督管理行政处罚案件管理办法》，对各地发生的重大违法案件，主动介入，适时督办，加强指导。

2014 年，结合党的群众路线教育实践活动问题整改，清理考核、评比、达标创建事项 5 项，取消和下放行政审批项目 4 项，减少审批环节 3 个，压缩审批时限 890 个工作日。全年工作性会议同比减少 18%，全局性文件减少 31%。

2015 年，自治区食药监管局先后与公安厅、检察院联合制定出台了《宁夏回族自治区行政执法机关移送涉嫌危害食品药品安全犯罪案件的规定》。出台了《宁夏食品药品行政处罚程序规定》，规范了立案、调查取证、处罚等程序。新修订的《中华人民共和国药品管理法》颁布后，自治区食药监管局及时与自治区工商局、质监局联合印发通知，对 86 种执法文书进行统一规范。积极推行说理式执法、轻微问题告诫、突出问题约谈、重大案件回访等柔性执法方式，完善行政许可、强制、检查等程序。规范执法证管理，执法人员持证上岗，施行罚缴分离。全面落实行政处罚公示制度，配备全套便携式执法装备，行政执法监督信息化建设能力不断加强。

2016 年，对食品药品监管系统行政处罚事项逐条制定行政处罚裁量基准，要求行政处罚决定书要说明裁量理由和依据，并在相关执法文书上记载行使自由裁量权情况，全面落实行政处罚案件法制审核制度，实行办审分离，建立药品医疗器械监督检查信息报告公开制度，在自治区食药监管局官网及信用中国（宁夏）公示系统上公示有关执法信息，行政执法公示制度全面有效落实。在全区全面推行了网格化监管，将全区“四品一械”生产经营单位按行政区划分割为 26 个一级网格、118 个二级网格、431 个三级网格，绘制网格图，明确网格员，基本实现了监管无缝衔接、责任到岗到人。加强执法人员资格管理，确保行政执法人员 100%具备执法资格。对全局执法人员资格进行全面清理，对因调离和退休等原因不在行政执法岗位的办理证件注销手续，收回行政执法证件。

2017 年，组织修订《宁夏回族自治区食品药品违法行为举报奖励办法》，为基层配发 90 台执法记录仪和 61 部执法箱，实现了稽查执法全过程记录，增强了办案的透明度。加强执法人员资格管理，做好申领换证工作。同时，因人员调动、个别事业单位名称变更、执法证到期等原因，共办理执法证申领两件、换证 39 件，其中 23 名需参加考试的人员全部通过执法证申领、换证资格考试。充分发挥网格化监管优势，推进医疗器械生产企业信用等级评定工作。及时发布食品药品抽检抽验结果和处罚情况。建立完善信用信息联合激励和联合惩戒机制，积极推动信用信息公示。先后向工商、税务、检察、公安、金融等单位推送守信或失信信息 3 期 6 条，向信用中国（宁夏）网站推送 12 类信息 11109 条。

三、人大督查检查和政协民主监督

2015 年，自治区人大常委会专门听取食品药品监管执法能力建设汇报，就食品药品突发事件应急管理工作开展电视询问；自治区政协常委会专门听取自治区人民政府关于食品药品安全情况的通报，听取自治区食药监管局关于基层行政执法情况的汇报。

2016 年，承办的自治区人大建议 3 件(主办 2 件，协办 1 件)，承办政协委员提案 13 件（主办 8 件，协办 5 件)，及时召开了分办会议，并对办理进度进行跟踪问效，办结率 100%。

2017 年，自治区政协及各市、县(区)政协就全区或本地食品药品安全监管工作进行民主监督的相关情况、政协委员典型提案办理情况、各市县(区)政协委员关于本地食品药品安全方面的提案办理情况、各市、县(区)人民政府和相关监管部门加强食品药品安全监管方面采取的工作措施、成效以及食品药品安全方面存在的突出问题及对策建议、各市、县(区)开展药品安全科普法治宣传、推动社会共治的情况、有关企业履行食品药品安全主体责任情况等进行视察调研。全年承办的自治区人大建议 1 件，承办政协委员提案 16 件(主办 8 件，协办 8 件)，自治区食药监管局及时召开了分办会议，并对办理进度进行跟踪问效，办结率保持 100%。

第三节　法治宣传教育

一、行政执法人员法治教育

2013 年，自治区食药监管局自 9 月 20 日至 10 月 20 日在全局开展“依法行政宣传月”活动。活动期间，通过学习党的十八大关于全面推进依法行政、建设法治政府和中央领导的重要讲话精神，学习《中华人民共和国行政复议法》《中华人民共和国行政许可法》《中华人民共和国行政强制法》等法律法规和国务院、自治区人民政府关于推进依法行政、建设法治政府有关文件精神，以及贯彻执行行政复议法及《中华人民共和国行政复议法实施条例》等法律法规，进一步规范行政执法人员行为，加强行政执法队伍能力建设。

2014 年，局党组印发《关于加强干部队伍法治建设的实施办法》（宁食药监党〔2014〕69 号），对自治区食药监管局机关、直属单位干部年度学法、用法，任前考法、述职述法等方面做出系统安排部署，对全区食药监管系统各级干部全面推进依法治区、依法行政提出明确要求。要求每个机关干部根据自治区食药监管局年度普法计划制定学习任务，并定期进行检查。全年有 7 人参加自治区法制办组织的执法证申领培训，顺利通过考试。邀请国家食药监管总局高级研修学院专家教授讲授药品、医疗器械监管实务，稽查办案专业技能、药品行政执法与刑事司法的衔接等课程；邀请中国工程院陈君石院士、中国人民大学新闻学院涂光晋教授进行有关食品安全和风险防范的培训。组织观看《领导干部法治思维和法治方式系列讲座》、历史纪录片《大理寺》并组织开展讨论、开展“法治宁夏大讲堂”等活动，取得良好效果。

2015 年，建立健全领导干部学法及依法行政情况考查制度。2 月 26 日至 27 日，举办依法行政能力第一期培训班，局机关全体干部、各直属事业单位领导班子成员参加，培训内容主要是宪法、行政诉讼法、行政强制法、行政处罚法、行政许可法、行政复议法等法律法规。全年共举办各类培训班 26 期，培训 2800 余人次，实现了基层一线执法人员两轮培训全覆盖和执法内容全覆盖，有效解决了“不会干”的问题。

2016年，自治区食药监管局联合自治区党委组织部于6月在浙江大学举办了“全区食品药品监管能力建设研讨班”，并积极推进干部网络培训工作，全局应参加网络培训的干部全部开通学习，参学率达到100%。同时，结合全系统干部培训工作，坚持把法律法规作为各类培训的主要内容，先后举办各级各类培训班13场次，培训全系统监管执法人员1500余人次。创新法治教育培训形式，制定印发了《全区食品药品监督管理“岗位大练兵技能大比武”活动实施方案》，策划开展练兵比武活动。举办了执法证考试培训，共有40余人通过考试取得了执法证。

2017年，自治区食药监管局联合自治区党委组织部在山东大学举办的“全区食品药品监管能力建设研讨班”，继续推进干部网络培训工作，参学率达到100%。结合全系统干部培训工作，坚持把法律法规作为各类培训的主要内容，全年先后举办各级各类培训班38场次，培训全系统监管执法人员3500余人次。

二、管理相对人法治宣传教育

2014年，结合监管工作需要，通过举办培训班、发放法规知识手册等多种形式，开展企业经营管理人员法治教育和培训，使企业经营管理人员和质量负责人等专业技术人员熟练掌握与本职工作相关的食品药品法律法规，提高依法经营管理水平和执业水平。全年分别举办新版药品生产质量规范(GMP)、新版药品经营质量规范(GSP)、中药饮片鉴别知识等培训班。采取集中轮训的方式，开展药品批发企业GSP宣传贯彻培训班，先后举办药品零售企业新版药品经营质量规范培训班12期，对全区2300家零售药店3000多人分期分批进行培训。

2016年，自治区食药监管局坚持对全区药品、医疗器械、化妆品等生产经营单位及从业者进行相关的法治宣传和培训。

三、普法教育

2013年，积极面向社会开展普法宣传。紧密结合饮食用药安全科普知识宣传活动，做好法治宣传教育工作，利用“3·15”消费者权益保护日、安全用药月、“12·4”全国法制宣传日等，大力开展药品、医疗器械、化妆品法律法规基本知识的普法宣传教育活动，营造良好的法治氛围。

2014 年，自治区食药监管局成立了以局长任组长，分管副局长任副组长，各处室负责人为组员的普法依法治理领导小组，并结合工作实际，确定年度普法依法治理工作要点，对全区药品监管系统推进普法依法治理工作进行安排部署。瞄准不同消费群体，组织摄制了公益广告短片、微电影等宣传片，通过长期播出、定向发布、及时更新等方式，在宁夏电视台、宁夏交通广播 98.4 频道、公交车载电台、公交车站、主要商业中心 LED 显示屏、网站、窗口等各类宣传媒介上广泛投放，着力推动食品药品相关信息进入群众头脑、进入生产经营者的企业文化。同时，不断加强与宁夏日报、共产党人、宁夏人大、华兴时报、新消息报等区内各类主流媒体的协作，并借助“3·31”食品药品安全宣传日、安全用药月等活动，采取发放宣传单、制作宣传板、现场解答等方式，全年在各类媒体刊发稿件 300 余篇，专版 12 期，广泛深入宣传食品药品领域典型案例、监管措施等内容，有效拓展了宣传覆盖面，提升了知晓率。

2015 年，开展法律宣传“六进”活动，举行了“安全用药月”“食品药品投诉举报主题宣传日”等活动。引导相关企业和群众自觉守法办事，依法维护自身合法权益。强化法治宣传教育与依法行政、建设法治政府相结合。加强与中国医药报等行业媒体，宁夏日报、新消息报、宁夏电视台、宁夏广播电台等区内主流媒体，以及宁夏健康网等关联性商业网站的合作，通过“局长专题访谈”“处长走进直播间”等活动和普法大讲堂、户外电子屏、落地视频机、社区宣传栏等各种宣传平台，不断加大法治宣传工作力度。全区各级监管部门共组织开展集中宣传活动 40 余场次，发放各类宣传品 50 多万份，切实凝聚了加强食品药品安全监管的正能量。

2016 年，新推出《宁夏食品药品监管》政务信息周刊。先后采编上报各市县局、各直属单位、各处室工作动态信息 38 条，被自治区党委办、政府办和国家食药监管总局信息刊物采编 13 条，上刊率 34.2%。在宁夏日报、新消息报、宁夏电视台先后刊发播放有关食品药品监管信息 370 多条，宁夏电视台播出食品药品新闻 6 次 73 分钟，同时协调宁夏电视台拍摄制作了时长 15 分钟的宁夏监管综述专题片。结合“3·31”食品药品安全宣传日、安全用药月等活动，推动建立科普宣传常态化工作机制，及时回应群众关切，并通过科普大讲堂、户外电子屏、公交车载电视、公交站台、社区宣传栏等各种宣传平台，不断加大普法宣传工作力度，推动形成了“人人关注食药安全、人人参与食药监管”的良好氛围。

2017年，按照《宁夏“法律八进”建设标准》要求，组织开展形式多样、内容丰富的集中宣传活动，引导消费者掌握基本法律知识、依法维权为重点，加大对广大消费者及青少年药品安全知识的普及力度。全面落实食品药品违法案件投诉举报奖励制度，广泛开展食品药品安全“五进”宣传教育，鼓励群众积极参与食品药品安全综合治理。

第四节　审评审批改革

一、药品审评审批制度建设及改革

2013年，对历年来制定的规章制度包括规范性文件进行清理。依据自治区人民政府令第52号决定，取消自治区食药监管局行政审批业务1项，即第二类医疗器械临床试用、验证审批；由自治区食药监管局下放到各市局的行政审批业务3项，即开办第一类、第三类医疗器械经营企业许可，麻醉药品、精神药品邮寄证明核发，麻醉药品、精神药品运输证明核发。共计取消下放行政审批业务4项。

2014年，结合党的群众路线教育实践活动问题整改，清理考核、评比、达标创建事项5项，取消和下放行政审批项目4项，减少审批环节3个，压缩审批时限890个工作日。全年工作性会议同比减少18%，全局性文件减少31%。

2015年，全面落实《中共中央 国务院关于地方政府职能转变和机构改革的意见》和《自治区党委　人民政府关于深化行政审批制度改革的意见》精神，根据《自治区人民政府关于取消和调整一批行政审批许可事项的决定》要求，印发《自治区食品药品监督管理局关于调整下放部分行政审批事项的通知》，成立了由自治区食药监管局分管领导任组长、各业务处室负责人为成员的行政审批工作小组，设立审批办公室，明确行政审批办公室主任与窗口首席代表“一肩挑”，全面梳理自治区食药监管局进驻大厅的政务服务事项58项，授予窗口首席代表审核上报权 49 项、审批决定权 9 项，选派机关处室工作人员轮流到行政审批窗口协助加强行政审批工作。全年共受理行政审批许可事项 1228 件，均按时办结，无超期(延期)件。从 2015 年第三季度开始，自治区行政服务中心增加评选“进位窗口”，自治区食药监管局窗口作为首个“进位窗口”，受到表彰并授牌，窗口工作人员朱立萍被评为“服务之星”。

2016 年，按照省级政府部门建立权力清单、责任清单的有关要求，依法梳理部门权责清单 227 条，逐项明确职权名称、职权依据、责任事项、追责情形、担责方式等内容，做到有法可依、有章可循、有据可查。同时，为了进一步规范行政审批，优化服务环境，方便企业和群众办事，印发了《关于进一步加强行政审批集中服务工作的通知》(宁食药监〔2016〕29 号)，根据权力清单将所有行政审批服务事项授权政务服务窗口统一受理，并设立了监督电话，对进驻事项进行再梳理、再完善，形成了《审批流程表》，进一步优化了审批流程，实现了全部行政审批事项 100%进驻、100%授权的“双百”以及“一个窗口管审批”的工作机制。7 月初，自治区政务中心全面开通了“政务云”系统，并将“政务云”延伸到宁夏食品药品审评认证中心。对所有行政审批事项启用“自治区食品药品行政审批专用章”，加快了行政审批速度和效率。全年共受理办结各类审批注册服务事项 1419 件，均按时办结，无超期(延期)件。自治区食药监管局开设的政务服务大厅窗口连续两个季度获评“红旗窗口”。

2017 年，对自治区食药监管局近年来出台的 68 件规范性文件进行公平竞争性审查清理，其中修改 4 件，废止 8 件。根据《国务院关于第三批取消中央指定地方实施行政许可事项的决定》(国发〔2017〕7 号)要求，停止对互联网药品交易企业服务和药用辅料注册的审批。下放、取消和调整自治区食药监管局部分行政审批服务事项相关事宜，将执业药师注册、药品批发企业许可事项的变更权限及国产非特殊用途化妆品备案权限下放，取消基本药物最小包装上一级包装赋码申请审查事项。制定《自治区食品药品监督管理局行政审批集中服务管理规定》《自治区食品药品监督管理局行政许可信息公开制度》，规范窗口办事行为，推进政务公开。全年累计受理各类行政审批 2235 件，按期办结率 100%，提前办结率 90.1%，树立了食品药品监管部门良好形象。

二、医疗器械审评审批制度建设及改革

2017 年，为加强宁夏第二类医疗器械审评审批能力建设，成立自治区食药监管局医疗器械审评审批能力建设领导小组，首次建立了宁夏医疗器械检查员库，制定《医疗器械产品注册专家咨询工作程序》《医疗器械注册审评工作流程》等 10 余项制度；搜集整理医疗器械法规、标准、指导原则数据库 150 余项并及时进行数据更新，设置咨询、资料室，购买知网卡、移动终端、笔记本等设施设备；开通网上受理、分配、审评、审批等功能。制定二类医疗器械审评技术规程，进一步规范了现场检查工作。9 月，自治区食药监管局顺利通过国家食药监管总局医疗器械审评审批现场检查能力考核。

三、化妆品审评审批制度建设及改革

2017 年，自治区食药监管局对质量体系构架的文件、程序等关键要素进行全面梳理和完善，修订完善化妆品等质量手册、程序文件、管理文件、记录表格等体系文件。

第五节　药品科技发展及地方标准规范

一、药品科技发展

2013 年，为了确保动物实验的合法性，宁夏药品检验所依据《实验动物管理办法》和《宁夏回族自治区实验动物许可证管理办法》，制定《宁夏药品检验所动物室管理规范》《宁夏药品检验所实验动物福利伦理审查程序》《宁夏药品检验所动物伦理委员会、实验动物管理委员会章程》等技术文件，最终通过自治区科技厅专家评审，取得《实验动物使用许可证》，标志着动物实验室规范化、科学化管理工作迈上新台阶。自治区食药监管局开展中药资源普查、基本药物及重点品种快检建模及仿制药质量一致性评价方法研究。此项工作是全国药品检验领域启动的一项全新工作。按照国家食药监管总局要求，宁夏药检所承担阿苯达唑片质量一致性评价方法研究任务。编印了《宁夏中药资源普查 160 种重点

品种介绍》等教材，以及各类教辅材料4大类、14小类、1700余册，包括《宁夏中药资源普查技术资料汇编》《宁夏中药资源普查培训授课讲义》等，整理、收集130份宁夏重点品种的腊叶标本。同时，积极申报并承担科研项目，具体情况详见下表5-1。

表5-1　2013年科研项目一览表

序号	科研项目状态	科研项目名称	备注
1	完成科研项目	宁夏中药资源数据库建设的研究	自治区科技攻关项目
1	在研科研项目	宁夏枸杞质量标准与控制技术的研究与应用	国家“十一五”支撑计划重点项目
2		黄芪等5种大宗中药材炮制技术与饮片质量标准研究	自治区科技攻关项目
3		枸杞与甘草黄酮降血糖组方研究与开发	自治区国际合作项目
4		宁夏盐生植物白刺果实中抗糖尿病活性成分的研究	自治区科技攻关项目
5		宁夏盐生药材白刺中花色苷类成分研究	自治区自然科学基金项目
6		宁夏栽培裸仁南瓜子与南瓜子的有效成分比较研究	
7		宁夏地产药材贺兰山红芪药用价值的研究	
8		宁夏栽培地骨皮药材的化学成分研究	
9		宁夏贝母（盘贝）与川贝母有效成分的比较研究	
10	获准立项科研项目	名贵中药资源可持续利用能力建设——甘草、枸杞全国生产区划研究	国家自然科学基金项目（子课题）
11		名贵中药资源可持续利用能力建设——甘草、枸杞质量特征和商品规格研究	国家自然科学基金项目（子课题）
12	获奖科研项目	甘草黄酮治疗2型糖尿病的开发研究	自治区科技进步奖三等奖

2014年，宁夏食品药品检验所积极开展科学研究。先后完成了中药资源野外调查和内业整理工作。按照计划，先后多次组织人员对固原地区5县区及中卫市海原县开展并完成全部外业工作，包括野生药用动植物分布、中药材栽培、中药材市场信息、传统知识等情况的调查和统计，对区域内野生和栽培的

药用植物标本与种子进行采集。共完成样地调查 216 个，样方套 1080 个（完成率 100%）；采集药用植物标本 620 种，8944 份（包括重点品种、一般品种），拍摄照片 40245 张；走访调查栽培品种 35 种，对 35 家中药材种植专业合作社、个体工商户及 5 家中药材饮片企业实地调查，涉及经营、生产品种 408 种。同时，邀请区内外专家对采集的药用植物标本进行鉴定，共鉴定标本 8930 份。完成《宁夏中药炮制规范》修订工作前期调研摸底，确定修订品种 220 种，为医药领域科研的创新打下了基础。

完成《宁夏中药炮制规范》修订工作前期调研摸底工作。对宁夏明德中药饮片有限公司、自治区中医研究院等多家中药饮片生产企业和医疗机构进行实地调研，广泛征求意见建议，汇总征集到的信息，在借鉴兄弟省市修订经验，听取有关专家建议的基础上，初步列出修订目录，确定修订品种 220 种。同时，成立修订领导小组及专家委员会，确认参加修订的单位，将品种分配到承担单位，开始样品收集及前期实验准备工作。与此同时，积极开展医药领域科研创新。根据自治区“十二五”社会经济及宁夏特色医药领域发展规划，申报承担国家和地方药品相关科研及科技服务等工作，努力提高宁夏特色医药的基础研究、项目开发和推广应用的技术水平及创新能力。申报并承担的科研项目，具体情况详见表 5-2。

2015 年，自治区食药监管局大力推进食品药品监管基础科研攻关，承办了仿制药一致性评价专题研讨会和国家药品快检数据库网络平台培训班。宁夏药品检验所组织相关技术人员申报 2015 年度宁夏自然科学基金项目 4 项，与日本东邦大学药学部合作取得的科研成果“枸杞籽及其提取枸杞油后残渣中提取 α－葡萄糖苷酶活性抑制剂的方法及其用途”获得 1 项国家发明专利。开展食品药品监管宏观研究，聘请专业机构组织编写《宁夏食品药品安全“十三五”规划》，被纳入全区 8 个重点专项规划之一。

2016 年，自治区食药监管局充分发挥药品检验检测与科研技术优势，积极开展各项科研活动，在检研结合上抓提升，在科技成果上求突破。在加快推进《宁夏中药炮制规范》修订工作的基础上，积极做好《宁夏中药材标准》和仿制药质量疗效一致性评价工作，形成高质量的技术成果；完成了中药资源普查成果汇总及相关数据的统计、整理、上报及技术资料编纂出版等工作；完成了“名

表 5-2　2014 年科研项目一览表

序号	项目状态	科研项目名称	备注
1	完成科研项目	宁夏中药资源数据库建设的研究	自治区科技攻关项目
2	在研科研项目	宁夏枸杞质量标准与控制技术的研究与应用	国家“十一五”支撑计划重点项目
3		黄芪等 5 种大宗中药材炮制技术与饮片质量标准研究	自治区科技攻关项目
4		枸杞与甘草黄酮降血糖组方研究与开发	自治区国际合作项目
5		宁夏盐生植物白刺果实中抗糖尿病活性成分的研究	自治区科技攻关项目
6		名贵中药资源可持续利用能力建设——甘草、枸杞全国生产区划研究	国家自然科学基金项目（子课题）
7		名贵中药资源可持续利用能力建设——甘草枸杞质量特征和商品规格研究	国家自然科学基金项目（子课题）

贵中药资源可持续利用能力建设——甘草、枸杞全国生产区划研究”等两个课题项目的研究工作；完成了国际合作项目“枸杞与甘草配伍保健品的研究与开发”中的部分研究工作，制定甘杞咀嚼片、甘草提取物、枸杞提取物 3 个质量标准。加强与中药现代化基地和药材种植、加工企业的合作，加快科研成果的转化。积极与区内外相关企业联系，推进专利成果转化，发挥好专利价值。针对国家药品快检数据库网络平台建立，完成了 36 个固体制剂近红外光谱的上传和模型建立工作，形成了 4.3 万字的研究报告。上报自治区仿制药一致性评价重点实验室建设方案，并申报自治区仿制药一致性评价重点实验室。鼓励干部职工积极申报科研课题、利用单位仪器设备开展科研项目和技术活动，撰写发表专业和学术论文，全年在专业核心期刊发表论文 7 篇(均为一作)。7 月 13 日，宁夏药品检验所顺利通过宁夏质量技术监督局的中国计量认证（CMA)考核，并正式获得中国计量认证(CMA)资质证书，认证共涉及药品、中成药、化妆品、药包材、保健食品中非法添加共 5 大类总计 565 个参数。

2017 年，全面完成中药资源普查标本整理上交工作，对涉及 610 种近 7000 份标本进行中药资源普查成果(腊叶标本)展示活动，完成了 6 县(区)中药资源普查工作报告及技术报告的撰写、校对工作。其他各类科研项目进展顺利：独立申报的“仿制药一致性评价质量研究基础条件建设”科技基础条件建设项目、宁夏医科大学联合申报的自治区科技支撑项目“仿制药一致性评价关键技术研究与示范”两项课题获自治区科技厅批准专项。参与的自治区东西部合作项目“六盘山大宗药材质量追溯体系及标准化研究”课题，由宁夏药品检验所王英华主任药师主持并与日本东邦大学、宁夏五行科技有限公司、宁夏医科大学合作完成的“枸杞与甘草配伍对2型糖尿病保健和治疗的实验研究”国际合作项目通过自治区科学技术成果评价。自治区药品不良反应监测中心承担的宁甘蒙三省区医疗用药物滥用变化趋势及影响因素研究课题通过国家药品不良反应监测中心验收。

二、地方标准规范

2013年，宁夏药品检验所申报并承担完成10个品种的国家药品标准修订工作；编写制定《宁夏中药资源普查技术方案》及全区各县（区）药材重点调查品种（包括野外调查及市场调查）、宁夏中药资源名录、宁夏栽培中药材调查目录、宁夏重点栽培中药材目录、宁夏中药资源蕴藏量估测品种目录、名贵中药种子采集目录等10个技术附件；组织召开了《宁夏中药炮制规范》修订工作研讨会；制定宁夏中药资源普查操作规程，为全区中药资源普查工作规范化奠定了基础。同时，推进基本药物及重点品种快检建模工作。完成国家下达的17种92批次口服固体制剂扫描900个光谱，建立了52个近红外模型。宁夏药检所按照中国食品药品检定研究院印发的《普通固体口服制剂溶出度试验技术指导原则》要求，建立了4个不同pH溶出介质的溶出曲线、1个高效液相色谱和1个紫外分光光度溶出度测定方法，得到数据7000余个。通过建立4个不同pH溶出介质下溶出曲线，与原研制剂溶出曲线的相似性进行比较，全面提升了评价药品的处方工艺水平及其生物等效性。

2014年，宁夏药品检验所先后开展和完成的科学研究工作主要有：《宁夏中药炮制规范》修订工作。完成了17个品种的近红外光谱和两个品种的拉曼光谱快检建模工作。完成了上清胶囊等6个品种质量标准的起草工作。修订、完善了7个药品标准，其中中药复核6项，化学药品起草1项。

2015 年，宁夏药品检验所承担了 6 个中药品种和 9 个化学品种的标准复核任务。按照《近红外光谱采集与建模技术规范》及《拉曼光谱采集与建模技术规范》要求，完成了 3 个品种固体制剂近红外一致性快检模型的建模工作。同时，继续做好《宁夏中药炮制规范》修订工作，完成了大部分样品的收集整理及实验。深入推进中药资源普查，完成样地补充调查 57 个，样方套的调查 284 个，标本补充采集约 45 种 200 份，药材采集 10 种、种子采集 40 种，标本涉及 92 个科 859 种；完成了 1080 个样方套及标本信息数据上传工作。

2016 年，由宁夏药品检验所牵头，落实国家食药监管总局关于地方药材标准整理的文件要求，成立地方药材标准清查工作小组，制定印发了《宁夏地方药材标准清理工作方案》，对《宁夏中药材标准》(1993 年版)中所收载的 44 种习用中药材及 62 种习用外调药材开展标准清理工作。清理工作完成后，《宁夏中药材标准》(1993 年版）共收载基本品种 29 种、习用外调品种 39 种，共计 68 种。向各市、县(区)市场监督管理局印发《关于废止地榆等 27 个宁夏中药材标准的通知》和《关于废止、修订支柱蓼等 14 个宁夏中药材标准的通知》，作为日常监督执法依据。

2017 年，全区完成《宁夏中药饮片炮制规范》修订工作；完成由中国食品药品检定研究院组织的《中药成方制剂显微鉴别图典》编写任务中 10 个中成药品种的起草研究工作和中国中医科学院组织的“枸杞子商品规格等级标准”及“道地药材标准——宁夏枸杞”的标准起草工作。12 月，宁夏药品检验所起草的《宁夏中药饮片炮制规范(2017 年版)》正式出版，并于 2018 年 8 月获第 26 届中国西部地区优秀科技图书一等奖。

第六章　行政稽查执法

2013—2017 年，宁夏各级食品药品监管部门深入贯彻“四个最严”(最严谨的标准、最严格的监管、最严厉的处罚、最严肃的问责）要求，通过完善稽查办案制度、行政执法与刑事司法衔接、执法监督机制等工作，加强稽查执法体系建设；通过开展行政执法能力、业务技能培训，加强稽查队伍能力建设；通过落实“四有两责”和规范执法，提升稽查执法水平，案件查处、投诉受理逐步减少，问题整治效能明显提升。

第一节　体系建设

一、稽查办案制度建设

2013 年，建立完善药品市场监管稽查工作制度，制定印发《全区打击制售假药厅际联席协调会议制度》《宁夏行政执法机关移送涉嫌食品安全犯罪案件的规定》《宁夏药品质量抽验考核办法》《宁夏食品药品监管系统案件办理奖惩办法》《食品药品监督管理案件办理制度》《行政处罚事前提示　事中指导　事后回访工作制度》《宁夏食品药品监督管理局违法药品医疗器械　保健食品广告发布约谈制度》等一系列制度，通过贯彻实施，有效规范了监管和执法程序，提高了监管能力和执法效能。

2014 年，根据机构改革要求，撤销稽查处，分设药品市场流通监管处和稽查局，稽查局主要承担“四品一械”(食品、药品、保健食品、化妆品、医疗器械)的稽查执法和抽验工作。全年共审核案件 30 件，指出适用法律错误 1 次，程序违规 3 次，自由裁量权适用不当 1 次。

2015 年，继续以制度建设为载体，建立健全各项稽查工作机制，夯实稽查执法基础。出台了《自治区食品药品监督管理局案源管理暂行规定》《自治区食品药品行政处罚案件监督管理办法》《稽查办案行为规范》《稽查执法文书范本》等7个系统性工作制度，成为规范全区食品药品稽查办案、行政指导、信息采集工作的指导性文件，为全区食品药品稽查工作规范化、科学化、法治化奠定了制度基础。

执行食品药品监督管理局案件查办和程序的有关规定。落实案源管理制度，拓宽案件线索来源，提高处置效率；制定稽查执法全过程记录制度，完善和公开案件线索管理、案件查办及行政强制措施等流程，不断强化稽查执法程序与规矩意识；推行复杂典型案件会商制度和涉案相对人约谈制度，实现办案质量新突破。完善扣押、罚没物资出入库、涉密设备、执法装备，以及案件文书、档案等管理使用，规范罚没物资和档案管理。印发阳光办案“六不准”纪律规定和执法办案廉政风险点防范制度，确立廉洁保障纪律。

大力推进信用体系建设。探索建立食品药品安全信用分类管理机制，完善食品药品安全“黑名单”制度。推动建立食品药品生产经营企业信用档案，实行分级分类管理，增强食品药品生产经营企业责任意识和信用意识，鼓励守信经营，惩戒失信行为。加强案件信息公开，健全公开机制，完善公开形式，规范公开内容，促进案件信息公开常态化，促进阳光执法。

建立健全稽查执法联动机制。集中稽查骨干查办大案要案；建立完善统一规范的稽查工作考核机制和案件质量评价机制，建立重大案件查办奖励制度；推行稽查办案信息定期通报制度，建立全区药品稽查工作信息数据库，实现上下联动的稽查案件信息互通共享，形成全区稽查执法工作法治化、标准化、信息化的“一盘棋”格局。

做好督查督办工作。坚持属地管理原则，落实重大药品案件挂牌督办、限时办结等制度，加大对各级监管部门重大案件查处工作的协调指导和督查督办力度，确保重大案件查办及时，处罚到位。切实加强交办案件的跟踪督办、信息收集、结果反馈等工作，实现“有案必交，有交必办，有办必果，有果必复”的无缝衔接。

2016年，以制度建设为载体，夯实稽查工作制度基础。结合稽查监管工作实际，制定《食品药品行政处罚案卷评查办法》《食品药品行政处罚案件监督管理办法》等制度性、规范性文件。在充分调研、反复征求意见的基础上，联合自治区财政厅制定出台《宁夏回族自治区食品药品违法行为举报奖励办法（试行）》(宁食药监〔2016〕13号)，有效调动了公众参与药品违法行为举报积极性，规范举报奖励程序和标准。制定稽查执法全过程记录制度，完善和公开案件线索管理、案件查办及行政强制措施和稽查执法一般程序流程。通过稽查制度的建立和完善，推动稽查工作顺利开展，为全区药品稽查工作规范化、科学化、法治化奠定了制度基础。

2017年，继续从制度建设和执法装备配置方面入手，着力解决制度不全、装备滞后、效率不高等突出问题，推动了稽查工作全面深入开展。制定出台《宁夏食品药品稽查执法事权划分实施细则》《宁夏食品药品行政处罚案件涉案物资管理暂行规定》，修订完善《宁夏回族自治区食品药品违法行为举报奖励办法》。

二、行政执法与刑事司法衔接

2014年，自治区食药监管局联合自治区公安厅、检察院制定印发了《宁夏回族自治区行政执法机关移送涉嫌危害食品药品安全犯罪案件的规定》(宁公通〔2014〕259号)，为进一步打击药品领域违法行为明确了行刑衔接工作规范。与自治区检察院进行案件文书网上传输，自觉接受检察院司法监督。组织基层稽查人员进行“行刑衔接”知识培训，理顺案件移送渠道，为及时有效打击药品生产经营环节违法犯罪活动提供技术支持。

2015年，建立并实施行政执法与刑事司法衔接工作机制。以打击生产销售假药“厅际联席会议”制度、打击侵犯知识产权和制售假冒伪劣商品工作机制框架和西北五省区食品药品稽查打假协作区协议为基础，继续加强与公安、卫生计生委等有关部门的稽查执法协作，形成打假合力，大力推进联合办案，及时移交涉嫌违法犯罪案件，集中力量办好跨区域复杂案件、涉案金额大和社会危害性大的大案要案，发挥稽查执法办案对药品违法犯罪行为的威慑作用。

2016年，进一步完善行刑衔接工作机制，注重部门协作，强化措施，促进行刑衔接工作的有序开展。如积极沟通协调，开通平台。多次就行政执法与刑事司法衔接工作与自治区检察院进行沟通协调，及时开通了两法衔接网络平台，实现了与自治区检察院之间进行案件文书网上传输，自觉接受司法监督。

健全机制，完善制度。严格执行国家食药监管总局、公安部、最高人民法院、最高人民检察院、国务院食品安全办联合出台的《食品药品行政执法与刑事司法衔接工作办法》(以下简称《衔接办法》)，按照《衔接办法》的规定，以及与公安厅、人民检察院联合出台的《宁夏回族自治区行政执法机关移送涉嫌危害食品药品安全犯罪案件的规定》确立的涉刑案件移送标准，加强涉刑案件移送，并与自治区公安厅、检察院联合出台《宁夏回族自治区食品药品行政执法与刑事司法衔接部门联席会议制度》，及时向自治区公安厅、检察院通报宁夏食品药品检验检测机构情况和 2016 年度全区食品药品行政处罚案件信息。

密切协作，促进规范。配合自治区检察院、公安厅对宁夏各级食品药品监管部门办理的 2013 年至 2016 年度案件进行专项检查，对 5 起移送公安机关的案件进行重点检查，对 400 多宗案卷进行了抽查。

开展案卷评查，提升执法办案水平。邀请自治区检察院办案专家，抽调区内稽查办案能手，组织开展 2016 年度行政执法案卷评查检查活动，通过检查、评查促进基层执法办案行为的规范和执法水平的提升。

2017 年，依托“行刑衔接”联席会议制度，多措并举，确保两法衔接工作整体推进有序。按季度向自治区公安厅、检察院通报全区食品药品行政处罚案件信息，先后通报 3 期全区食品药品行政处罚案件信息，向公安机关移送案件或案件线索 10 件，出具行政证据认定意见书 3 份。在公安机关协助下，及时查办了宁夏佳禾医药有限公司二类精神药品流弊案件，依法取消该公司二类精神药品经营资格。

第二节　队伍能力建设

一、行政执法能力建设

2013 年，自治区食药监管局强化培训，提高稽查人员行政执法能力。举办中药饮片鉴别知识培训班，对各市县一线药品稽查人员开展中药饮片鉴别知识培训，提升和巩固一线执法人员的鉴别能力。对中药饮片生产、经营及使用单位的质管人员，分期分批进行专业知识培训，提高质管人员中药饮片鉴别能力，确保购进药品质量。举办新版《药品经营质量管理规范》培训班，对市县局药品监管管理人员进行全面培训，提高认证检查能力与水平，推动新版GSP的严格实施，提高认证质量和水平。对药品经营企业质管人员分地市逐批进行培训，促其尽快掌握新规定、新要求，提高企业药品经营质量管理水平，保证药品经营质量。

2015年，全面开展岗位练兵，规范执法行为，提升稽查能力和办案水平。

实施稽查人才工程计划，建立全区稽查执法人才库，构建“统一、高效、权威”的稽查执法体系，塑造一支政治可靠、业务精熟、纪律严明、作风过硬、勤政廉洁、乐于奉献的稽查执法队伍。紧扣稽查办案这一核心，针对制售假劣药品、非法添加、异地设库、利用互联网销售假劣药品、体验式违法销售、套证销售和私自改装医疗器械等突出问题，集中治理、精准打击、严惩重处，有效维护药品市场秩序，优化发展环境。

夯实两个工作基础。打牢廉洁自律的思想基础，夯实“善查能办”的业务技能。通过建立完善稽查执法责任制和责任追究制，强化对稽查执法全过程的监督，做到稽查执法和廉政自律两手抓、两手硬、两促进。

2016年，围绕专业技术队伍建设、科研攻关、实验室能力资质、管理机制等工作进行部署，通过开展“岗位大练兵、技能大比武”活动和各类业务培训活动，进一步提升全系统执法人员行政执法能力。

2017年，先后组织各级执法干部集中学习《食品药品行政处罚程序规定》，规范案件查办和文书制作行为，专题学习新修订的《中华人民共和国行政诉讼法》《中华人民共和国药品管理法》《医疗器械监管条例》，提升办案程序意识。举办全区食品药品稽查执法骨干培训班，累计培训150多人次。各市县监管部门对稽查执法人员进行了全员轮训。

二、业务技术能力建设

2013—2014年，持续加强专业技术干部培训学习，不断提高基层稽查人员综合素质。2014年7月，针对基层监管部门新进入食品药品稽查人员较多的实际，在银川市、固原市分别举办稽查执法能力提高培训班，开展中药饮片鉴别、药品抽验知识培训。10月，利用为市县局配备药品快检设备和执法专用包的时机，举行药品快检培训及药品快检箱的发放仪式，增强基层市县局对药品快检知识的理解掌握。同时结合案件评查，开展药品稽查人员行政执法能力培训座谈会，以案说法，剖析典型案例，切实提高基层稽查人员的业务能力和执法水平。

2015年，针对全区稽查队伍人员调整、职能整合期人员变动大、情况不熟悉等问题，把强化业务技能培训作为重点工作来抓。一方面，结合机构改革后的新情况，按照“缺什么，补什么”原则，采取“走出去、请进来”的办法，开展业务知识和办案技能培训，举办全区食品药品稽查执法骨干人员培训班，累计培训200多人次，重点学习食品药品监管法律法规、政策制度、技术规范、办案专业技能，着力提升稽查办案人员执法业务素质。另一方面，重视实践锻炼，在稽查办案具体工作中，通过以老带新、以强补弱的合理搭配组合，搞好“传帮带”，做到“扶上马，送一程”，促进执法办案新人员在学中干、干中学，不断汲取和丰富监管经验；通过开展“岗位练兵”“办案比拼”等形式多样的载体活动，激发稽查办案动力，提高稽查办案能力，尽快适应稽查办案工作实际需要，努力成为稽查办案的“行家里手”。

2016年，组织召开了全区首次食品药品监管业务能力建设会议，结合机构改革后新情况，联合国家食药监管总局高级研修学院在江苏泰州举办医疗器械稽查执法能力建设培训班；聘请国家食药监管总局和兄弟省局稽查执法优秀师资，举办全区食品药品稽查执法人员培训班，着力提升稽查办案人员执法业务能力素质。同时，重视实践锻炼，大力开展全区稽查执法岗位大练兵技能大比武活动，始终把执法办案实践锻炼作为最直接、最有效的培训手段，组织开展稽查执法“岗位大练兵、技能比武”活动，通过笔试和现场案卷评查的方式，评选出全区稽查执法岗位标兵10名，树立办案榜样，激发稽查办案动力，提高稽查办案能力。另外，首次召开全区食品药品监管业务能力建设会议，系统研究技术监督体系建设工作。

2017年，整合全区食品药品稽查执法资源，以案卷评查为抓手，开展稽查执法评查评比工作，提升全系统依法办案能力和水平。

第三节　案件查办

一、案件查处

2013年，在开展药品“两打两建”专项行动中，全区立案140起，罚款130多万元，移送公安机关立案查处两起。全年全系统共出动执法人员1.15万人次，检查涉及单位12408家次，立案查处药械违法案件952起，罚款310万元。

2014年，集中力量查处林某某、李某某、董某某等人无证加工销售中药饮片，宁夏人民医院等5家医疗机构违法购进使用无证“肺功能仪”等11起大案要案。全年全系统查处违法案件745起，罚款747.49万元。

2015年，按照“四个最严”的要求，发挥打击药品违法行为“钢刀利刃”的主力军作用，紧扣查办大案要案这一主题，集中时间、集中精力查办案件，坚决打击违法行为。全区三级监管部门共办理“四品一械”案件738件，罚没款349.58万元。其中，自治区食药监管局稽查局共受理各类食品药品案件线索44件，立案25起，涉案金额共计264.93万元。在查办案件的同时，对群众反映或举报的线索进行摸底与甄别，对一时无法掌握证据的线索进行布控跟踪，根据情况适时组织稽查行动。

2016年，宁夏各级食药监管部门共立案查处各类食品药品违法681件，结案621件并全部公示，公开率100%。其中，药品类126件，医疗器械33件，化妆品46件，没收违法所得20.82万元，罚款478.72万元，向公安部门移送涉嫌犯罪案件两件，有两起较大案件获得了国家食药监管总局的大要案件经费补贴。山东疫苗事件网上曝光后，组织各级监管部门对全区6家疫苗经营企业、24家疾控中心进行了拉网式排查；约谈了5家疫苗经营企业。

2017年，全区共查办各类食品药品案件756起，收缴罚没款共计729.77万元，责令停产停业12家，吊销许可证两家，查处无证生产企业14家。严厉查处了“1018”专案。

2016年10月18日，全国海关一举抓获走私翻新进口医疗设备犯罪嫌疑人

32 人，摧毁走私团伙 19 个。自 2016 年 11 月开始，在海关总署缉私局统一指挥下，各地海关缉私局共同开展“1018”打击走私旧医疗设备专案行动，先后刑事立案 21 起，查证涉案走私旧医疗设备 500 余台，案值 4.4 亿元，该案例被列为 2016 年全国海关十大缉私典型案例之一。该案涉及宁夏的两家私立医院使用未经注册超声诊断仪、银川市某民营医院使用过期假体医疗器械、张某某未经许可经营隐形眼镜及护理液等，有效净化了市场秩序。

表 6-1　2014—2017 年全区查处违法案件情况统计表

年份	查处案件 / 件	罚没 / 万元	年份	查处案件 / 件	罚没 / 万元
2013 年	952	310.00	2016 年	681	478.72
2014 年	745	347.49	2017 年	756	729.77
2015 年	738	349.58			

二、受理投诉

2013 年，自治区食药监管局受理国家食药监管总局投诉举报中心转办件 1 件（宁夏一保健食品生产企业擅自改变配方生产保健食品），经查证基本属实，罚款 1 万元，没收物品案值 20 余万元。

2014 年，宁夏 12331 平台全年共受理各类投诉举报信息 4889 件。其中，接受群众咨询 3798 件，受理投诉举报 1091 件，较 2013 年上升 10%，办结率达到 98%。

2015 年，宁夏 12331 平台共接收投诉举报信息 6646 件，其中电话受理 6481 件，接待群众来访 56 人次，接收信函 31 封，受理网络投诉举报 78 件。符合受理条件的投诉举报案件 810 件，办结 804 件，期限内办结率 100%。先后发布食品药品投诉举报统计分析报告 13 期，投诉举报办理回访群众满意率达 92.7%以上。

2016 年，全年共受理各类投诉举报信息 7503 件，按时办结率达到 100%，回访满意率达到 92.17%。其中，接受群众咨询 5951 件，较 2015 年上升 1.97%；受理投诉举报 1552 件，同比上升 91.6%。在接收的各类投诉举报中，药品类 222 件，较 2015 年增长 70.77%；化妆品类 30 件，较 2015 年增长 66.67%；医疗器械类 32 件，较 2015 年增长 23.08%。全年收到行政复议申请 3 件，各级法院受理食品药品行政诉讼案件 1 件。

2017 年，自治区食药监管局投诉举报中心共接收各类投诉举报信息 10879 件，同比增长 45%。符合受理条件的投诉举报 359 件，涉及药品类 221 件，化妆品类 71 件，医疗器械类 67 件。

表 6–2　2016—2017 年全区受理投诉案件情况统计表

单位:件

年份	小计	药品类	化妆品类	医疗器械类
2016 年	284	222	30	32
2017 年	359	221	71	67

第四节　典型案例

案例 1:平罗县某某药店违法销售药品及产生药害事件的应急事件

2013 年 10 月 10 日 12 时许，平罗县陶乐中学初二(5)班学生王某从陶乐镇某某药店购买氯氮平片后与同学分食，服药剂量 1 至 6 片，导致 11 名学生(女生 1 名)不同程度出现乏力不适症状，于当日 16 时至 18 时先后送到医院就诊。

事件发生后，平罗县食品药品监督管理局立即启动药品安全突发事件应急预案，安排执法人员于 10 月 11 日凌晨 1 点赶赴陶乐镇某某药店进行现场检查，对涉案药品进行了查封扣押，并对药品来源、质量状况、销售情况、服药剂量等立即进行调查取证。10 月 11 日上午 8 时，自治区食药监管局执法人员赶赴平罗县指导救治工作并组织案件查办。

经调查，陶乐中学 11 名学生服用的氯氮平片确为陶乐镇某某药店所售。服药目的主要是购药学生为了逃避体能测试，其他学生则听信该学生所谓“糖片”的谎言，从而导致误服。陶乐镇某某药店于 2013 年 8 月 22 日从乌海市三立药业有限责任公司购进 3 瓶氯氮平片（生产厂家为扬州中宝制药有限公司，批号 13041701，规格 25mg×100 片，购进价 1.8 元 / 瓶、销售价 2.5 元 / 瓶）。该药店负责人在未索要处方的情况下，于 2013 年 10 月 10 日中午 12 时许，在驻店药师不在岗、不能确定实际服药患者和用药剂量的情况下，将 1 瓶处方药氯氮平片卖给学生王某。经核实确认，该药店未索取处方，未进行用药指导，未进行处方药销售登记，未开具销售票据。2013 年 11 月 6 日，石嘴山市食品药品监督管理局经过调查、取证、合议，依据《中华人民共和国药品管理法》第七十九条的规定，对该药店做出吊销《药品经营许可证》的行政处罚。

案例 2：中宁县大战场镇某某诊所非法渠道购进中药饮片案

2014 年 3 月 26 日，在全区开展中药饮片专项抽样期间，执法人员对中宁县大战场镇某某诊所检查时，查出该诊所库存大量国家明令禁止销售使用的“麻包装”三七、当归、山萸肉等无标签标示、无质量合格证明的中药饮片，现场提供不出进货票据和供货企业资质，未做购进验收记录。执法人员遂对库存的中药饮片（31 个品种、5450 千克）予以先行登记保存，现场对海金沙、山萸肉、砂仁等 9 个品种进行了抽验，并展开调查。根据宁夏药检所检验结果，抽验的 9 个品种，除山萸肉、金银花检验合格，其他 7 个品种都不合格。经进一步查证，上述登记保存的中药饮片山萸肉（5100 千克）是该诊所负责人张某某堂弟张某于 2013 年 12 月 26 日从陕西周至县采购的，准备通过该诊所联系卖给宁夏永寿堂中药饮片有限公司，只是因价格问题没谈妥，暂时没有进行交易；三七是该诊所负责人张某某自行采购的，用于诊所用药；其余品种都是从固原市闵某某处购进的，后经调查，闵某某承认向该诊所供货的事实。

中宁县大战场镇某某诊所非法购进中药饮片的违法行为，违反了《中华人民共和国药品管理法》第三十四条、第八十条的规定，违法事实清楚，证据确凿，依据《中华人民共和国药品管理法》第八十条的规定，没收违法购进的 30 种中药饮片，处以违法购进药品货值金额两倍，罚款 69280 元。

案例 3：宁夏某某医疗器械有限公司无注册证生产医疗器械案

2014 年 4 月 30 日，银川市食品药品监督管理局执法人员对位于银川市金凤区的宁夏某某医疗器械有限公司进行日常检查时，发现该公司未取得医疗器械注册证书生产医疗器械“舒佳乐暖宫贴”。经查，2014 年 1 月，当事人宁夏某某医疗器械有限公司向银川市食品药品监督管理局申请注销了“新寒痛乐医贴”和“舒佳乐暖宫贴”两件Ⅰ类医疗器械产品注册证，并提交了Ⅱ类产品注册证申请。在新注册证审批期间，为履行合约，擅自于 2014 年 4 月 25 日开始违法组织生产Ⅱ类医疗器械“舒佳乐暖宫贴”两个规格的产品（规格 5 袋 / 盒，批号 20140101 的产品 57 箱；规格 2 袋 / 盒，批号 20140101 的产品 7 箱），现场检查时产品完成生产，尚未销售。宁夏某某医疗器械有限公司在原有注册证自行申请注销而新的注册证尚未获批准期间，违法生产医疗器械，违反了《医疗器械监督管理条例》第八条第三款的规定，依据《医疗器械监督管理条例》第三十五条规定按未取得医疗器械注册证予以处罚：没收违法生产的产品；罚款 1 万元。

案例 4:青铜峡市某某大药房销售劣药

青铜峡市某某大药房于 2015 年 11 月 20 日从安徽华源医药股份有限公司购进硫酸卡那霉素滴眼液 100 支，来源合法，索证索票齐全。截至 2016 年 3 月 8 日已经销售 78 支，剩余 22 支，其中 1 支由于管理疏忽，于 3 月 7 日在超过有效期后销售给举报人，举报人用后尚无任何不良反应或损害发生。该批过期硫酸卡那霉素滴眼液每支零售价 32 元，货值为 736 元，违法所得 32 元。

依据《中华人民共和国药品管理法》第七十四条的规定，责令某大药房改正，没收违法销售剩余的劣药 22 支和违法所得 32 元，并处违法销售劣药货值金额两倍，罚款 1472 元。

案例 5:刘某销售假药案

当事人刘某于 2016 年 10 月 25 日从银川东环批发市场购进 3 盒“老中医暖宫贴”，进货价为每盒 10 元，并以每盒 25 元进行销售。该批次“老中医暖宫贴”无药品标识，但在主要功能中标注“痛经、月经失调、宫寒、调节内分泌、调气血、舒筋活络、卵巢保养、延缓更年期女性”等药理作用，与药品的“功能主治”或“适应证”相似，表明该产品有治疗疾病的功效。2017 年 2 月 13 日被大坝市场监管所执法人员依法查获，货值 75 元，当事人不能提供供货方资质复印件和购进票据，也不能提供质量验收记录。截至案发当日，当事人未售出该商品，无违法所得。依据《中华人民共和国药品管理法》第七十三条的规定，没收假药“老中医暖宫贴”3 盒，并处销售假药的货值金额四倍罚款 300 元。

案例 6:庞某某销售不能提供检验报告化妆品案

2016 年 12 月，当事人庞某某从银川以每瓶 5 元的价格购进美之娇按摩霜 17 瓶，销售价每瓶 7 元。以每盒 4 元的价格购进“雯丽除油泡泡面膜” 5 盒，销售价每盒 6.5 元，按摩霜和面膜均不能提供产品检验报告及合格证明。截至案发之日已销售美之娇按摩霜 16 瓶，获取违法收入 32 元。货值金额为 119 元。销售雯丽除油泡泡面膜 4 盒，获取违法收入 10 元，货值金额为 32.5 元。两种商品销售各剩余 1 瓶，被青铜峡市市场监督管理局叶盛监管所执法人员依法没收。依据《国务院关于加强食品等产品安全监督管理的特别规定》第五条第二款，给予当事人：没收违法所得 42 元；没收美之娇按摩霜和雯丽除油泡泡面膜各 1 盒；罚款 454.5 元。

第七章　药品安全规划实施

“十一五”和“十二五”末期，自治区食药监管局分别制定了宁夏食品药品安全“十二五”规划（2011—2015）和食品药品安全“十三五”规划（2016—2020），并按照规划内容全面实施。“十二五”规划主要从深化改革，完善法制、增强监管执法能力，突出重点、依法行政、提升食品药品安全治理水平，技术支撑、保障服务、增强科学监管能力，强化督查、落实责任、巩固社会共治体系等方面实施。“十三五”规划主要从深化改革、提升监管效能，创新手段、提升监管水平，强化执法、改善消费环境，加强抽检、保障舌尖安全，强化责任落实、推进全面从严治党等方面实施。

第一节　宁夏药品安全“十二五”规划实施

2012年2月，国务院印发《国家药品安全“十二五”规划》。按照国家规划要求，结合宁夏实际，自治区人民政府印发《宁夏回族自治区食品药品安全“十二五”规划（2011—2015年）》。“十二五”期间，宁夏药品安全坚持以人为本、预防为主、依法处置、分级负责的原则，总体目标和重点任务是健全药品检验检测体系，提升药品安全监测预警水平，依法严厉打击制售假劣药品的行为，提升人才队伍素质，逐步建立健全药品安全突发事件应急机制，全面提高药品安全保障能力，降低药品安全风险。

一、深化改革，完善法治，药品安全监管体系逐步完善

2013年4月10日，国务院下发《关于地方改革完善食品药品监督管理体制的指导意见》，2014年9月28日，国务院办公厅下发《关于进一步加强食品药品监管体系建设有关事项的通知》，对食品药品监管体制改革提出明确要求。

按照中央部署，宁夏于2014年7月17日印发《自治区食品药品监督管理局主要职责内设机构和人员编制规定》，核定自治区食药监管局内设机构13个（不含机关党委），比改革前增加5个；核定行政编制72名，比改革前增加17名。

2015年初，自治区全面完成自治区、市、县三级监管机构改革，市、县普遍实行“三局合一”属地管理，实现了对药品的集中统一管理。同时，简政放权，出台并落实药品医疗器械审评审批改革等一系列重大政策。建章立制，着力规范监管行为。协调自治区人大常委会颁布《宁夏药品流通监督管理办法》，填补了宁夏药品监管领域的立法空白。

二、突出重点，依法行政，药品安全治理水平进一步提升

坚持问题导向，强化综合治理。深化理念，强调确保药品安全是全面建成小康社会的关键环节，创新药品安全治理是全面深化改革的重要内容，实现最严格药品安全监管是全面推进依法治区的有力抓手，并创新提出问题导向、风险管控、科学监管、社会共治等新理念。优化制度，实施药品生产经营企业产品风险等级评定和分类监管，深入推进审批制度改革，承接国家食品药品监管总局下放行政审批事项，落实市场主体许可经营“先照后证”商事制度改革。强化能力，全区明显加大药品监管经费和项目建设投入力度，监管机构办公条件、执法装备等显著改善，监管人员业务素质与监管服务水平整体提升。

三、技术支撑，保障服务，科学监管能力进一步增强

全力推进药品监管业务能力建设，取得了长足进步。体系建设不断完善。截至2015年，全区共有各类药品检验检测机构7家，不良反应监测中心已建立基层监测点2628家，基本涵盖“四品一械”生产、流通、消费等各个环节。能力建设稳步提升。先后投入经费6045.48万元，完善检验检测设施。药检所拥有各类仪器设备400多台(套)，检测范围涵盖6大类590多项参数。检验检测能力建设项目快速推进。筹资近3亿元，新建2.9万平方米的宁夏食品药品检验检测中心和固原市食品检测中心，石嘴山市、中卫市增设了检验检测机构。科技创新成果颇丰。宁夏药检所先后独立或合作完成10余项国家和自治区级的科技攻关项目，并获得两项国家发明专利、5项自治区科技进步奖。

四、强化督查，落实责任，社会共治体系进一步巩固

积极争取党委、政府等各层面工作支持，推动药品安全责任到位、工作到位、监管到位。有效发挥生产经营企业主体作用，及时改版升级局机关政府网站，每年公布《中药饮片质量分析报告》，主动接受社会各界的监督。制定了《关于全区食品药品监管工作认真落实“四有两责”的指导意见》(宁食药监〔2015〕189号)，对市、县监管部门的机构设置、人员搭配、责任划分、经费投入等方面提出明确要求，并按照“全面覆盖、职责明确、分片包干、责任到人”的要求和“区划清晰、人员定位、责任明确”的原则，将全区范围内所有“四品一械”监管对象，根据空间分布和行政区划，划分为26个一级网格、118个二级网格、431个三级网格，采取划网定人、定责、定岗办法，每个三级网格安排1~2名监管员的办法，落实基层执法人员934名，并通过绘制网格图形式定人定岗定责，环环相扣、网网相连，基本实现网格责任无缝衔接、治理网络到边到底、工作责任到岗到人，着力强化了监管职责。

五、强化培训，岗位练兵，人才队伍建设得到加强

2013年，举办中药饮片鉴别知识培训班、新版《药品经营质量管理规范》培训班，对药品经营企业质管人员分地市逐批进行培训。2014年，举办稽查执法能力提高培训班、药品快检培训班、药品稽查人员行政执法能力培训座谈会。2015年，进一步调整药品、医疗器械领域技术审评职能。实施稽查人才工程计划，举办药品稽查执法骨干人员培训班，打牢廉洁自律的思想基础，夯实“善查能办”的业务技能。开展“岗位练兵”“办案比拼”等形式多样的载体活动，激发稽查办案动力，提高稽查办案能力，尽快适应稽查办案工作实际需要，努力成为稽查办案的“行家里手”。

“十二五”期间，宁夏药品安全“十二五”规划顺利实施。随着药品监管体制机制改革，宁夏着力完善药品安全监管体系，解决突出问题，在理念、制度、机构和能力等方面取得重要进展，药品生产经营秩序全面规范，药品产业健康持续发展，药品供应保障水平不断提升，全区药品安全监管进入一个全新时期。全区食药安全形势总体保持稳中向好，检验检测、信息化、应急管理、

科技支撑等能力均有所提升，重大药品安全事件得到防范，连续多年没有发生重大药品安全事故。

第二节　宁夏药品安全“十三五”规划实施

“十三五”时期是全面建立严密高效、社会共治的药品安全治理体系的关键时期，也是宁夏实现药品监管事业创新发展的重要时期。2016 年,《宁夏食品药品安全“十三五”规划》被纳入全区 8 个重点专项规划之一。2017 年 1 月 4 日，自治区人民政府第 82 次常务会议审议通过了《宁夏食品药品安全“十三五”规划》，明确了宁夏“十三五”时期药品安全工作的指导思想、基本原则、发展目标、主要任务和保障措施，力争到“十三五”末，全区药品安全监管体系健全完备、科学规范、运行高效，药品风险监测和评估体系基本建立，药品安全法规、标准体系更加完善、合理，科学监管、依法监管水平进一步提高，监管技术和水平进一步改善，监管队伍素质和依法行政能力全面提升，社会共治格局基本形成，全区药品安全水平、科学监管水平、食品医药产业发展水平显著提升，群众药品安全满意度明显提升，努力使宁夏成为全国药品最安全的省区之一。对此，自治区食药监管局，各市、县和有关部门，按照职责分工，细化目标，分解任务，制订具体实施方案，做好相关任务的实施工作，构筑宁夏药品安全监管“十大体系”。

一、构筑系统完备的法规制度体系

新修订并施行的《中华人民共和国药品管理法》《医疗器械监督管理条例》及其配套规章和一系列规范、公告、通告的发布，为夯实药品全过程监管和促进药品产业健康发展提供了有力的法治保障。在国家药品安全有关法律法规框架下，结合宁夏实际，大力推进监管体制、机制和制度创新，改进制度设计、政策取向和执法监管方式方法，探索出台药品安全监管新制度、新机制，健全药品上市后再评价制度，重点加强新药、中药注射剂、高风险药品的安全性监测和评价，不断提升风险防控工作科学化、精细化水平，有效防范、化解、管控各类风险，切实形成科学合理、系统完备的监管执法制度体系，切实做到“科学立法、严格执法、全行业守法”，推进药品依法治理。建立完善化妆品不良反应监测机制和制度，明确化妆品不良反应监测机构职责，加快推进化妆品不良反应监测体系建设，力争在“十三五”建立健全覆盖全区的化妆品不良反应监测网络。

二、构筑运转高效的组织机构体系

药品安全实行属地管理后，市、县两级把药品安全监管作为市场监管领域综合执法的一项重要职责，科学设置日常检查、市场抽检工作岗位，合理配置人力资源，切实做到“四有两责”。加快推进县级监管部门派出机构建设，切实加强基层一线执法力量，全面落实网格化监管制度，努力实现乡镇、街道和重点区域全覆盖。采取购买服务、财政定额补贴等办法，配备村、社区药品安全协管员、信息员、监督员，真正做到横向到边、纵向到底。建立《宁夏药品医疗器械监督检查信息报告公开制度》，2016 年年底建成覆盖全区 19 个市、县(区)的重大信息直报系统。2017 年，制定印发《宁夏食品药品稽查执法事权划分和办案程序规定》等规范性文件。

三、构筑边界清晰的监管责任体系

将药品安全纳入各市、县人民政府绩效考核、对党政领导班子和相关领导干部的综合考评体系，加大赋分比重，强化考评激励，落实党政同责、政府负总责的要求。各级监管部门坚持依法行政，厘清权力、责任清单，明确执法边界，强化执法协作，形成执法合力，防止监管环节“断档”和推诿扯皮，努力把最严格的监管落实到位。监督实施新版《药品生产质量管理规范》，加强药品生产监管。监督实施新版《药品经营质量管理规范》，加强药品流通监管，制定并监督实施《宁夏药品使用质量管理规范》，加强药品使用监管。健全药品使用环节质量管理制度，推进医疗机构药品使用质量管理规范化建设。完善药品流通体系，落实分类管理规定，建立实施药品经营企业分类管理制度，引导企业向供应服务型转变。

四、构筑充裕可靠的经费保障体系

全面落实药品安全监管经费、抽检经费、科普宣传经费、执法办案经费的财政预算保障机制，加大执法装备、检测设备、科普宣传、案件查办的资金投入力度，积极保障日常检查、市场抽检、科普宣传和案件查办工作。探索建立财政投入保障稳定增长机制，依法将药品及相关产品监管经费和基础设施建设项目投资纳入各级人民政府预算予以保障，探索改革完善药品监管事权财权划分，合理确定自治区和各市、县人民政府在药品监管经费上的保障责任和保障力度，共同加大财政投入。完善自治区、市、县三级食品药品安全监管公共财政保障的基本政策制度，进一步规范药品安全公共财政保障的范围、内容和标准。2016 年，宁夏食品药品检验检测中心建设、固原市食品药品检验检测能力建设和西吉、泾源、隆德、彭阳等 4 县检验检测资源整合试点项目进展顺利。2017 年，在加快自治区(银川市)食品药品检验检测中心等 7 个在建项目建设进度的基础上，争取国家资金 5370 万元，新开工建设 3 个市级检验检测实验室和 36 个县乡快检室。

五、构筑科学严谨的标准认证体系

加大药品生产工艺、质量标准、药理毒理研究及临床参照国际、国内通用规则等落实力度，推进产品认证，建立良好药品审评认证质量管理体系。强化认证后监管、风险监测、风险评估，及时发现问题、防范风险。健全科学规范的药品技术审评机制，为药品创新提供良好支持环境。落实国务院药品审评审批制度改革的有关要求，监督实施《药品非临床研究质量管理规范》，加大药品临床试验等过程早期介入力度，规范药物研究行为，保证研究数据科学准确、真实完整，从源头上保障上市药品质量。完善药品经营许可制度和认证体系，加强再认证和跟踪检查，形成药品经营企业良性退出机制。2017 年，宁夏食品药品审评查验中心首次通过了 ISO 9001 质量体系认证，医疗器械审评审批通过了国家食药监管总局的能力评估。

六、构筑严密高效的监管执法体系

各级政府对行政区域内的药品安全负总责，统一领导、组织、协调药品安全监督管理工作。完善药品价格形成机制、集中采购政策和药品抽验工作机制，健全问题药品与退市药品召回处置制度。开展医药企业信用等级评价，建立企业诚信档案，对严重违规、失信者实行行业禁入。西吉、泾源、隆德、彭阳 4 个县被列入国家食药监管总局安排的第二批县级检验检测资源整合试点项目 2016 年计划，药品和医疗器械监管一体化能力得到加强。坚持统筹协调，强化药品安全监管区域协作与一体化协同，促进各市、县之间以及城镇密集区和农村地区之间药品安全监管的信息沟通和资源共享，进一步加大区域内外稽查执法联防协作工作力度，形成药品监管一体化发展的区域共治能力和治理体系新模式。2016 年起，对全区第二、三类医疗器械生产企业按照规范进行全项检查，每年全覆盖一次。推进医疗机构药品、医疗器械使用质量管理规范化建设，2016 年，全区 52 家二级以上医疗机构和 30%的乡镇卫生院药械使用质量管理全部达到规范化标准。2017 年，全区创建医疗器械经营示范企业 60 家，医疗器械生产企业 100%达到规范化建设标准。

七、构筑高效便捷的信息化体系

充分利用大数据、云计算等现代技术，加快药品安全监管信息平台和药品企业诚信体系管理平台建设，并建设专题数据库为政府部门和社会公众提供统一的药品监管数据服务，开发消费者可便捷使用的互联网应用，推动建立覆盖生产经营、行政监管、社会评价全过程的信息化网络，逐步实现监管信息覆盖药品安全全过程。

八、构筑公开透明的社会共治体系

随着药品安全知识不断普及，药品安全宣传教育培训和风险交流工作的不断推进，消费者自我保护意识、公众的参与意识和监督意识不断增强。2016 年，制定出台举报奖励办法。2017 年，全面落实药品违法案件投诉举报奖励制度，健全完善“黑名单”“红名单”及有奖举报制度，及时曝光不合格的生产经营企业，拓宽药品安全公众参与渠道，落实企业药品质量安全的主体责任，落实各级政府“四有两责”的属地管理责任，落实监管部门监督检查责任，加快形成企业自律、政府监管、社会协同、公众参与、法治保障的药品安全社会共治格局。

九、构筑分工协作的检验监测体系

按照“强化区检、健全市检、扩充快检（县级）”的思路，加强药品安全检验检测体系和能力建设，建立与药品安全监管任务相匹配的技术支撑体系，提升技术支撑能力，完善监测网络，不断适应药品安全发展新形势。随着国家、自治区大力实施“互联网+”行动计划，物联网、大数据、云计算等新一代信息技术的应用，全面推进先进科技手段在药品监管领域的应用，通过科技创新改进推动监管方式和方法的转变，电子监管覆盖所有药品品种，促进提高药品监管效能。适应药品监管专业化要求高的特点，强化标准、技术法规建设，加快专业人才培养，提高监管队伍业务素质，全面推进专业化监管。自治区级检验机构基本具备国产药品（生物制品除外）检测能力。

十、构筑协同灵敏的应急处置体系

宁夏药品应急指挥平台建设纳入自治区“十三五”规划。建立完善市、县两级药品安全应急管理机制，加强信息报送工作，强化队伍和装备建设，组织开展应急演练，提升应急处置能力，确保发生药品安全突发事件，在第一时间得到有效处置，最大限度降低损失、维护稳定。将宁夏药品应急指挥平台建设纳入自治区“十三五”规划。不断完善药品、医疗器械、化妆品风险监测机制，强化风险监测预警。健全重点监测与日常监测相结合的监测机制，强化评价与预警，全面提升监测与评价能力。实施突发事件应对能力提升项目，建立健全覆盖自治区、市、县各级监管部门，上下贯通、高效运转的应急管理组织体系。

“十三五”期间，宁夏药品安全“十三五”规划顺利实施。自治区食药监管局坚持监管为民、服务发展，统筹协调、强化基层，依法治理、科学监管，强化责任、社会共治基本原则，围绕重点品种、企业、业态和区域，把“社会认可、群众满意”作为药品监管工作的出发点和落脚点，把“提升质量、促进发展”作为药品监管工作的目标方向，全面推进药品安全监管制度改革创新，加快实现药品安全治理体系和治理能力现代化，基本建成符合区情，以风险管理为理念，以市场监督检查和抽验、大数据信息化支撑为基础，完善统一权威高效的药品监管体系，药品安全水平大幅提高，人民群众用药安全满意度显著提升。

第三节　健康宁夏行动规划实施

2013年，自治区人民政府印发《健康宁夏行动规划(2013—2020年)》，对健康宁夏行动工作进行全面部署和安排。全区各地各部门按照规划要求，突出健康传播，落实干预措施，强化公共服务，优化生活环境，城乡居民健康素养明显提升，生活环境明显改善，健康宁夏行动取得显著成效。

为贯彻落实全区卫生与健康大会精神，推进健康宁夏建设，提高全民健康水平，根据《自治区人民政府办公厅关于印发健康宁夏建设实施方案(2017年—2020年)的通知》(宁政办发〔2017〕77号)要求，2017年6月9日，自治区食药监管局制定《健康宁夏建设重点任务实施计划(2017—2020年)》，明确通过4年努力，力争到2020年末，建立健全全区食品药品安全监管体系、信用体系、检验检测体系、应急处置体系、风险监测和评估体系，筑牢食品药品安全网，防止发生食品药品区域性系统性风险，全区食品药品安全水平、科学监管水平、食品医药产业发展水平显著提升，人民群众的饮食用药安全得到保障，身体健康水平持续提高。

健康宁夏行动规划实施分三个步骤实施：准备阶段(2017年6月)，自治区食药监管局根据实施计划，制定推进健康宁夏建设工作各项任务实施文件，落实政策；实施阶段(2017年7月至2020年9月)，各处室(单位)按照实施细则全面开展工作，不断总结经验做法，抓示范、树典型，点面结合，整体推进；评估阶段（2020年10月至2020年12月），迎接自治区健康宁夏领导小组对自治区食品药品监督管理局2017—2020年健康宁夏建设工作进行全面评估。

健康宁夏行动规划实施与宁夏药品安全“十三五”规划实施等各项工作紧密结合，其中 2017 年主要任务是完善药品、医疗器械供应保障体系，保障药品安全。具体任务是推进药品流通行业发展，引导网络销售等新业态；推动药品生产经营者完善追溯体系建设；加强医疗器械生产、经营、使用监管；加强化妆品生产、经营监管，强化不良反应监测；实施药品安全保障工程，加强药品研制、生产、流通、使用监管，提升监管效能。

第八章　专业监管能力建设

2013—2017 年，为贯彻落实新修订的《药品生产质量管理规范(2010 年修订)》《药品经营质量管理规范》，自治区食药监管局以新版 GMP/GSP 认证为重点，对 GMP/GSP 检查员进行全面培训，并加强对执业药师的注册、培训与整顿，以此强化监管执法队伍能力建设。同时，制定印发《自治区药品安全应急预案》《自治区药品安全应急预案操作手册》《宁夏食品药品安全突发事件防范和应对工作规程》《宁夏食品药品安全舆情监测和处置办法》等法律法规，对药品安全应急管理工作流程进行规范，明确各级机构人员及职能分工，有效应对药品安全事故，建立完善药品安全应急体系。在此基础上，通过提高全区基层监测人员药品不良反应监测能力、药物滥用监测能力、基本药物电子监管能力等，加强药品安全检验检测能力建设。

第一节　干部队伍能力建设

一、干部职工队伍状况

2013 年，自治区食药监管局有内设机构 8 个，行政编制 52 人。

2014 年 7 月机构改革后，新组建的自治区食药监管局内设机构增加到 13 个，核定行政编制 72 名，较原来的 52 名增加 20 名，增长 38%；直属事业单位增加 3 个，总数达到 6 个，核定事业编制 122 名。

2015 年，按照“按需设岗、竞聘上岗、按岗聘用、合同管理”的原则，制定印发《区局所属事业单位专业技术岗位聘用(竞聘)管理办法(试行)》，自治区人力资源和社会保障厅批复自治区食药监管局所属事业单位岗位设置方案，增加了高级、中级专业技术职务岗位职数，6 个事业单位共申请岗位 182 个(其中双肩挑岗位 51 个），高级、中级、初级专业技术比例达到 3.4∶3.5∶2.8，高于全区平均水平。

2016 年，全区县(区)以上食品药品监管行政机构共有编制 2609 个(含市场监管机构全部编制)。其中，事业编制 368 个。县(区)以上食品药品监管行政机构共有在岗人员 2483 人。其中，自治区食药监管局在岗 76 人，市级局在岗 622 人，县(区)级局在岗 1785 人。在岗人员中，食品监管岗位 499 人，药品监管岗位 160 人，医疗器械监管岗位 110 人，化妆品监管岗位 82 人，占 34.3%；学历结构中，硕士 91 人，大学本科 1623 人，大专 683 人，中专 57 人，占 98.8%；专业结构中，管理与经济专业、法律专业、食品专业、药学专业及其他相关专业人员共计 2339 人，占 94.2%；年龄结构上，45 岁以下人员 1124 人，占 45.3%。

二、干部职工教育培训

2013 年，自治区食药监管局按照“集体领导、个别酝酿、民主集中、会议决定”的要求，提高班子决策的科学民主水平。坚持把政治标准放在首位，注重党员干部的思想政治教育，大力营造民主、团结、和谐的工作氛围。认真开展了“四比四看”活动，着力解决机关党员干部中存在的庸懒散奢等现象。通过设立道德讲堂，在局机关大楼楼道张贴党风廉政建设、作风建设等文化宣传画等形式，加强干部职工的社会公德、职业道德、家庭美德和个人品德教育，提升干部职工的道德素质和爱岗敬业意识。根据宁夏药品生产企业在实施新版 GMP 过程中存在的实施进度缓慢等问题，于 5 月和 8 月先后举办了两期《药品生产质量管理规范(2010 年修订)》专题培训班，培训各级人员 350 人次。通过培训，推进了新版 GMP 规范的落实，解决了部分企业在实施过程中存在的问题，提高了药品 GMP 检查员、药品生产企业管理人员、药品生产监管人员对新版 GMP 的理解和认识，强化了监管队伍能力建设，为宁夏实施新版 GMP 的工作起到了积极作用。

2014 年，自治区食药监管局提出打造一支思想过硬、业务过硬、作风过硬、清正廉洁的“三过硬一清廉”干部队伍的总体思路，围绕依法行政、决策执行、制度创新、指导基层、案件办理、风险化解、宣传引导等 7 种能力建设，举办各类培训班。先后举办了全区药品安全管理应急管理培训班、化妆品监督抽检检测培训班、全区化妆品快速检测设备(试剂)培训班以及全区医疗器械监管、全区中药材真伪鉴别、全区药械监管人员执法能力提高、非无菌药品新版 GMP 关键技术等专业培训活动，从药品安全管理应急管理，化妆品监督抽检检测，药品、医疗器械监管实务，稽查办案专业技能、中药材质量监管等方面进行培训，全系统药品安全管理、化妆品监督检测、药械监管，药品、医疗器械生产企业相关质管人员共 110 余人参加了培训。选派了 12 名业务骨干参加国家食药监管总局举办的新版 GSP 培训班。确定公布了 24 名药品批发企业检查员，保障了新版 GSP 认证检查工作的开展。

4 月,为贯彻落实新修订的《药品经营质量管理规范》，举办了全区药品监管能力及 GMP、GSP 认证检查员培训班。邀请国家食药监管总局高级研修学院客座教授和自治区内长期从事药品监管和检验的专家，对药品监管的法律法规、药品经营质量管理规范及现场监管的指导原则以及中药、化学药、特殊管理药品及监管工作实践等专题进行全面系统培训，各市、县（区）市场监督管理局(所)200 多名药品监管人员参加了培训，并以结业考试的形式检验培训效果。7 月，自治区食药监管局邀请中国工程院院士陈君石以及自治区有关领导、专家、学者，举办各类培训班 15 期，组织各类活动 10 余场。10 月，结合为市县局配备药品快检设备和执法专用包等工作，举行了药品快检培训及药品快检箱的发放仪式，增强基层市县局对药品快检知识的理解掌握。同时，结合案件评查，举行药品稽查人员行政执法能力培训座谈会。

2015 年，自治区食药监管局党组坚持抓好理论学习和干部职工思想政治建设，把学习贯彻党的创新理论和党的十八大精神作为党建工作的首要任务，不断提高党员干部政治理论素养和以科学理论指导实践的能力。制定印发《关于进一步加强食品药品监管教育培训工作的意见》《2015 年干部教育培训计划》，对培训工作实行统一计划、统一经费管理、统一组织实施、统一检查评估的“四统一”管理。并做好干部网络培训计划的申报、督促检查工作，组织机关干部参加全区干部网络教育培训，参学率达 100%。同时，加强组织调训管理工作，先后选派 64 人次参加各级党校、行政学院、国家食药监管总局的培训。结合“三严三实”专题教育，多渠道开展专题教育理论培训活动。首次举办全区党政领导干部食品药品安全专题培训研讨班，进一步明确食品药品安全属地管理、党政同责、各级政府负总责和“四有两责”要求，促进了食品药品监管责任制的落实。举办培训班，对全系统130名食品药品安全应急管理人员进行食品药品安全应急管理工作、舆情监测和信息报送、突发事件处置的培训。以新版GMP/GSP认证为重点，对GMP/GSP检查员进行培训和认定，重新确定了16名GMP检查员和69名GSP检查员；全年受理执业药师注册登记805人次，并对其进行了业务培训；针对机构改革后药品监管干部专业知识不足，认证检查员不够等状况，举办了全区药品监管干部能力培训和检查员培训班，共有200余人参加培训。

2016年以来，自治区食药监管局党组多措并举、多头并进，通过开展创先争优、道德大讲堂等活动，进一步强化干部职工思想作风建设，加强党员干部思想道德和精神文明建设，增强干部职工的担当意识、使命意识和责任意识。引导干部职工聚焦问题，定向发力，以科学精神，努力推动药品监督管理事业取得更大发展。

2016年，坚持从长远考虑，加强干部职工队伍建设。联合自治区党委组织部首次在浙江大学举办全区市、县政府和监管部门领导干部专题研讨班，强化食品药品安全“四有两责”要求，促进食品药品监管责任制的落实。全年举办各类专业培训班36期，培训基层干部3315人次，并首次争取实施自治区专业技术人才知识更新工程和急需紧缺人才培养培训项目；举办全区药品GMP检查员、药品GSP检查员培训班，组织局机关各处室人员和市县局相关人员参加国家食药监管总局举办的药品GMP检查员培训班。全年确定药品GMP检查员16名，药品GSP检查员100名，医疗器械审评专家库成员45名。

为帮助全区药品监督监管人员准确掌握和全面系统理解《确认与验证》《计算机化系统》附录的要求，促进两个附录在全区更好实施，协调国家食药监管总局高级研修学院在银川举办“药品GMP附录《确认与验证》和《计算机化系统》宣传贯彻培训班”，为两个附录的实施创造有利条件。

为进一步提升监管干部队伍能力建设，先后举办了市、县（区）人民政府分管领导培训班、各级食品药品监管部门领导干部培训班和综合业务监管能力、统计工作，信息化建设，财务管理、药品、医疗器械安全监管、化妆品政策法规和技术、食品药品稽查等各级干部和监管人员培训活动，近500人参加了培训。

积极争取自治区人社厅专业技术人才知识更新工程和急需紧缺人才培养培训项目，组织开展“涉药人员能力提升急需紧缺人才培养培训”。宁夏药学会与山东大学网络教育学院合作，实施药学专业技术人员学历提升工程。2016年从山东大学网络教育学院宁夏药学会学习中心毕业的药学专业专、本科人数达到523人，并有1084人继续在册学习。全年，全区执业药师考试报名人数和考试通过率均呈明显上升趋势。自治区还先后派出两名业务骨干赴中国食品药品检定研究院进行为期两个月的进修学习。通过邀请区内外相关专家开展专题讲座等方式，不断更新业务人员专业知识，提高人才队伍整体素质，提升新技术应用水平。

2017年，按照“四统一”管理要求，组织全体机关干部参加自治区统一组织的各类干部职工教育培训，强化食药监管责任落实。邀请国家及自治区相关领域专家，举办全区药品GSP检查员培训班和保健食品生产许可审查员培训班，共培训310余人，提升了检(审)查员发现问题、处理问题的能力。全年有30余人次参加国家及自治区举办的各类专业及业务培训班，参加国家核查中心组织的专家讲坛视频培训10次。2月，宁夏食品药品安全检测年度首期培训班在中卫市举办。5月，举办了两期全区食品药品安全快速检测能力提升培训班，培训全区基层监管人员220名；食品药品安全监督所还举行了10期快检下基层分区培训班，培训全区各市县区基层监管人员487人，培训大型超市、农贸市场快检室人员169人。9月，为运用GMP自检手段识别药品质量，提高药品生产企业GMP实施的符合性和有效性，协调国家食药监管总局高级研修学院在银川举办药品生产企业质量风险控制与自检培训班，全区药品GMP检查员、市县市场监督管理局负责药品生产监管的工作人员、食品药品审评查验中心技术审评人员、各药品生产企业负责人、质量管理负责人、生产管理负责人、质量受权人等管理人员和技术人员参加了培训。先后举办各类执法监管和业务能力培训班38期，培训基层一线监管干部3500余人次。

三、干部选拔任用

2013 年，局党组制定落实《自治区食品药品监督管理局党的基层组织实行党务公开的实施意见》，及时公开干部任免、评先选优等重大事项，全面扩大群众的知情权、参与权和监督权。开展了机关处室、直属单位负责人述职述廉和民主测评活动，12 名机关处室、直属单位负责人接受群众评议和监督。是年，共选拔任用交流干部 39 名，强化了干部队伍梯度建设。

2014 年，先后选拔任用正、副处级干部 18 名，科级干部 17 名，交流调整选调干部 39 名。

2015 年，局党组进一步端正选人用人导向，制定了《拟提拔考察对象个人有关事项报告抽查核实操作规范》，坚持凡提必审、凡提必考、凡提必谈，坚决把好干部选拔任用的廉政关。全年推荐 1 名领导晋升正厅级职务，选拔任用 14 名干部，交流任职 16 名干部，25 名干部试用期满后办理正式任职手续。

2016 年，局党组认真落实《干部选拔任用工作全程纪实办法》，向自治区党委推荐提拔副厅级干部 1 名，选拔任用干部 5 名，轮岗交流干部 4 名，选调干部两名，采取竞聘上岗方式公开选聘副科级干部 9 名。

2017 年，局党组研究制定了《提拔任用干部前征求党风廉政情况办法》，进一步端正选人用人导向，坚决把好干部选拔任用的廉政关。

第二节　药品安全应急体系和应急能力建设

2013 年，根据机构改革职能调整，自治区食药监管局编制《自治区药品安全应急预案》《自治区药品安全应急预案操作手册》，建立完善药品安全应急体系，对药品安全应急管理工作流程进行规范，明确各级机构人员及职能分工。实施药品安全事件登记备案、事前评估、全程跟踪、信息反馈等相关制度，有效应对药品安全事故，尽可能减少事故带来的损失。

2014 年 10 月，国家食药监管总局印发《国家食品药品安全应急体系建设规划（2014—2016 年）》（食药监应急〔2014〕240 号）。按照规划要求，自治区食药监管局坚持以人为本、预防为主、依法处置、分级负责的原则，逐步建立健全药品安全突发事件应急机制，强化应急准备，积极应对药品突发事件，全区药品安全应急管理工作逐步得到加强。

2015 年，针对机构体制改革后出现的新情况、新问题，印发《2015 年食品药品安全应急管理工作要点》，对应急工作进行安排部署，及时调整应急工作领导小组，并将应急管理工作作为专项考核项目纳入自治区对各市县业务部门的年度考核内容，有力推进应急管理责任落实。制定了《宁夏食品药品安全突发事件防范和应对工作规程》《宁夏食品药品安全舆情监测和处置办法》，印发《关于加强食品药品安全重大(紧急)信息报送工作的通知》等。先后为基层采购配置计算机、服务器等设备，积极推进重大信息直报系统建设。积极开展专项应急检验工作。按照国家食药监管总局要求，快速高效完成 7 批风湿关节炎片、10 批跌打丸的检测并出具了检验报告。根据《开展明胶空心胶囊和胶囊剂药品专项监督检查和抽样的紧急通知》要求，快速完成 238 批空心胶囊和胶囊剂药品“铬”的检验检测及数据汇总上报工作。

2017 年，自治区党委办公厅、政府办公厅印发《关于落实食品药品安全党政同责的意见》(宁党办〔2017〕99 号)，明确由自治区人民政府发布药品安全突发事件应急预案，加强药品安全应急管理。

第三节　药品安全检验检测能力建设

2013 年，在药品安全性方面，自治区食药监管局主要从以下几个方面加强检验检测能力建设。

一是在中药质量专项检查中提高中药安全性检验检测能力。根据国家食药监管总局《关于进一步加强中药质量管理的紧急通知》(国食药监办〔2013〕2 号)精神，从检查范围、检查内容、中药饮片专项整治等方面部署全区中药生产质量监督检查相关工作，在检查中提高专业人员的中药检验检测能力。

二是提高全区基层监测人员药品不良反应监测工作能力。7 月 3 日，全区药品不良反应 / 事件病例报告质量检查专项工作会议在灵武市召开。此次会议统一了与会人员对常见严重药品不良反应技术规范和评价标准的认识，加深了对报告表的真实性、准确性、完整性要求的理解，对病例报告表中存在的问题有了更深刻、全面的了解，为下一步加强全区报告质量控制，提高新的、严重病例报告比例奠定了良好的基础，推进了药品不良反应监测工作向纵深发展，提高了全区基层监测人员药品不良反应监测工作的能力。

三是在药品抽检中提高基层监测人员对药物滥用的监测能力。全年，自治区食药监管局共完成药品检验 1489 批，医疗器械 210 批；上报有效药物滥用监测报表 1473 份，起草《宁夏回族自治区药物滥用监测管理办法》和《宁夏回族自治区药物滥用监测考核细则》，完成国家药品抽验计划 93 种 322 批抽样工作。

通过加强基本药物电子监管工作，提高检验检测与监管能力。在制定《宁夏回族自治区药品生产企业基本药物电子监管工作实施计划》的基础上，在门户网站上设立基本药物电子监管专栏，对药品生产、经营、流通全过程实施电子监管。

2014 年，在药品安全检验检测能力建设方面，继续在加强检验能力上下功夫。全年共完成药品检验 2576 批，医疗器械 210 批。检验工作严格执行检验操作规范等制度，检验率达 100%，无超期检验。同时，在药品评价性、能力验证与比对试验等方面进行强化。开展了 2014 年度全区药物滥用监测及数据统计工作，全年共上报有效监测报表 3231 件；开展了 2014 年国家药品评价性抽样工作，全年共完成 247 批样品的国家药品评价性抽样邮寄工作，涵盖全区 5 个地级市；开展了能力验证与比对试验工作，全年共参加药品、药用辅料、药品包装材料等领域共计 7 个检测项目的能力验证工作，结果均为满意或优秀。

2015—2016 年，不断加大设备硬件投入，提升药品检验检测能力。在检验检测能力建设方面，重点抓好两项工作。

一是抓基础谋重点。坚持从监管实际出发，紧跟监管步伐，监管的重点放在哪里，检验的重心就延伸到哪里，把检验检测队伍建成召之即来、来之能战、战之必胜的技术支撑队伍。

二是抓问题谋提升。聚焦药品检验工作中存在的突出问题，认真总结影响和制约药品检验工作质量、效率的主客观因素，在充分考虑药品检验特点的基础上，探索建立药品检验工作新机制、新模式，缩短检验检测周期，提高检验工作效率。同时，结合业务实际，定向发力，不断拓展检验检测范围，努力提高药品的全检率，提升检验工作质量。

2017 年，为进一步提升全区药品实验室检验检测能力，促进实验室规范化管理；提升和评价全区药品检验机构和药品生产企业的质量检测能力与水平，确保检验检测数据准确可靠，开展药品检验机构和药品生产企业实验室检验比对工作。全区有 14 家药品检验机构、药品生产企业、医疗机构制剂室参加比对。在药品生产企业中开展实验室比对工作，在全区尚属首次。这项工作的开展，有利于监管部门强化对药品生产企业实验室的监督管理，推进全行业检测检验技术能力的提高。

第九章　党群工作

2013年，自治区食药监管局党组针对营造风清气正发展环境和自治区党委巡视组提出的问题，在开展党的群众路线教育实践活动中，加强班子建设和队伍建设，提升班子凝聚力和队伍战斗力。同时，贯彻中央八项规定精神，落实党组主体责任、纪委监督责任，层层传导压力，形成上下贯通、层层抓落实的工作格局。

2014—2015年，局党组通过思想政治教育、继续教育、干部管理等加强干部队伍建设；通过主题教育、专题教育培训、主题党日活动、党员管理等加强党员队伍建设，增强党员服务意识；通过开展群众性文化活动、道德礼仪建设、文明单位创建、发挥工青妇组织作用、丰富职工文体生活、建立健全激励关怀帮扶机制、深化服务型党组织等创建活动，不断加强精神文明建设。

2017年，局党组认真学习贯彻落实党的十九大精神，党组抓党建更加有力。结合自治区党委第二巡视组的巡视整改，党组成员直接担任支部书记，变“一岗双责”为“双岗双责”。强化巡视震慑力，专门制定了《机关党委工作规则（试行）》，明确党务公开、党风党纪等各项制度，增强刚性约束力，有力推动了全面从严治党向纵深发展。同时，创新党建活动方式，通过党建引领，在全系统形成了大家一起抓工作的合力，形成了比学赶超的浓厚氛围。发挥好政治巡视利剑作用，发现问题，解决问题，形成震慑。

第一节　党群组织

一、局机关党组织

2014年7月，自治区机构改革，新组建宁夏回族自治区食品药品监督管理局，成立自治区食品药品监督管理局党组，核定党组成员 8 名。同时，成立机关党委，负责机关党的建设工作，指导所属单位的党群工作。

二、基层党组织

2008 年，自治区食品药品监督管理局成立，设机关党委，并设机关党委专职副书记 1 名，负责机关党的建设工作，指导所属单位的党群工作。

2013 年，局机关、直属事业单位有 1 个党总支，即食品药品检验所党总支。有 6 个党支部，分别为办公室党支部、人事与老干部处党支部、食品监管处党支部、药品与医疗器械监管处党支部、稽查处与投诉举报中心党支部、离退休老干部党支部。党总支和各支部共有党员 136 名。

2014 年，经过调整，局机关设 8 个党支部，有党员 87 人。其中离退休党员 28 人；直属事业单位 1 个党总支 3 个党支部，共有党员 79 人（不包括非在职党员 14 人）。此后，根据全局实际情况对党支部设置进行调整，截至 2017 年 10 月，自治区食药监管局机关党委共有党支部 23 个。其中，局机关党支部 14 个，离退休干部党支部 1 个；局直属事业单位党总支 1 个(3 个支部)，党支部 5 个。

2015 年 6 月 25 日，召开局机关党委换届选举党员大会。

2017 年 11 月 15 日，局机关党委将原来 14 个党支部调整优化为 6 个，并通过公推直选办法，全部完成党支部改选工作，6 名党组成员直接担任党支部书记，变“一岗双责”为“双岗双责”，有效保证了党员领导干部自觉参加所在支部活动的常态化。机关各党支部党员总数在 8 人以上，且分布在 2 个以上的处室，既具备了设立支委会的条件，又为划分党小组创造了条件。

三、群团组织

（一）工会

2014 年 3 月，根据《中华人民共和国工会法》《中国工会章程》及有关法律法规要求，自治区食药监管局决定成立局直属机关工会。工会委员会设委员 5 名，其中主席 1 名。同时，成立经费审查委员会，设委员 3 名，其中主任 1 名；成立女职工委员会，设委员 3 名，其中主任 1 名。

（二）共青团

2016年8月30日，通过民主选举的方式，选举产生了自治区食药监管局机关团委第一届委员会。委员会设委员5名，其中团委书记1名。首届机关团委下设3个团支部。

（三）协会

2013年12月，自治区食药监管局就宁夏医疗器械行业协会筹备组《关于筹备成立宁夏医疗器械行业协会的申请》作出批复，同意筹备成立宁夏医疗器械行业协会。2014年8月20日，宁夏医疗器械行业协会正式成立。注册地址在银川市永宁县望远经济开发区北方置业N组团。上级主管单位为自治区食药监管局，由自治区民政厅批准。第一届会员单位有62家，会长单位宁夏美益康医疗器械有限公司，会长杜小梅，法人杜小梅。2017年8月与自治区食药监管局脱钩，上级主管单位换为自治区卫生健康委员会。

（四）学会

1979年5月，宁夏药学会成立，业务主管单位为自治区科学技术协会，登记管理机关为自治区民政厅，业务指导单位为自治区药品监督管理局。学会业务范围包括学术研究、经验交流、人才培训、咨询服务等。2017年4月，宁夏药学会党支部成立。2013—2017年，主要开展了以下各项工作，取得了多项成绩。

2013年，宁夏药学会召开了七届三次全体理事会议，选举武晓平为学会理事长。同年，学会受自治区食品药品监督管理局的委托，向国家执业药师资格认证中心推荐的23名执业药师入选国家执业药师工作专家库，任期4年。宁夏药学会被自治区科协评为2013年度先进学会，山东大学网络教育学院宁夏药学会校外学习中心被全国高校现代远程教育协作组评为优秀校外学习中心。

2014年1月10日，召开宁夏药学会2013年度学术年会，向入选中国执业药师专家库专家颁发了聘书。宁夏药学会校外学习中心被全国高校现代远程教育协作组评为优秀校外学习中心。

2015年1月17日，举办宁夏药学会校外学习中心首届学生毕业典礼。

2016年1月，召开宁夏药学会第七届五次理事会，会议通过刘雪岚为宁夏药学会秘书长。10月，召开第八次会员代表大会，选举武晓平为理事长，殷远和、马如林、文友民、巨丽红、余建强、刘雪岚、何仲彤、张国权为副理事长，选举刘雪岚为秘书长。同时选举产生了宁夏药学会第一届监事会，监事长为巨丽红。同年，宁夏药学会被自治区科协评为全区先进学会，被自治区民政厅评为4A级社会组织。

2017年3月，宁夏药学会举办实施《执业药师业务规范》暨执业药师专用徽章佩戴启动仪式，宁夏第一批50名执业药师佩戴了“中国执业药师徽章”。8月19—20日，由宁夏药学会承办的西部药学高峰论坛于在银川举行，来自陕西、甘肃、宁夏、青海、新疆、内蒙古、山西、贵州、四川、重庆、云南、广西、西藏、成都等14省区市药学会理事长、秘书长和700多名药学工作者参加了会议。12月，宁夏药学会被自治区科协评为全区先进学会。

第二节　党员队伍

一、党员规模

2013年，自治区食药监管局机关、直属事业单位共有党员136名。

2014年，自治区机构改革，新组建的自治区食药监管局共有党员166名，其中局机关党员87名，局属事业单位党员79名。

2017年，全局共有党员204名，其中局机关党员103名，局属事业单位党员101名。

二、党员教育

（一）党的群众路线教育实践活动

2013年，局党组按照党中央和自治区党委安排部署，以为民务实清廉为主要内容，以解决“四风”（形式主义、官僚主义、享乐主义、奢靡之风）问题为总目标，以落实中央八项规定精神和自治区若干规定为切入点，紧紧围绕“照镜子、正衣冠、洗洗澡、治治病”的总要求，精心组织安排，结合实际开展党的群众路线教育实践活动。通过向各市县局、食品药品生产经营企业发放调查表，召开专题民主生活会，与干部职工座谈，以及党员领导干部之间开展交流谈心等方式，广泛征求意见建议，汇总梳理出“四风”方面存在的突出问题，制定切实可行的整改措施，并进行全面整改落实，将党的群众路线教育实践活动推向深入，取得实在的成效。

一是广开大门纳良谏。围绕“四风”和群众关注的食品药品安全热点难点问题，通过多种渠道征求到6个方面18类359条意见建议。对征集的意见建议汇总后形成调查问卷分析报告发各处室进行“照镜子”，对号入座，严格整改抓落实。

二是建章立制破“四风”。通过教育实践活动，积极改进“四风”方面存在的突出问题，制定完善多项工作制度和措施，局领导班子带头执行，带头克服形式主义，务求简洁高效，摒弃官僚主义，务求深入实际，抵制享乐主义，务求身先士卒，杜绝奢靡之风，务求防微杜渐，教育实践活动达到了预期目的。

三是集中力量解难题。将教育实践活动与推进业务工作相结合，与解决问题相结合。在督查工作中采取“四不两直”的工作方法，不发通知、不打招呼、不听汇报、不陪同和接待，直奔企业、直插现场，对全区各市、县(区)监管部门、企业进行了暗访巡查。在全系统半年工作会议上，不讲成绩，逐一点评分析存在的问题，通过揭短、亮丑，使监管人员脸红、出汗，达到了洗洗澡、治治病的目的。10月，又对问题整改情况进行了督查。

四是集中开展了“四查四清理”活动。对机关的所有固定资产进行重新登记造册，做到了底数清；清理了单位会议、文件、简报、接待、出国等方面的问题；重新将各类行政性收费、行政审批事项、各类达标活动、各类积案进行摸底、清理；清理了各级领导干部的各类会员卡，如实上报清理情况。通过党的群众路线教育实践活动，机关作风极大转变，勤俭节约意识明显增强。

（二）“学党章、守纪律”集中教育活动

2013年，根据自治区党委《关于开展“学党章、守纪律”集中教育活动的通知》(宁党办〔2013〕11号文件)精神，局党组组织开展了“学党章、守纪律”集中教育活动。

一是及时动员部署。召开“学党章、守纪律”集中教育活动动员大会，自治区食药监管局党组书记、局长武晓平就开展集中教育活动的重要意义、目标要求、方法步骤、组织领导 4 个方面作出安排部署。各基层党组织通过召开党员大会等形式进行动员教育，制订了活动计划。

二是抓好集中学习。动员部署后，局机关集中 7 天时间，组织全体党员干部进行集中学习教育。为全面理解党的性质、宗旨、指导思想、奋斗纲领和重大方针政策，自治区食药监管局党组专门邀请自治区党校专家为全体党员作了专题报告。在集中学习的基础上，组织召开党组中心组和党员学习新党章交流研讨会，13 名党员干部作了交流发言。同时，按照自治区直属机关工委的要求，在机关、直属单位党员中开展了党章知识答题活动。

三是认真对照检查。在第一阶段组织学习的基础上，各级党组织从遵守政治纪律、履职尽责、依法办事、改进作风、优化环境、服务和改善民生、廉洁自律、治理慵懒散奢等方面，向社会各界和服务对象、基层事业单位发放征求意见表 100 余份，征求到群众意见建议 13 条。组织全体党员开展讨论交流座谈会 3 次，撰写党性分析材料和心得体会 111 份，召开组织生活会 8 次。

四是加强宣传营造氛围。各级党组织先后办集中教育活动专栏 4 期、板报 2 期、开设学习园地 1 块，营造了浓厚的学习教育氛围。

2014 年，继续开展党的群众路线教育实践活动和“学党章、守纪律”集中教育活动。

（三）“三严三实”专题教育

2015 年，按照党中央部署要求和自治区党委的安排部署，局党组组织开展了“三严三实”（严以修身、严以用权、严以律己；谋事要实、创业要实、做人要实）专题教育活动。在“三严三实”专题教育中，着重加强“守纪律、讲规矩”教育，与党员签订“守纪律、讲规矩”承诺书，在党员中进行党规党纪知识测试。按照“三严三实”专题教育实施方案要求，组织开展“严以修身，加强党性修养，坚定理想信念，把牢思想和行动的‘总开关’；严于律己，严守党的政治纪律和政治规矩，自觉做政治上的‘明白人’；严以用权，真抓实干，实实在在谋事创业做人，树立忠诚、干净、担当的新形象”等专题学习研讨活动。以处级以上领导干部为重点，先后组织中心组学习 11 次，专门邀请 13 名领导专家对机关干部进行党纪法规培训，开展了 3 次专题交流讨论，5 次研究党风廉政建设工作，组织 41 名党员干部谈心得、谈体会、谈认识，有效推动了守纪律、讲规矩入脑入心。6 月 19 日，《宁夏日报》第七版刊登了自治区食药监管局《弘扬“三严三实”精神　落实四个最严要求》的署名文章。“三严三实”专题教育与当前监管工作任务结合起来，切实做到两手抓、两不误、两促进。

（四）“两学一做”学习教育

2016 年，按照党中央、自治区党委的安排部署，局党组组织开展了“两学一做”（学党章党规、学系列讲话，做合格党员）学习教育。局党组深入贯彻全面从严治党要求，认真落实“一岗双责”，针对“两学一做”“一岗双责”等开展专题辅导与培训，安排党组书记讲党课，组织处级以上领导干部进行集中学习交流。机关党委结合纪念红军长征胜利 80 周年、庆祝八一建军节等活动，组织各支部书记、机关全体党员参观六盘山革命纪念馆和“重走长征路，重温入党誓词”等实践活动。各党支部依托“三会一课”等党的组织生活制度，发挥党支部自我净化、自我提高的主动性，把党的思想政治建设抓在日常、严在经常。

2017 年 5 月 19 日，自治区食药监管局党组围绕“强信仰信念，做到政治合格；强纪律规矩，做到执行纪律合格；强修身律己，做到品德合格；强责任担当，做到发挥作用合格”4 个专题制定印发实施方案，推进“两学一做”学习教育常态化制度化。组织广大党员干部在认真学习贯彻党的十八大及十八届历次全会精神、习近平总书记系列重要讲话精神，以推动“两学一做”学习教育常态化、制度化为主线，切实落实“三会一课”制度，并以抓教育、抓制度、抓监督为重点，狠抓党风廉政建设责任制落实，着力解决药品监督管理工作中存在的各类问题；组织各支部党员开展“我的初心我的成长——做政治合格共产党员”专题演讲比赛和“两学一做”学习教育应知应会考试。

三、机关党委组织的主题党日活动

2013—2017 年，全面开展主题党日活动。主题党日活动与“三会一课”紧密结合，围绕主题，组织学习讨论、党性分析、民主议事决策、服务党员群众等展开活动，并充分运用红色资源、警示教育基地、基层（扶贫）联系点和网络平台，开展内容丰富、形式多样的活动。每逢七一建党节、八一建军节、国庆节等重大节日，固定开展相关主题党日活动成为局机关党委开展主题党日活动的亮点。

2013年，深入开展“三服务一推进”主题实践和党员志愿服务活动，不断增强党员干部联系群众服务基层的本领。通过“党支部结对共建”“进农村、访农户、话未来”“捐资助学”等活动，扎实开展“下基层、解民忧、帮发展、促和谐”活动。围绕创建自治区级文明单位要求，开展文明处室创建、道德讲堂、环境美化、文明礼仪教育活动，形成了人人崇尚文明、爱护文明、践行文明的良好氛围。同时，局机关党委组织机关干部职工参加自治区政府举办的“庆五一”书法、绘画、摄影展活动，开展健身爬山活动、歌咏比赛等。举办了2013年“清凉宁夏”药监专场文化活动。在八一建军节之际，组织局全体党员和干部职工到驻宁某部队体验生活，增强党员干部的政治责任感和遵章守纪意识。

2014年，充分发挥党组织的引领作用，调动工青妇等群团组织积极参加区直机关工委组织的“新思路、新宁夏”知识竞赛、趣味运动会等活动，以科室为单位开展跳绳、拔河等文体活动，努力丰富职工文化生活。

2015年，局机关党委把“下基层”活动和定点帮扶工作作为党的群众路线教育实践活动的重要载体，组织党员干部深入开展“送政策”活动。10月17—22日，局各支部(总支)组织全体党员到西吉县王民乡三岔村进行“三同”实践教育锻炼。

是年，发挥工青妇作用，组织演讲比赛、道德讲堂、登山比赛、趣味运动会等，参加自治区直属机关工委主办的趣味运动会等活动。11月20日，局机关开展了“三严三实”专题教育第二次交流研讨暨食品药品监管职业道德大讲堂活动。

2016年，局机关党委坚持开展“三同”实践教育活动。7月1日，在三岔村小学举行儿童“微心愿”认领活动暨助力扶贫捐赠仪式。在六盘山红军长征纪念馆举行庆祝建党95周年、红军长征胜利80周年暨七一表彰活动，接受爱国主义、革命传统教育，重温入党誓词。同时，在六盘山脚下开展“重走长征路”党性教育活动，感悟长征精神内涵，增强党的意识和党员意识。8月1日，局机关开展“两学一做”学习教育军事日活动，通过对闽宁镇发展史的现场观摩，加深对合格党员标准和要求的感受感悟，努力为人民群众饮食用药安全履好职、尽好责。

2017 年，开展党群共建活动，组织职工开展登山比赛、趣味运动会、新春联欢会等文体活动。春节前夕，局机关举行干部职工新春联谊会，表彰先进，恭贺新春，教育引导干部职工崇廉拒腐，树立良好家风，杜绝“节日腐败”，严防“四风”反弹。6 月 30 日，自治区食药监管局机关举行“我的初心、我的成长——做政治合格共产党员”主题演讲活动，庆祝建党 96 周年。19 名党员围绕活动主题，联系实际，激扬文字，抒发感怀，展示新时期自治区食药监管局机关党员在各自岗位上的精神风貌，传递向上向善的正能量。同时，对 6 个先进基层党组织、10 名优秀共产党员和 3 名优秀党务工作者进行表彰，树立了先进典型。

四、党员管理

2013 年，坚持按照“选优配强一个好书记、谋划一个好思路、完善一套好制度、管理一个好阵地、创新一系列好活动”等“五个一”标准，进一步加强党支部规范化建设。局机关两个党支部和 1 个基层党总支被自治区直属机关工委评为“典型示范党组织”。

2014 年，通过组织生活会加强民主评议党员。组织生活会一方面从组织集中学习打牢思想基础，开展谈心谈话广泛征求意见，对照党章标准查找突出问题，开展自我评价、撰写党性报告等方面进行自评，另一方面从思想合格、组织合格、作风合格、纪律合格 4 个方面进行互评。在自评和互评基础上提出整改措施。

从 2015 年开始，局党组先后开展了星级党员评定和党组织星级考核活动，机关党委印发了《自治区食品药品监督管理局党员星级评定评分标准》《自治区食品药品监督管理局基层服务型党组织建设星级管理考核办法》及其考核细则，提高党员爱岗敬业、服务群众、遵纪守法等方面的责任、意识和能力，加强对基层党组织的考核。星级评定标准是：95 分（含 95 分）以上的为“五星”级，90～94 分的为“四星”级，80～89 分为“三星”级，70～79 分为“二星”级，65～69 分为“一星”级，64 分以下的党组织为整改对象。

根据各党支部考核得分情况，首次确定的星级等次结果如下：“二星”级党支部 9 个，分别是药检所党总支、人事与老干部处党支部、机关党委监察室党支部、食品流通监管处党支部、稽查局党支部、规划财务处党支部、食品生产监管处党支部、医疗器械监管处党支部、食品检测中心党支部。“一星”级党支部 6 个，分别是食品药品审评认证与投诉中心党支部、药品流通监管处党支部、办公室党支部、食品药品安全监督所党支部、餐饮食品监管处党支部、综合协调与应急管理处党支部。列为“整改对象”的党支部 4 个。

2016 年，按照局党组《2016 年基层服务型党组织建设星级管理考核办法》的有关要求考核各基层党组织，19 个党支部全部实现增星晋级。根据各支部考核得分情况，确定了星级等次结果。其中，“三星级”党支部两个，分别是餐饮食品监管处党支部、宁夏药品检验所党总支。“二星级”党支部 9 个，分别是人事与老干部处党支部、机关党委监察室党支部、食品流通监管处党支部、稽查局党支部、规划财务处党支部、食品生产监管处党支部、医疗器械监管处党支部、食品检测中心党支部、食品药品安全监督所党支部。“一星级”党支部 8 个，分别是药品流通监管处党支部、办公室党支部、综合协调与应急管理处党支部、科技与法规处党支部、保健食品与化妆品监管处党支部、药品注册与安全监管处党支部、药品不良反应监测中心党支部、食品药品审评认证与投

表 9–1　2013—2017 年党组织表彰名表

单位名称	荣誉称号	表彰时间	命名单位
食品药品检验所党总支	先进党支部	2013 年	自治区食药监管局机关党委
办公室党支部	先进党支部	2013 年	自治区食药监管局机关党委
药品注册与安监处党支部	先进党支部	2013 年	自治区食药监管局机关党委
人事与老干部处党支部	先进党支部	2014 年	自治区食药监管局机关党委
食品卫生监督管理处党支部	先进党支部	2014 年	自治区食药监管局机关党委
食品安全监督所党支部	先进党支部	2014 年	自治区食药监管局机关党委
食品生产监管处党支部	先进基层党组织	2015 年	自治区区直机关工委
药品检验所党总支	先进基层党组织	2015 年	自治区食药监管局机关党委
食品检测中心党支部	先进基层党组织	2015 年	自治区食药监管局机关党委
人事与老干部处党支部	先进基层党组织	2015 年	自治区食药监管局机关党委

续表

单位名称	荣誉称号	表彰时间	命名单位
规划财务处党支部	先进基层党组织	2015 年	自治区食药监管局机关党委
食品流通处党支部	先进基层党组织	2015 年	自治区食药监管局机关党委
稽查局党支部	先进基层党组织	2015 年	自治区食药监管局机关党委
食品药品评审认证与投诉举报中心党支部	先进基层党组织	2016 年	自治区区直机关工委
药品检验所党总支	先进基层党组织	2016 年	自治区食药监管局机关党委
办公室党支部	先进基层党组织	2016 年	自治区食药监管局机关党委
人事教育与老干部党支部	先进基层党组织	2016 年	自治区食药监管局机关党委
餐饮食品监管处党支部	先进基层党组织	2016 年	自治区食药监管局机关党委
药品流通监管处党支部	先进基层党组织	2016 年	自治区食药监管局机关党委
食品安全监督所党支部	先进基层党组织	2016 年	自治区食药监管局机关党委
药品检验所党总支	先进基层党组织	2017 年	自治区食药监管局机关党委
食品药品审评查验中心党支部	先进基层党组织	2017 年	自治区食药监管局机关党委
办公室党支部	先进基层党组织	2017 年	自治区食药监管局机关党委
人事与老干部处党支部	先进基层党组织	2017 年	自治区食药监管局机关党委
食品流通监督管理处党支部	先进基层党组织	2017 年	自治区食药监管局机关党委
药品流通监督管理处党支部	先进基层党组织	2017 年	自治区食药监管局机关党委

表 9-2　2013—2017 年表彰的优秀党员名表

姓名	工作单位	荣誉称号	表彰时间	命名单位
唐银虎	监察室	优秀共产党员	2013 年	自治区食药监管局机关党委
赵胜	办公室	优秀共产党员	2013 年	自治区食药监管局机关党委
李永清	人事与老干部处	优秀共产党员	2013 年	自治区食药监管局机关党委
徐艳玲	食品卫生监督处	优秀共产党员	2013 年	自治区食药监管局机关党委
杨崇杰	保健食品与化妆品监管处	优秀共产党员	2013 年	自治区食药监管局机关党委
马泰	药品注册与安全监管处	优秀共产党员	2013 年	自治区食药监管局机关党委
杨建	稽查处	优秀共产党员	2013 年	自治区食药监管局机关党委
张晟	医疗器械监管处	优秀共产党员	2013 年	自治区食药监管局机关党委

续表

姓名	工作单位	荣誉称号	表彰时间	命名单位
王志辉	药品不良反应监测中心	优秀共产党员	2013 年	自治区食药监管局机关党委
王凯	食品安全监督所	优秀共产党员	2013 年	自治区食药监管局机关党委
王建宁	食品药品检验所质量管理室	优秀共产党员	2013 年	自治区食药监管局机关党委
狄天云	食品药品检验所业务管理室	优秀共产党员	2013 年	自治区食药监管局机关党委
齐喜红	食品药品检验所	优秀共产党员	2013 年	自治区食药监管局机关党委
李永清	餐饮食品监管处	优秀共产党员	2014 年	自治区区直机关工委
罗静	食品卫生监督管理处	优秀共产党员	2014 年	自治区食药监管局机关党委
赵胜	办公室	优秀共产党员	2014 年	自治区食药监管局机关党委
王梦华	人事与老干部处	优秀共产党员	2014 年	自治区食药监管局机关党委
黑生虎	保健食品与化妆品监管处	优秀共产党员	2014 年	自治区食药监管局机关党委
王松安	稽查处	优秀共产党员	2014 年	自治区食药监管局机关党委
马泰	医疗器械监管处	优秀共产党员	2014 年	自治区食药监管局机关党委
孟斌	机关党委	优秀共产党员	2014 年	自治区食药监管局机关党委
马晓玉	药品不良反应监测中心	优秀共产党员	2014 年	自治区食药监管局机关党委
郑战峰	食品安全监督所	优秀共产党员	2014 年	自治区食药监管局机关党委
吕毅	食品药品检验所	优秀共产党员	2014 年	自治区食药监管局机关党委
王庆	食品药品检验所	优秀共产党员	2014 年	自治区食药监管局机关党委
朱会琴	食品药品检验所	优秀共产党员	2014 年	自治区食药监管局机关党委
刘雪岚	机关党委	优秀党务工作者	2014 年	自治区食药监管局机关党委
徐艳玲	食品卫生监督管理处	优秀党务工作者	2014 年	自治区食药监管局机关党委
郑战峰	食品药品投诉举报中心	优秀共产党员	2015 年	自治区区直机关工委
唐银虎	监察室	优秀共产党员	2015 年	自治区食药监管局机关党委
王占军	办公室	优秀共产党员	2015 年	自治区食药监管局机关党委
贺灵萍	规划财务处	优秀共产党员	2015 年	自治区食药监管局机关党委
陈思宇	人事与老干部处	优秀共产党员	2015 年	自治区食药监管局机关党委
吴丹	科技与法制处	优秀共产党员	2015 年	自治区食药监管局机关党委
叶上云	综合协调与应急管理处	优秀共产党员	2015 年	自治区食药监管局机关党委

续表

姓名	工作单位	荣誉称号	表彰时间	命名单位
张华	食品生产监管处	优秀共产党员	2015 年	自治区食药监管局机关党委
马勇	食品流通处	优秀共产党员	2015 年	自治区食药监管局机关党委
徐艳玲	食品卫生监督管理处	优秀共产党员	2015 年	自治区食药监管局机关党委
黑生虎	保健食品与化妆品监管处	优秀共产党员	2015 年	自治区食药监管局机关党委
吕莉	药品注册与安全监管处	优秀共产党员	2015 年	自治区食药监管局机关党委
杨学礼	药品流通处	优秀共产党员	2015 年	自治区食药监管局机关党委
史炜	食品药品审评认证中心	优秀共产党员	2015 年	自治区食药监管局机关党委
狄天云	食品药品检验所	优秀共产党员	2015 年	自治区食药监管局机关党委
王庆	食品药品检验所	优秀共产党员	2015 年	自治区食药监管局机关党委
王国礼	食品药品安全监督所	优秀共产党员	2015 年	自治区食药监管局机关党委
吴明	食品检测中心	优秀党务工作者	2015 年	自治区食药监管局机关党委
刘雪岚	机关党委	优秀党务工作者	2015 年	自治区食药监管局机关党委
卢军涛	医疗器械监管处	优秀党务工作者	2015 年	自治区食药监管局机关党委
赵显平	办公室	优秀共产党员	2016 年	自治区食药监管局机关党委
杨崇杰	人事与老干部处	优秀共产党员	2016 年	自治区食药监管局机关党委
贺灵萍	规划财务处	优秀共产党员	2016 年	自治区食药监管局机关党委
李永杰	科技与法规处	优秀共产党员	2016 年	自治区食药监管局机关党委
刘斌	食品稽查专员	优秀共产党员	2016 年	自治区食药监管局机关党委
马泰	食品生产监管处	优秀共产党员	2016 年	自治区食药监管局机关党委
余彩云	食品流通监管处	优秀共产党员	2016 年	自治区食药监管局机关党委
王俊鹏	餐饮食品监管处	优秀共产党员	2016 年	自治区食药监管局机关党委
黑生虎	保健食品与化妆品监管处	优秀共产党员	2016 年	自治区食药监管局机关党委
罗磊	药品注册与安全监管处	优秀共产党员	2016 年	自治区食药监管局机关党委
王松安	医疗器械监管处	优秀共产党员	2016 年	自治区食药监管局机关党委
王占军	药品流通处	优秀共产党员	2016 年	自治区食药监管局机关党委
杨建	稽查局	优秀共产党员	2016 年	自治区食药监管局机关党委
黄烨	机关党委	优秀共产党员	2016 年	自治区食药监管局机关党委

续表

姓名	工作单位	荣誉称号	表彰时间	命名单位
狄天云	药品检验所	优秀共产党员	2016 年	自治区食药监管局机关党委
王庆	药品检验所	优秀共产党员	2016 年	自治区食药监管局机关党委
彭福林	药品检验所	优秀共产党员	2016 年	自治区食药监管局机关党委
马桂娟	食品检验中心	优秀共产党员	2016 年	自治区食药监管局机关党委
吴少涛	食品检验中心	优秀共产党员	2016 年	自治区食药监管局机关党委
道浩	药品不良反应监测中心	优秀共产党员	2016 年	自治区食药监管局机关党委
母义虎	食品药品投诉举报中心	优秀共产党员	2016 年	自治区食药监管局机关党委
马海涛	人事与老干部处	优秀党务工作者	2016 年	自治区食药监管局机关党委
刘峰	药品检验所	优秀党务工作者	2016 年	自治区食药监管局机关党委
吴淑岚	药品流通处党支部	优秀党务工作者	2016 年	自治区食药监管局机关党委
马玲	宁夏药品检验研究院	优秀共产党员	2017 年	自治区区直机关工委
陈思宇	办公室	优秀共产党员	2017 年	自治区食药监管局机关党委
刘芳	人事与老干部处	优秀共产党员	2017 年	自治区食药监管局机关党委
贺灵萍	规划财务处	优秀共产党员	2017 年	自治区食药监管局机关党委
孟斌	药品流通监督管理处	优秀共产党员	2017 年	自治区食药监管局机关党委
邢吉峰	科技与法制处	优秀共产党员	2017 年	自治区食药监管局机关党委
李永清	综合协调与应急管理处	优秀共产党员	2017 年	自治区食药监管局机关党委
姚立兵	食品药品审评查验中心	优秀共产党员	2017 年	自治区食药监管局机关党委
冯琳	医疗器械监督管理处	优秀共产党员	2017 年	自治区食药监管局机关党委
王凯	食品药品安全监督所	优秀共产党员	2017 年	自治区食药监管局机关党委
冯雪	保健食品与化妆品监督管理处	优秀共产党员	2017 年	自治区食药监管局机关党委
开瑞强	机关党委	优秀党务工作者	2017 年	自治区食药监管局机关党委
邓平	稽查局	优秀党务工作者	2017 年	自治区食药监管局机关党委
张罡	药品检验所	优秀党务工作者	2017 年	自治区食药监管局机关党委

诉中心党支部。

2017 年，局党组重新修订基层服务型党组织星级评定考核指标，深化基层服务型党组织建设。把党支部评星定级、党员评星定格作为“两学一做”学习教育常态化制度化的有效载体，抓在日常、长期坚持。局机关党委及时调整“评星定级”标准，实行动态管理，推动基层党组织晋位升级。以党支部为基本单位，按照体现先进性、党员好落实、群众看得见、组织能考评、长期能坚持的要求，建立成绩、问题、任务、责任“四个清单”，引导党员立足岗位发挥先锋作用。多个党支部晋位升级，5 个党支部、1 个党总支获评先进基层党组织，14 人获评优秀共产党员。

第三节　文明创建

2013 年，制定印发《自治区食品药品监督管理局创建自治区文明单位活动方案》，坚持“五个好”“五带头”标准，建立健全党员干部“立足岗位创先争优”长效机制，不断加强精神文明建设。

着力加强机关公务道德礼仪建设。组织开展“学雷锋进社区、进农村”“学雷锋日行一善”“结对共建、先锋同行”等主题活动；健全完善文明礼仪建设方面的制度、规定，积极开展文明行业、规范服务活动，不断提升机关的公信力、执行力和创新力。开展创先争优、文明单位创建活动。发挥工青妇群团组织作用，按照各自章程开展“职工之家”“青年文明号”“巾帼文明岗”等创建活动。坚持开展关爱活动。局机关工会坚持开展“生日关怀”“送温暖，献爱心”活动。

2014 年，鼓励、推荐符合条件的处室、党员、团员青年参与各类创先争优活动，不断巩固思想道德和精神文明建设成果，增强干部职工的担当意识、使命意识和责任意识。组织安排在职及离退休干部职工进行体检，看望慰问住院职工，保障职工的合法权益。同时，继续深入开展“群众评议机关和干部作风”活动，把群众反映的典型不良作风作为评议内容，着力推进机关和干部作风建设。

2015 年，持续开展创先争优、文明单位创建活动。建立健全激励、关怀、帮扶机制。坚持开展“生日关爱”“送温暖，献爱心”活动，促进单位文明和谐。在春节等重大节日前夕，集中慰问全体离退休干部职工、老党员和生活困难职工。开展“喜迎中阿博览会、争做文明银川人”义务宣传活动，为中阿博览会成功举办营造良好的社会人文环境。宁夏药品检验所被评为兴庆区文明单位。

2016 年，制订计划，组织开展岗位大练兵、技术大比武活动，引导干部职工在干中练，在练中比，通过比练活动提高干部职工的专业技能，巩固文明创建成果。

2017 年，组织干部职工参加“为宁夏南部山区留守儿童助学”等募捐活动。宁夏药品检验所中药室被自治区总工会授予“自治区工人先锋号”荣誉称号。

第四节　党风廉政建设

一、组织机构

2002 年，自治区食品药品监督管理局成立。2014 年，自治区机构改革时，新组建了自治区食品药品监督管理局，同时成立局党组。

2015 年 6 月 25 日，在机关党委换届选举中，同步选举产生了局机关纪委。

2000 年 6 月 30 日，根据《自治区纪律检查委员会、自治区编制委员会办公室、自治区监察厅关于在自治区政府各部门、各有关单位派驻纪检、监察机构和人员编制的通知》(宁编办〔2000〕31 号)要求，自治区纪委向自治区食品药品监督管理局派驻纪检组、监察室。2016 年 8 月 27 日，自治区编制委员会印发《关于调整自治区纪委派驻自治区级党和国家机关纪检机构编制有关事项的通知》(宁编发〔2016〕36 号)要求，设驻自治区食品药品监督管理局纪检组。

二、制度建设

2013 年，以制度规范为抓手，加强党风廉政建设。其中《党风廉政建设责任考核和责任追究办法》《机关公职人员不当行为问责实施办法》《领导干部廉政谈话制度》《行政执法过错责任追究办法》被列入重点制度进行修订和完善。以风险防控为重点，规范权力运行。局党组将廉政风险防控管理作为党风廉政建设工作的重点，制定印发了《关于进一步加强廉政风险防控工作的通知》，围绕清权、规权、限权、控权，深入推进廉政风险防控。中央八项规定和自治区若干规定出台后，局党组及时组织传达学习，并以学习贯彻中央八项规定精神和自治区若干规定为重点，加强改进作风建设。结合药监实际，制定了《自治区食品药品监督管理局党组关于改进工作作风的自律规定》，从认真调查研究、民主团结和谐、密切联系群众、精减会议文件，改进公务活动、切实厉行节约等六个方面提出十八项具体措施。在端正学风方面，建立了《干部理论学习考评制度》；在反对形式主义方面，制定了《领导干部下基层调研工作制度》《领导干部定期接访制度》；在反对官僚主义方面，制定了《局党组领导班子议事规则和决策程序》；在反对享乐主义和奢靡之风方面，制定了《公务接待、培训、公车使用管理规定》《因公出国（境）管理规定》，并对照《党政机关厉行节约反对浪费条例》，制定了《反对浪费厉行节约规定》《差旅费报销管理办法》等规章制度，逐步形成用制度管权、管事、管人的良好局面。以风险防控为基础，构筑防控体系。深入推进廉政风险点防控，建立内部财务审计制度，对行政审批权，执法监管权、人事任免权、财务管理权等重点部位加大风险防控力度。

2014 年，自治区食药监管局党组认真落实《党风廉政建设责任考核和责任追究办法》《关于进一步加强廉政风险防控工作的通知》《机关公职人员不当行为问责实施办法》《干部理论学习考评制度》《领导干部下基层调研工作制度》《领导干部定期接访制度》《公务接待、培训、公车使用管理规定》《因公出国（境）管理规定》《党政机关厉行节约反对浪费条例》《反对浪费厉行节约规定》《差旅费报销管理办法》《执法人员行使自由裁量权若干规定》《机关公职人员不当行为问责实施办法》《行政执法过错责任追究办法》等制度，以及“三会一课”制度、组织生活会制度、民主生活会制度、民主评议党员和党员党性分析制度、发展党员制度、谈心谈话制度、党费收缴和定期公示制度、党风党纪巡察制度、党建工作报告制度、党务公开制度、党建工作档案管理制度等，深入推进全面从严治党。进一步完善监督机制，规范执法行为。为了避免执法过程中出现舞弊行为，制定出台了公开公示、案件评查、重大案件集体讨论等制度规范，明确了查、审、处各环节的责任和时限，保证所办案件在处罚过程中的公正、公平。出台了《行政处罚案件审核暂行办法》《案件审核委员会审理大案、要案制度》《行政处罚案件合议规则》《行政处罚案件办理工作制度》等规范，推行案件主办人员负责制、集体合议制，做到执法权限法定、内容标准、程序合法、制度规范，使行政执法行为有章可循。

2015 年，制定印发了《宁夏食品药品行政处罚程序规定》《执法人员行使自由裁量权若干规定》《机关公职人员不当行为问责实施办法》《行政执法过错责任追究办法》等有关制度，对系统内行政执法案件，从立案、调查取证、作出处罚决定到执行终结等一系列工作程序进行规范，对审评审批、认证发证、财务事务等各环节工作逐项建立操作流程，有效强化了权力制约，使廉政监督融入具体行政行为的每一步、每个环节，始终受到党规党纪和法律法规的双重约束。1 月 6 日，自治区食品药品检验检测中心项目建设领导小组成立，同时制定了领导小组及办公室议事规则，明确领导小组实行组长负责制，领导小组和领导小组办公室均实行会议集体决策制度，坚持“事前调研、个别酝酿、集体议事、会议决定”的原则。领导小组研究决策权限于与项目建设有关且涉及金额在 50 万元以内(含 50 万元)的重要事项。领导小组办公室研究决策权限于与项目建设直接相关且涉及金额在 10 万元以内(含 10 万元)的一般事项。对涉及金额在 50 万元以上的重大事项，领导小组集体研究提出具体处理意见，报请自治区食药监管党组会议通过后方可实施。

2017 年，局党组严格落实《中国共产党党组工作条例(试行)》，深入贯彻民主集中制原则，组织修订局党组议事规则，制定印发《局党组落实党风廉政建设主体责任实施办法》，建立了党风廉政建设“五位一体”工作机制。同时，建立健全财务审批管理制度，推动形成党风廉政建设的工作合力。

三、责任落实

2013 年，坚持以目标管理为抓手，建立勤政廉政体系，推进责任落实，切实加强党风廉政建设和反腐败工作。

一是强化主体责任。局党组坚持把党风廉政建设和反腐败工作纳入食品药品监管总体工作之中，切实担负起党风廉政建设的主体责任，做到党风廉政建设与业务工作同部署、同安排、同考核。党组领导班子成员按照职责分工切实履行“一岗双责”。年初，召开全系统食品药品监管暨党风廉政建设工作会议，对党风廉政建设工作进行安排部署。印发《2013年党风廉政建设和反腐败工作要点》，将党风廉政建设纳入机关效能目标管理，逐级签订《党风廉政建设责任书》和《廉洁从政承诺书》，形成一级抓一级，层层抓落实的工作格局。

二是注重责任落实。年中年末组成两个考核组，对市县局、机关处室、直属单位落实中央八项规定精神、廉政风险防控管理、政风行风建设、中央转移支付项目资金管理使用等项工作进行检查考核。

三是强化监督管理。认真落实领导干部个人有关重大事项报告制度和收入申报制度，48名处级以上领导干部按要求填报了个人重大事项和本人收入所得。采取公开服务承诺、发放征求意见表、召开座谈会等方式，认真开展群众评议机关干部作风活动，对干部作风建设进行量化测评，并将测评结果予以公示。对照廉政准则，全局没有发现违反“八个严禁”和“52个不准”的行为，没有违反规定发放津补贴，私设“小金库”，干部职工无违规违纪行为。

2014年1月14日，全区食品药品监督管理暨党风廉政建设工作会议在银川召开。局党组认真落实党组主体责任和纪检组监督责任，从厘清责任、健全制度、完善机制、加强考核四个方面入手，研究制定了《落实党风廉政建设党组主体责任和纪检组监督责任实施办法》和工作方案，明确任务分工，严格执行一把手“五个不直接分管”制度，并按照一级抓一级、层层抓落实的原则，采取逐级签订党风廉政建设责任书、廉洁从政承诺书、廉政风险防范承诺书等办法，切实强化党组书记第一责任人职责及党组成员“一岗双责”职责。

2015年，局党组始终把纪律和规矩挺在前面，围绕服务型党组织建设，全面落实党风廉政建设主体责任和监督责任。始终扣住作风建设这个关键，坚持食品药品安全和监管队伍安全“两个安全”一起抓，确保全系统干部职工能干事、会干事、干成事、不出事。教育引导各级执法监管干部始终坚守廉政底线，始终保持不敢腐、不能腐、不想腐的思想警示、行为警戒。

2016年，局党组研究制定《党组落实党风廉政建设“两个责任”清单》和《关于贯彻落实十八届六中全会精神推进全面从严治党的意见》，加强党风廉政建设，不断提升拒腐防变能力。始终把党风廉政建设工作作为“一把手”工程，放在突出位置切实抓好抓实。进一步明确党风廉政建设和反腐败工作的指导思想、工作要点及具体要求，为做好全年工作打下了基础、指明了方向。同时，制定了《2016 年党风廉政建设责任书》，逐级签订落实。确保党风廉政建设和反腐败各项工作正常开展。

2017 年，局党组进一步落实党风廉政建设主体责任，建立全面从严治党责任清单、问题清单和问责清单，明确党组抓党风廉政建设的具体任务、工作措施，切实做到干有内容、管有抓手。党组中心组先后组织开展集中学习交流 15 次，每次确定 1 个主题，安排党员干部交流发言，推动党员干部知行合一。机关党委组织开展“重温入党志愿书”活动，党组书记带头重温入党志愿书，忆初心、讲党课，从思想深处筑牢廉政防线。组织全体党员干部到银川女子监狱开展警示教育。层层签订《党风廉政建设责任书》，传导压力，督促各级党员干部深入查找岗位廉政风险点，始终把廉洁自律贯穿履行监管职责的全过程、各方面，努力做到预防有方向、监督有重点。推进重大项目请纪检组介入，各类招投标事项请纪检组参与等，确保各项工作始终在监督下推进，各项权力始终在阳光下运行。

四、廉政风险防范

2013 年，自治区食药监管局新的领导班子组建后，认真落实中央和自治区有关规定，以风险防控为重点，规范权力运行。围绕清权、规权、限权、控权，深入推进廉政风险防控。对全局 34 项行政审批事项进行清理，确认权力行使的依据，编制权力目录，通过门户网站向社会公开，接受监督。修订完善公务接待、资产管理、公务卡结算等制度，完善对党员领导干部的监督管理。完善党组会议、局务会议制度，实行重大工作决策、干部人事任免、大额资金使用、行政审批事项等集体研究决定。严格执行中央八项规定精神和自治区若干规定，制定印发《关于改进工作作风的自律规定》，从 6 个方面提出 18 项具体要求，严格抓好落实。加大专项资金使用的监督检查。严格遵照执行中央和自治区党委有关严禁用公款走访、相互宴请、旅游等规定。严格执行重大事项报告制度，集中开展“四查四清理”工作，对机关固定资产、行政性收费、各类达标活动、领导干部各类会员卡、超标办公用房进行摸底、清理。坚持把政风建设摆在突出位置，着力解决群众反映强烈的“四风”问题。

2014年，召开全区食品药品监督管理暨党风廉政建设工作会议，制定印发《关于开展提升党风廉政建设制度执行力活动的实施方案》《2014年党风廉政建设和反腐败主要任务及分工》。开展提升党风廉政建设制度执行力系列活动、政风行风评议和“门难进、脸难看、事难办”专项整治活动；加强廉政风险防控，认真组织自查工作岗位存在的风险点，制定防控措施。

坚持教育在先、预防为主。编印廉政学习资料，组织党员干部集体参观廉政警示教育展览，对新提拔调整的干部进行廉政谈话和测试，切实增强各级干部的廉政风险防范意识。全年工作性会议同比减少18%，全局性文件减少31%，公务接待同比下降40%。在全区政风行风民主测评中，全系统有10个市县局排名上升，自治区食药监管局在全区各厅局中排名较2013年上升4位。

2015年，局党组组织召开专题民主生活会，坚决纠正存在的问题。先后5次研究党风廉政建设工作，聘请第三方会计师事务所对有关单位财务收支及资金管理使用情况进行专项检查。严格落实“一把手”不直接分管干部人事、财务、工程招投标、案件办理、行政审批等“五个不直接分管”要求，自觉执行中央八项规定精神和自治区若干规定，加强公车、公务、公文、公差管理，严格落实办会、办班、办事的有关标准、规定和要求，始终保持对逢年过节等关键节点“四风”问题的高度警惕，坚决杜绝反弹。

2016年，深入推进廉政风险点防控，建立内部财务审计制度，紧盯审评审批、认证发证、财务事务、检验检测、查案办案等关键环节和关键岗位，加强监督管理。围绕服务型党组织建设，全面落实党风廉政建设主体责任和监督责任，进一步转变工作作风，着力培养和锤炼“三过硬一清廉”干部队伍。强化执纪监督，始终把纪律和规矩挺在前面，坚持有案必查，有贪必肃，有腐必惩，不断加强干部队伍的监督管理。坚决把好干部选拔任用廉政关，坚持凡提必审、凡提必考、凡提必谈，进一步巩固了风清气正，劲足绩佳，团结和谐的干事环境。

2017年，进一步强化风险防范，促进全区食品药品监管系统党风政风和行风的不断好转。研究制定了《提拔任用干部前征求党风廉政情况办法》《对局管干部开展谈话函询工作实施办法（试行）》《食品药品许可认证现场检查员监督办法》等制度，确保党组履行主体责任的各项具体工作常态化、规范化运行。

扎实开展贯彻执行中央八项规定精神和自治区若干规定若干意见“回头看”活动。按照自治区党委安排，对党的十八大以来局党组在改进调查研究、精简会议活动、精简文件简报、厉行勤俭节约等方面的情况进行系统对照检查，有针对性地修订了局机关内部固定资产管理、差旅费报销、公车管理等方面的制度，努力做到整改有措施、执行有规范。

发挥派驻纪检组的权威和优势，对各处室、各单位开展党纪党风巡察，及时发现并坚决纠正个别单位管党治党不严、工作效率不高、内部管理慵懒散奢等问题。

五、案件查处

2013 年以来，不断强化执纪监督问责，坚持有案必查、有贪必肃、有腐必惩，不断加强干部管理监督。

2014 年 7 月 17 日，自治区纪委下发《立案决定书》(宁纪立字〔2014〕11 号)，决定对各局领导班子成员的违纪问题立案调查。

2015 年以来，按照《中国共产党廉洁自律准则》《中国共产党纪律处分条例》各项规定，始终把纪律和规矩挺在前面。

2016 年，自治区食药监管局纪检监察室对 1 名党员违纪问题进行立案调查并给予党内警告处分。

2017 年，通过巡视整改、检查整改、自查自纠等，严于执纪问责，正风肃纪。对两个事业单位领导班子和 1 名党员干部进行严肃问责，对两名未如实报告个人事项的党员干部和两名直属单位工作人员未认真执行内部管理制度进行诫勉谈话。全年，驻局纪检组受理批转信件和群众举报信件 22 件、初核 9 件，谈话函询 3 人，及时对司法机关移交的两名正处级干部违纪问题进行立案审查。局机关党委作出给予 1 人开除党籍处分决定。

第五节　定点扶贫

一、驻村帮扶西吉县王民乡三岔村

2013年，为深入贯彻落实自治区党委、政府《关于实施百万贫困人口扶贫攻坚战略的意见》精神，根据自治区扶贫开发领导小组《关于开展新一轮定点帮扶工作的通知》要求，选派3名干部(顾海波、王华、杨建新)定点帮扶固原市西吉县王民乡三岔村。围绕新阶段扶贫攻坚任务，制定帮扶规划，加强贫困村基础建设，培育壮大特色优势产业，提高农民自身发展能力，强化技术培训；加强基层党组织建设，培养村级致富带头人队伍。

2014年，工作组从定点帮扶村的实际出发，以坚持壮大村集体经济、增加农民收入为目标，以发展当地特色产业、提高素质培训为重点，发挥优势，加大帮扶工作力度，落实帮扶举措，真正做到认识到位、领导到位、措施到位、指导到位，资金到位、较好地完成了年度帮扶任务。全年，局帮扶干部全年共深入三岔村7次，每次都深入群众家中，进行大量的调研，结合调研，帮助村民解决脱贫中遇到的具体问题。

2015年，局党组研究制定《机关党组织与定点帮扶村党组织结对共建活动实施方案》，深入推进“下基层、解民忧、帮发展、促和谐”活动，把“下基层”活动和定点帮扶工作作为党的群众路线教育实践活动的重要载体，组织党员干部深入开展“送政策”活动。投入帮扶资金6万元，为该村购置电脑、电视机，为小学硬化道路、更新桌椅，为学生配发书包、文具、校服、运动鞋等。局领导和处室负责人定期到三岔村深入农户家中访贫问苦，了解群众的生产生活，宣传扶贫工作的相关政策，并为特困户和困难老党员送去了慰问金。联系宁夏红果乳业、伊利宁夏分公司、银川蒙牛乳业、宁夏新东方公司等企业，为三岔村小学捐赠学习用品、体育器材、学校食堂用设备和粮油等共计4万余元物品。组织局机关全体干部为定点帮扶村捐款，购置米面油等生活用品。组织全体党员到三岔村进行下基层“三同”实践教育锻炼，深入农户和学校，察民情，解民忧，促发展。

2016年，组织20名机关党支部书记到三岔村开展“三同”实践教育活动。

先后投入 6 万元，为三岔村购置电脑 4 台，为小学更新桌椅，为学生配发新书包并硬化了学校门口路面。

2017 年，三岔村人均可支配收入 6842 元，比 2013 年增加了 3526 元。

驻村工作队负责人顾海波，2015 年、2016 年连续两年被王民乡党委评为优秀驻村第一书记，2016 年 7 月被西吉县委评为优秀党务工作者，2017 年被固原市脱贫攻坚领导小组评为全市优秀驻村第一书记。

二、驻村帮扶西吉县王民乡小湾村

2017 年，根据自治区统一安排，将西吉县王民乡小湾村增加为自治区食药监管局脱贫攻坚示范村。根据小湾村有建档立卡贫困人口 71 户 312 人，低保对象 123 人，五保户 6 人，重度残疾 23 人等实际，派出卢军涛、彭福林等人组成的扶贫工作队，拟定了针对性扶贫方案，确定 2017 年扶贫的重点项目及主要做法。一是改善教学环境，提高教学条件。小湾村有小学 1 所，三个年级，在校学生 37 名，在职教师 3 名。针对学校设施陈旧、设备匮乏等现状，投入 3 万多元，利用 2017 年暑假为小湾村小学维修翻新校舍，更换桌椅。二是改善村部办公条件。投入 12.6 万元，维修村部（包括贴外墙体瓷砖、贴地面瓷砖、粉刷内外墙体、换顶、换瓦）。三是加强党建工作，改造活动场所。更换村党员活动室桌椅一套。四是营造良好氛围，丰富村民的文体生活。在原有基础上增加村民活动室(棋牌等)、体育健身器材及部分图书；粉刷村部院墙作为文化墙，宣传相关科普知识，并在认真分析各贫困户致贫原因基础上，制定分类帮扶措施：一是对无劳动能力且无发展条件的村民(年人均纯收入 3200 元以下)，通过摸底排查，积极落实县民政局分类施保扶贫政策，重点做好重度残疾人(23 人)的生活补助落实；争取乡政府落实 6 户孤寡老人和留守儿童的救灾补助资金，全力做好无发展能力群众生活救济救助工作，通过社会兜底帮扶 13 户 33 人脱贫，同时动员全局干部职工积极奉献爱心，做好帮扶工作。二是对有劳动能力且致富意愿强烈但无启动资金的村民（年人均纯收入 3200 ~ 4000 元），通过落实县乡扶贫规划，协助农户利用村级互助资金，发展养殖业，提高群众自身发展能力。三是对经济基础较好的村民(年人均纯收入 4000 元以上 14 户)，利用扶贫政策，引导他们种养结合，以养殖为主，扩大养殖规模，起到先富带后富的示范引领作用。四是对有外出务工意愿的村民，联系协调贫困劳动力转移培训基地，强化农民实用技术培训工作，重点开展餐饮服务、种养殖技术、焊接技术、保安等技术技能的职业培训，使他们通过务工提高家庭收入，实现脱贫致富。对愿意在区内其他市县就业的村民，协调局相关处室联系食品、药品生产、批发企业，让培训合格的村民通过企业务工，提高家庭收入。

2017年年底，小湾村人均可支配收入6400元，比2016年增加了1000元。

三、宁夏“三区”科技人才扶贫

2017年10月12日至14日，依据自治区科技厅《宁夏“三区”人才支持计划科技人员专项计划》任务要求，宁夏药品检验所4名“三区”科技人员对固原市原州区、泾源县、隆德县和西吉县中药产业发展开展技术服务工作。先后对帮扶对口单位原州区宁夏明德中药饮片有限公司，西吉县飞跃种植专业合作社，隆德县褒易圣药业有限公司、西北药材公司，泾源县六盘山中药材种植有限公司进行了实地调研、座谈等，现场就种植中药材基源、中药材（饮片）检验检测技术及中药材质量等开展技术服务和答疑解惑，并根据调研情况对各企业提出了专业性的意见和建议，各受援单位法人、技术负责人及检验检测技术人员35人参加了技术服务活动。

按照自治区科技厅协调，受援地科技部门对接，对口服务单位具体服务的工作模式，服务组与四县的科技部门进行了对接，并与当地的中药材协会开展深入的沟通，基本摸清了四县约30万亩中药材种植品种、分布及种植户、加工企业的需求，为开展精准的技术帮扶活动提供了明确的方向。

长期以来，宁夏药品检验所承担着全区中药相关企业检验检测技术人员的培训工作，仅2017年全区就有7家单位近20人次到宁夏药品检验所接受免费培训。

第六节　巡视工作

2013年，局党组结合自治区党委巡视组2012年巡视工作后提出的意见建议，与开展党的群众路线教育实践活动有机结合，深入分析，加强班子建设和队伍建设，采取有效方式方法大力提升班子凝聚力和队伍战斗力。

严格民主集中制。新一届领导班子认真落实中央和自治区有关规定，在重大决策前相互通气，多方听取意见，按照“集体领导、个别酝酿、民主集中、会议决定”的要求，有效提高了班子决策的科学民主水平。

扩大党务公开。制定并认真落实《自治区食品药品监督管理局党的基层组织实行党务公开的实施意见》，领导班子明确职责分工、议事规则和决策程序，及时公开干部任免、评先选优等重大事项，全面扩大群众的知情权、参与权和监督权，进一步提高了党员对党内事务的参与度。

强化队伍建设。局党组围绕建设一支思想过硬、业务过硬、作风过硬、清正廉洁的“三过硬一清廉”监管队伍，制定干部业务培训管理暂行办法，加大培训力度，提升各类业务培训的质量和效果。

加强党的基层组织建设。按照“选优配强一个好书记、谋划一个好思路、完善一套好制度、管理一个好阵地、创新一系列好活动”等“五个一”的标准，进一步加强支部规范化建设。自治区党委巡视组回访后，对自治区食药监管局的发展变化给予了高度评价。这次巡视，是对2013年以来自治区食药监管局党组执行党章和其他党内法规，遵守党的纪律，落实全面从严管党治党主体责任和监督责任，履行食品药品监管职能等情况的“把脉会诊”，也是对党员干部廉洁自律的“健康体检”。

2017年9月12日至11月3日，第十二届自治区党委首轮巡视安排自治区食药监管局为巡视对象，自治区党委第二巡视组进驻自治区食药监管局，对局党组工作进行政治巡视。

根据自治区党委第二巡视组反馈巡视意见，局党组高度重视，坚持问题导向，专题研究，明确局党组书记对巡视整改工作总负责，切实履行第一责任人职责；党组其他成员按照分工履行好巡视整改的具体责任。局党组针对巡视组发现的问题和意见建议逐条深入研究，全面分析查找原因，层层落实整改责任，提出整改措施。

强化学习，切实用党的十八大精神武装头脑、指导工作。通过党组中心学习组、干部集中学习、专家学者讲课辅导等形式，深入学习、深刻领会和贯彻落实党的十八大精神，用党的十八大精神武装头脑、指导实践、推动工作。特别是结合学习党的十八大提出的新观点、新思路和新部署，增强工作的前瞻性、指导性。站在服务人民健康和全面提升科学监管水平的高度，认真总结实践经验，深入研究事关食品药品监管的重大突出问题，对照党的十八大精神和自治区党委巡视组发现的问题和群众提出的意见建议，着重查找思想认识上的差距，查找本单位不适应不符合科学发展观要求的突出问题，并深入研讨破解药品监管工作难题的具体政策措施，把党的十八大提出的各项任务和要求化作推进食品药品科学监管的新思路、新探索、新举措，化作努力解决实际问题、提高工作水平的实际行动。

突出重点，切实解决影响和制约科学发展的突出问题。一是加大基础设施建设投入。对全系统基础设施和技术检验检测设备进行调研摸底，对历年结余资金积极协调国家食品药品监督管理局和自治区财政厅提出使用原则意见，上半年制订出台工作方案，下半年组织实施。积极争取国家食药监管总局和自治区财政支持，加大食品药品安全科技投入，加大宁夏药检所和固原药检所检测设施建设力度，扩大检测项目范围，增强检测科研能力，提高技术监管的能力。二是实施药品医疗器械全程监管。继续深入开展药品安全专项整治工作，加强药品和医疗器械全程监管，切实做好“保安全”工作。强化生产源头管理，采取专项检查、日常监督检查、跟踪检查、飞行检查相结合的方式，加大对药品生产企业监督检查力度。加强对药用辅料生产使用全过程的监管。加强“精、麻、毒、放”等特殊药品及含麻黄碱类复方制剂的管理，杜绝流弊事件发生。规范药品流通使用行为，加强自治区“三统一”药品监管工作，深入开展中药饮片、非药品冒充药品专项整治，严厉打击违法药品和医疗器械广告。加强对医疗机构药品使用质量的监督检查，重点加大对个体诊所、城乡接合部医疗机构的监管力度，有效治理药品安全薄弱环节。三是加强化妆品监管。建立化妆品生产经营监督检查员制度，开展化妆品生产企业质量受权人试点，对地产化妆品100%监督抽验。进一步落实化妆品经营场所分区分类管理、“专销专柜”“两账一册”制度；开展化妆品示范店(示范柜台)创建活动，深入开展化妆品非法添加、虚假宣传、假冒伪劣等专项整治，严厉打击违法违规行为，不断净化化妆品市场。

改进作风，切实加强民主集中制建设。召开民主生活会，深入开展批评与自我批评。局党组制定出台了《局党组关于改进工作作风的自律规定》，从调查研究、民主决策、联系群众、会议文件、公务活动、厉行节约等方面制定18条自律规定，重点对提高调查研究成效、减轻基层负担、加强民主决策、密切联系群众、关心职工生活、改进文风会风、强化自我约束、减少铺张浪费等方面提出要求。局党组特别提出要形成民主、团结、和谐的工作氛围，形成务实、创新、干事的工作氛围，形成讲原则、顾大局、守纪律的工作氛围，以良好的作风带动机关风气，推动工作，真正赢得群众信任和拥护。进一步完善机关各项规章制度，对机关现行的45项规章制度进行梳理。重点对《局党组工作规则》《局务会议工作制度》《局公务接待管理规定》《局机关工作经费使用管理制度》等制度进行修订完善，进一步健全机关各项运行机制，改进决策程序，推进党务政务公开，提高局党组决策的科学化、民主化水平。

建立体系，切实加强党风廉政建设和反腐败工作。进一步加强党建和党风廉政建设工作。严明政治纪律，加大食品药品监管工作贯彻落实情况的监督检查力度。严格执行党风廉政建设责任制，切实履行“一岗双责”要求。深入推进廉政风险防控，制定和完善相关规章制度，规范权力运行。严格控制“三公”经费支出，严肃整治公款大吃大喝、公款旅游等行为。加大查办违纪违法案件工作力度，严肃查办滥用职权、贪污贿赂、腐化堕落、失职渎职、商业贿赂案件。加强反腐倡廉教育和廉政文化建设，深入开展以为民务实清廉为主要内容的党的群众路线教育实践活动。

提升能力，切实加强监管队伍自身建设。加强领导干部队伍建设，对全区市、县局长集中进行培训，增强各级领导干部的综合素质和能力。加大业务能力培训力度，使各级执法人员掌握监管法律法规知识，增强法治法纪观念，提高依法监管水平；制定业务培训管理暂行办法，提升各类业务培训的质量和效益，努力建设一支精干高效的专业化、职业化监管队伍，切实解决机构改革后人员流失和技术监管人员不足等问题。围绕药品监管重大理论和实践问题，以课题研究为载体，加强科学监管的理论研究。进一步规范行政执法行为，通过执法检查、案件督察、行政复议等多种形式和渠道，强化内部层级监督，完善行政执法纠错机制，进一步规范执法行为。强化全面从严治党，按照巡视整改要求，创新机关党组织设置，通过公推直选安排6名党组成员直接担任党支部书记，研究制定机关党委工作规则和支部党建工作 11 项制度，有力推动全面从严治党向纵深发展。积极支持纪检组执纪监督问责，先后对 3 名党员干部和两个单位领导班子进行问责。

第十章　效能考核与整改提升

2013年，按照全区食品药品监管工作会议“整治创建并重，确保监管到位”的工作要求，自治区食药监管局印发《宁夏食品药品监督管理局建章立制工作计划》，并通过建章立制，进行效能考核。2017年，自治区食药监管局对《宁夏食品药品安全“十三五”规划》执行情况及时进行中期评估和期末考核，评估和考核结果向自治区人民政府进行了报告。

第一节　效能考核

2013年，围绕药品、化妆品监管职能目标进行效能考核。2015年，加强药品监管责任落实，协调自治区党委考核办将食品药品安全纳入全区效能目标管理责任制考核，组织制定涵盖17个大项45个小项69个具体指标的考核细则，选派5名厅级领导干部深入各市县，开展严肃认真、严谨细致、客观公正的考核评价工作，并在食安委全体会议和全区食品药品监管年度工作会议上公开通报考核结果。

2016年，印发《关于召开效能建设专题组织生活会的通知》和《自治区食品药品监督管理局2016年度效能目标管理考核办法》《效能目标管理考核情况反馈表》等，通过机制加强目标效能考核。

2017年，认真落实自治区党委《关于激励干部想干事能干事干成事的若干意见》，及时修订完善效能目标管理考核办法，对2016年考核排名末位的3个处室、单位进行公开通报、严肃约谈，并责成召开专题民主生活会，深入查找问题、剖析原因、整改提高，切实变“客客气气留面子”为“结结实实打板子”。同时，在已有考核办法的基础上，把组织开展“两学一做”学习教育情况纳入机关各处室、直属事业单位党建工作考核中，结合年度工作总结、述职述责述德述廉等工作，对各处室、各单位、各支部开展“两学一做”学习教育情况进行检查和评估，并将检查评估结果作为评判党组织履行管党治党责任的重要依据和效能考核情况的内容。

表 10-1 2013—2017 年度自治区食药监管局效能考核结果(集体)

年度	考核奖项	获奖集体名称
2013 年	一等奖(8 个)	石嘴山市食品药品监管局、中卫市食品药品监管局、永宁县食品药品监管局、平罗县食品药品监管局、青铜峡市食品药品监管局、彭阳县食品药品监管局、西吉县食品药品监管局、海原县食品药品监管局
	二等奖(11 个)	银川市食品药品监管局、吴忠市食品药品监管局、固原市食品药品监管局、灵武市食品药品监管局、贺兰县食品药品监管局、惠农区食品药品监管局、盐池县食品药品监管局、同心县食品药品监管局、泾源县食品药品监管局、隆德县食品药品监管局、中宁县食品药品监管局
2014 年	先进集体(7 个)	自治区食药监管局机关:综合协调与应急管理处、人事与老干部处、餐饮食品监管处、药品流通监管处、机关党委
		直属事业单位:食品检测中心、食品药品投诉举报中心
2015 年	先进集体(7 个)	自治区食药监管局机关:人事与老干部处、食品生产监管处、餐饮食品监管处、药品流通监管处、稽查局
		直属事业单位:药品检验所、食品检测中心
2016 年	先进集体(6 个)	自治区食药监管局机关:办公室、人事与老干部处、餐饮食品监管处、药品流通监管处
		直属事业单位:药品检验所、食品检测中心
2017 年	先进集体(6 个)	自治区食药监管局机关:食品流通监管处、餐饮食品监管处、科技与法制处、食品生产监管处
		直属事业单位:药品检验研究院、食品药品投诉举报中心

表 10-2　2013—2017 年度宁夏食品药品监督管理局效能考核登记表(个人)

考核奖项	所属单位	姓名
2013 年度		
优秀公务员(9 人)	自治区局机关	杨学礼、马海涛、鄢小军、罗磊、杨崇杰、孟斌、徐艳玲、戎晓钰、任涛
先进工作者(17 人)	自治区局机关	尚明远、黑生虎、李永清、李云霞、王梦华、杨建、张时仪、吕莉、张晟、郑战峰、康伟、袁媛
	直属事业单位	12331 举报投诉中心:黄烨
		食品药品检验所:齐喜红、樊鑫
		食品药品检验所医疗器械检测室:徐秀珍
		药品不良反应中心:刘晓丽
2014 年度		
优秀公务员(11 人)	自治区局机关	杨学礼、郭涛、黄烨、罗磊、王松安、王梦华、卢军涛、王涛、戎晓钰、冯雪、张时仪
先进工作者(27 人)	自治区局机关	唐银虎、李云霞、王诚、李绍敏、杨崇杰、李永清、马泰、李永杰、赵显平、吕莉、马玉雯、杨勇、袁媛、盛家琪、王烊
	直属事业单位	药品检验所:丁锐、贺凯、沈晓华、徐秀珍
		食品检测中心:蒙江宏、冯秀娟、杨建兴
		食品药品安全监督所:王凯、黄兆辉
		药品不良反应监测中心:沈明辉
		食品药品投诉举报中心:陈娜
		宁夏药学会:杨文杰
2015 年度		
优秀公务员(11 名)	自治区局机关	郭涛、刘雪岚、刘建军、贺灵萍、黄烨、余彩云、冯琳、张时仪、任涛、王涛、戎晓钰
优秀等次(20 名)	直属事业单位	机关服务中心:杨勇
		药品检验所:朱会琴、陈佩、齐喜红、尚博扬、罗淑花、张罡、施文韬
		食品检测中心:吴明、王宁珍、汤丽华、杨建兴、高俊峰、李雯
		食品药品安全监督所:王凯、惠玲、朱立萍
		食品药品审评认证中心:逯海龙
		药品不良反应监测中心:张福宝
		食品药品投诉举报中心:陈娜

续表

考核奖项	所属单位	姓名
先进个人（28名）	自治区局机关	李云霞、李永清、马泰、李永杰、马宗卫、吴淑岚、马勇、冯雪、陈思宇、王为宁、张晟、袁媛、顾海波、王华、康伟、丁全玉
	直属事业单位	药品检验所：王庆、薛瑞、李震全、狄天云、李昕
		食品检测中心：马桂娟、樊桂红、张茹
		食品药品安全监督所：祁燕、陶振德
		食品药品审评认证中心：董颖
		食品药品投诉举报中心：王志亮
2016年度		
优秀等次（32名）	自治区局机关	郭涛、刘芳、马宗卫、罗静、黑生虎、王涛、任涛、王松安、孙永利、李文
	直属事业单位	药品检验所：王荣、陈欢、李凯、翟宇、李鹏飞、狄天云、薛瑞、王建宁
		食品检测中心：汪洪、高琳、李智、邓军、董川、蔡梅玲、高俊峰、马桂娟
		食品药品安全监督所：陶亮、黄兆辉、王国礼
		食品药品审评查验中心：史炜
		药品不良反应监测中心：王志辉
		食品药品投诉举报中心：陈娜
先进工作者（30人）	自治区局机关	赵显平、贺灵萍、李永杰、马泰、王为宁、常军、冯雪、王占军、吕莉、冯琳、杨建、黄烨、袁媛、顾海波、王华、鄢小军、邢吉峰、朱立萍
	直属事业单位	药品检验所：彭福林、马玲、董文静、陈佩
		食品检测中心：王锦秀、樊桂红、李雯
		食品药品安全监督所：王凯、马计东
		食品药品审评认证中心：刘畅
		药品不良反应监测中心：马晓玉
		食品药品投诉举报中心：杨文渊

续表

考核奖项	所属单位	姓名
2017 年度		
优秀等次（30 名）	自治区局机关	罗静、刘建军、贺灵萍、余彩云、黑生虎、马宗卫、任涛、王占军、吴丹、马玉雯
	直属事业单位	药品检验所：贺凯、王振波、尚博扬、施文韬、史宏伟、罗淑花、陈欢、张静微
		食品检测中心：王锦秀、奚慧洋、朱捷、李谦、冯秀娟、杨建兴
		食品药品安全监督所：刘永华、黄兆辉、周开军
		食品药品审评查验中心：姚立兵
		药品不良反应监测中心：罗薇
		食品药品投诉举报中心：母义虎
先进工作者（34 名）	自治区局机关	鄢小军、李永清、马泰、顾海波、邢吉锋、王俊鹏、吴淑岚、徐世明、戎晓钰、冯雪、张时仪、吕莉、陈思宇、赵丽君、袁媛
	直属事业单位	药品检验所：朱会琴、王庆、薛瑞、张美、黄钰馨、王宁、彭福林
		食品检测中心：汤丽华、吴少涛、高俊峰、王宁珍、杨建兴
		食品药品安全监督所：黄兆辉、周开军、王强、朱立萍
		食品药品审评查验中心：逯海龙
		药品不良反应监测中心：道浩
		食品药品投诉举报中心：母义虎

第二节 整改提升

一、检查整改

2013 年，在党的群众路线教育实践活动中，局党组按照“照镜子、正衣冠、洗洗澡、治治病”的总体要求检查整改。总结梳理出药品监管工作方面存在的几个突出问题：形式主义方面。调查研究流于形式，文山会海，检查繁多，各类创建和达标工作中存在“一刀切”的现象等。官僚主义方面。服务效率还需要提高，服务内容还需要深化细化，执法方式还需有效改进等。享乐主义和奢靡之风方面。受社会风气和大环境影响存在浪费现象，在难事面前存在畏难情绪，在药品监管上开拓创新不够等。食品药品安全监管方面。市场秩序还需要进一步规范整治，食品安全监管尚不规范的情况还一定程度存在，个别药品生产经营企业受利益驱动仍存在一些违法违规行为等。执法人员素质方面。在广大农村和偏远地区监管工作还存在一定的监管盲区，新调入的监管人员执法经验欠缺，个别工作人员态度冷漠、生硬等。药品宣传工作方面。宣传形式单一、内容单调，宣传与需求、服务、监管相分离，不能很好地寓宣传于监管和服务之中等等。

针对以上问题，提出具体整改措施：一是抓学习，筑根基，坚定理想信念。二是抓思想，强意识，自觉遵守政治纪律。三是抓作风，促勤政，认真学习贯彻中央八项规定精神。四是抓监管，保民生，进一步强化宗旨意识。五是抓班子，带队伍，不断提高监管能力。六是抓落实，严执行，领导班子廉洁自律。

2014 年，按照中央和自治区党委关于开展党的群众路线教育实践活动的要求，局党组在全体党员干部中开展了以“为民、务实、清廉”为总要求的党的群众路线教育实践活动。共征集到 6 个方面 18 类 359 条意见建议，归类合并为 17 个问题，制定了 42 条整改措施，明确了责任领导、责任处室和整改时限。截至 11 月底已有 37 项整改措施落实到位，整改落实率达到 88%以上，其他 5 项措施通过建立长效机制加以落实，为民务实清廉的作风进一步得到加强。同时，制订了《加强“四风”突出问题专题整治方案》，在端正学风、清减会议文件、严控“三公”经费，规范行政审批四个方面开展专项整治工作。建立了《干部理论学习考评制度》《领导干部下基层调研工作制度》《领导干部定期接访制度》《局党组领导班子议事规则和决策程序》《公务接待、培训、公车使用管理规定》《因公出国（境）管理规定》和《反对浪费厉行节约规定》以及《宁夏药品和医疗器械流通监督管理办法》（政府规章）等 16 项规章制度。形成了以制度管人、管事的良好氛围。并开展问题整治“回头看”，防止问题反弹。

2015 年，根据各方面检查和群众评议，局党组梳理出对食品药品监管系统的意见建议 20 余条，聚焦群众反映强烈的食品药品安全监管方面的突出问题，重点从以下几方面加强整改。1. 按照《关于落实党风廉政建设党组主体责任和纪检组监督责任实施办法》，对“两个责任”内容进行具体细化，研究制定“两个责任”清单，推动“两个责任”的有效落实。2. 修订完善《加强廉政风险防范规范权力运行工作的实施意见》，明确权力行使的边界，规范责任内容，对不依法行使权力、履行责任的行为严肃责任追究。3. 建立监督、举报、明察暗访常态化监督检查机制，对触碰纪律“红线”的问题及时查处，确保权力运行公平、公正。4. 对不良倾向和苗头性问题及早谈话提醒、批评教育，对一般性问题线索的，及时采取约谈、函询的方式向本人进行核实，问题线索具体的要及时核查。

2016 年，针对检查中发现的问题，如违规报销经费问题，召开干部职工大会，通报问题、查明情况、分析原因，研究制定整改措施。对于滥发奖金、津贴，培训费、讲课费的问题，制作清退明细，全部清退。

2017 年，在“两学一做”学习教育中，针对党员队伍中存在的“不愿担当、不敢担当、不会担当”问题，在“做”上下功夫，从加强学习转变作风、坚持目标责任制、健全督查问责制、健全考核奖惩制等方面进行整改。结合党员大会、党支部会议，深入学习习近平总书记“7·26”重要讲话和自治区第十二次党代会精神，组织观看《将改革进行到底》大型政论片，反思查找党员干部中存在的问题，从多方面入手，采取措施加以解决。

二、自查自纠

2013 年，根据自治区纪委《关于“学党章、守纪律”集中教育活动重点问题整改情况》的要求，局党组要求全系统各级党组织和党员认真查摆问题，切实加以整改。对查摆出的问题，经过认真梳理，归纳为四个方面。一是宗旨观念不够牢固。有的党员干部对待工作过多考虑个人得失，为人民服务的公仆意识有所淡化。二是工作不够敬业。个别党员精神不振，工作标准不高，只求过得去，不求过得硬，满足一般化、低标准。三是作风不够扎实。个别党员存在“多做多错，少做少错，不做不错”的态度，缺乏工作的主动性。有的党员领导干部“一岗双责”意识不强，没有发挥先锋模范作用。四是理论学习不够。部分党员学习意识不强，缺乏钻研精神，除了参加单位组织的学习外，静下心学习的时间少，学习效果不明显。

针对以上问题，局党组认真研究，制定了整改措施。一是坚持抓好政治理论学习。以“创建学习型党组织、争做学习型党员”活动为载体，发挥党组理论学习中心组的龙头作用，在全局大力营造崇尚学习、崇尚知识的良好风尚。二是全面加强党员教育管理。坚持把从严教育管理党员作为改进作风的着力点，认真开展“四比四看”活动，着力解决机关党员中存在的慵懒散奢等问题。进一步激发党员干部立足本职干事创业的积极性。三是开展“为民务实清廉”教育实践活动。增强党员干部联系服务基层群众的本领，促使党员干部增强服务意识、提高服务水平，努力推进服务型党组织建设。四是切实加强党性党纪学习教育。督促党员牢固树立党章意识和宗旨意识，带头执行党的政治纪律、工作纪律、保密纪律和廉政纪律，保证中央和自治区党委政令畅通。引导党员干部保持共产党人的高尚品格和廉洁操守，提高拒腐防变的能力。

2014 年，根据党组民主生活会征求到的意见建议，梳理归纳出班子存在的 3 个方面的问题，并制订如下整改措施。

一是注重理论学习，提高自主创新能力。力求在观念和思路上有创新，机制和制度上有创新，方式和方法上有创新。二是发扬党内民主，加强民主集中制建设，营造团结和谐氛围。重要决策前要相互通气，多方听取意见形成务实、创新、干事的工作氛围。完善重大行政决策规则，重大措施、项目等决策前广泛征求群众意见，并以适当方式反馈或公布意见采纳情况。三是切实改进工作作风，认真开展调查研究。完善局领导干部定期接待群众来访制度，畅通信访和投诉举报渠道，深入开展走基层活动，形成听民意、解民忧、系民需的工作环境。切实厉行节约，杜绝铺张浪费。四是完善监管体系，解决制约科学发展的突出问题。加大基础设施建设投入和药品安全科技投入，加强药品和医疗器械全程监管，杜绝流弊事件发生，有效治理药品安全薄弱环节。五是关心干部职工生活。加强与干部职工的沟通交流，及时了解掌握干部职工的工作、家庭情况，切实保障干部职工的合法权益。

2015 年，局党组民主生活会查找出存在的主要问题：一是专业技术能力学习培训少。二是责任意识和服务意识不强。三是对职工人文关爱不够。制定的整改措施是：一是加强专业技术人员培训工作，认真落实培训计划，派遣业务人员参加各类业务培训。二是严格落实“三会一课”制度，加大理论学习力度，认真落实“两学一做”学习教育，举办形式多样的活动增强责任意识和服务意识。三是加大力度开展对职工的关爱活动，看望生病住院职工，慰问去世职工及家属；组织职工开展趣味运动会、涂鸦书法绘画比赛、登山比赛、新春联欢会等有益身心的文体项目，努力丰富职工文化生活；组织老干部参加“参观滨河新区，感受银川发展”的活动；组织“学雷锋、树新风”募捐活动等。

2016年，效能考核专题民主生活会查找总结出制度落实不够有力、信息化建设不到位等主要问题，并针对问题制定整改措施。

一是围绕监管空白、新兴业态、易发多发食品安全问题的薄弱环节，跟进监管措施，夯实监管基础，织好监管网格，消除监管空白。二是加强对现有制度的系统性审查，确保各项监管制度能执行、能落实、能见效，坚决防止制度闲置、责任空转，切实把上级领导、上级机关的重要决策部署，把局党组的各项工作安排，把法规制度的各项规定落实好、执行好。三是加强信息化建设，提高各方面工作效率。在解放思想、更新观念、创新工作方法上下功夫。四是进一步树立“全员、全职能、全天候”服务理念，按照“三过硬一清廉”和程序化、流程化、痕迹化、标准化的要求，提高工作效率，努力以最优服务、最高效率，赢得广大人民群众的信任与支持。

2017年，为进一步推进“两学一做”学习教育常态化制度化，党组以党的组织生活为抓手，从党员、群众的意见建议中梳理总结存在的问题，制定整改方案。

一是加强政治理论学习，不断提高党员干部的政治理论素养。努力使党员干部在政治上更加坚定，作风上更加务实。二是深化廉政教育，做到知敬畏明禁止。进一步强化各级党员干部讲规矩、守纪律意识，从思想深处筑牢廉政防线。三是把“两学一做”学习教育纳入党建工作考核的重要内容。对各处室、各单位、各党支部开展“两学一做”学习教育情况进行检查和评估，并将检查评估结果作为评判党组书记履行管党治党责任的重要依据，对工作落实不力、搞形式走过场的行为，严肃批评、追责问责。四是严格落实党支部“三会一课”制度，对各支部(总支)落实“三会一课”情况进行指导检查，对不经常、不认真、不严肃开展“三会一课”的问题要及时指出，批评纠正。问题严重的，要采取措施严肃整顿或进行组织处理。五是按照“四个最严”要求，以全面从严治党引领全面从严监管，抓基础、补短板、严监管、促共治，有力推动食药安全形势持续稳定向好发展，坚决守住不发生重大食品药品安全事件的底线。六是在组织领导方面，强化责任落实、督查指导、考评问责、宣传引导。

第十一章　科普宣传

2013—2017 年，食品药品监管系统通过药品安全大讲堂、药品安全公益片、悬挂张贴户外广告等形式进行药品安全科普宣传。同时，借助投诉举报“3·31”主题宣传日、安全用药月等主题宣传活动，通过发放宣传单、制作宣传板、现场解答等办法加大药品安全使用宣传力度。同时，通过在各类广场、街道、社区等公共场所组织开展食品药品安全宣传活动和“小手牵大手”活动，让食品药品安全常识走进千家万户。通过开展科普宣传“五进”活动，让科普宣传进企业、进校园、进家庭、进医院、进农村。

在加强各项科普宣传的同时，强化媒体宣传与品牌建设，实现平面媒体与网络媒体的良性互动。通过理论研究、调研报告、网站、简报等进行药品监管文化建设。

第一节　科普行动

一、机制建设

2014 年，自治区食药监管局科技与法制处成立，专门负责食品药品监督科普与法制工作。2015 年，建立科普宣传骨干队伍和科普宣传联络员考核机制。对纳入自治区级骨干队伍的人员，确定底线工作任务 5 项：一是每人每年完成有质量的网评任务 6 次。二是每人每年上报并被国家食药监管总局采用食品药品监管信息两篇（次），重点包括重要制度出台、重大活动、重要会议的举办，有关监管和宣传工作中的典型经验、有效做法和创新举措以及意见建议和研究成果，设计制作的科普素材等。三是每人每年上传科普素材两套，全区全年创作上传高质量科普素材 5 套以上。四是做好国家食药监管总局监管食事药闻

App 和自治区食药监管局开发客户端的推广应用工作，全区各级食品药品监管干部全部下载使用，并成为活跃使用人群。鼓励开展线下活动，全区全年下载食事药闻 App 达到 5000 人。其中，活跃使用人数达到 1700 人。五是按要求完成国家食药监管总局及区局安排的宣传日常业务，包括相关表格信息的上报，档案资料的整理等。

二、日常宣传

2013—2014 年，通过药品安全大讲堂（在社区、学校、乡村、机关等开展药品安全知识大讲堂，每年 200 场次，每场次 200 余人，每场发放资料 500 份、科学用药光盘 200 张）、播放药品安全公益片(在宁夏电视台播放药品安全公益宣传片；在广播电台进行食品药品安全宣传，做客直播间互动、发布温馨提示、介绍食品药品安全常识等方式宣传)、制作户外广告宣传(在公交站、繁华街道、社区等地安放不锈钢宣传专栏，宣传药品常识、公示 12331 举报电话等)进行药品安全科普宣传。

2015 年，通过创作科普作品进行药品安全科普宣传。完成国家食药监管总局下达的科普作品创作任务。按照 5 张折页为一套素材、3 张海报为一套素材、1 本科普文集(至少 50 页)为一套素材的标准，由宁夏药品检验所负责制作关于药品安全科普知识、公众用药注意事项、网络购药知识、药品领域科技创新、慢性病用药、老年人用药、青少年用药等 7 类宣传作品各 1 套；由宁夏药品不良反应中心负责制作关于药品不良反应知识、药品安全谣言破解等两类宣传作品各 1 套。支持各市、县市场监督管理局和区局机关各处室、直属单位结合各自业务特点，针对“四品一械”领域的突出问题，有靶向地开发、创作一批科普图文宣传作品。自主创作一批可视化科普宣传作品，通过科普短片、公益广告、网络视频等方式进行科普宣传。结合食品安全示范创建活动，在各市、县(区)选择条件较好的学校、社区、企业等主体，通过挂牌、投放药品科普读物及宣传品等办法，在全区建立 200 个药品科普宣传站。通过举办科普大讲堂、设置户外宣传栏、开发宁夏药品监管微信客户端或 App 等方式，加大药品安全知识和相关法律法规的宣传普及力度。

2016 年，开展面向社会的食品药品安全常识及法律知识有奖竞赛活动。宁夏新闻网通过其微博、微信公众号、手机客户端等渠道推送并统计成绩，采取随机抽奖的形式给予奖励。开展市、县食品药品安全满意度测评活动，结合食品安全先进创建工作，把公众参与纳入考核验收指标体系，在考核总分值中占比不低于25%，确保先进创建活动能够让群众参与、让群众受益、让群众满意。

2017年，加强法治与科普宣传，严格规范执法行为。通过在广场设立药品现场检查台、药品咨询服务台；在街道、社区等人群密集场合悬挂宣传标语、设置药品平安宣传栏、发放科普宣传材料，张贴宣传公告等形式开展宣传活动。同时，通过开展“小手牵大手”活动，向在校学生赠送《饮食用药平安知识手册》《食品安全小卫士》等宣传册，播放药品科教片和展开药品常识讲座，解说有关真假药品辨认、滥用药品风险、服药的忌讳和食物选购、常见食物中毒的缘由及防备等常识，指导学生科学合理饮食用药，鼓励学生争做药品安全宣传小卫士，引导学生把“食品药品安全常识带回家”，发挥学生在家庭中的二次宣传作用等教育形式向广大民众宣传用药安全等常识。全年共组织开展科普宣传“五进”活动、科普大讲堂活动479场次，设立社区食品药品安全宣传栏356块。

三、专项宣传

2013年，开展以“社会共治，同心携手维护食品安全”“安全用药，共享健康”为主题的药品安全宣传周和安全用药月活动，组织各监管部门举办一系列食品药品安全主题宣传日和“四进”(进学校、进社区、进医疗机构、进药品生产经营企业)活动。为深入贯彻落实中央关于厉行勤俭节约、反对铺张浪费的有关要求，认真做好节水、节粮、节电、节油、节约办公用品等宣传工作，积极倡导绿色办公和绿色出行，开展节约型公共机构示范单位创建活动，根据自治区公共机构节能工作领导小组办公室《关于2013年全区公共机构节能宣传周活动安排的通知》要求，开展了以“践行节能低碳，建设美丽家园”为主题的局机关节能宣传周活动。

2014年，以“安全用药，共享健康”为主题，在全区开展“安全用药月”系列宣传活动，进一步提高公众的安全用药意识。

2015年，以“食药安全科技惠民”为主题开展年度科技活动周科普宣传活动，普及食品药品知识，营造全社会广泛支持和共同关注食品药品安全的氛围。

2016年，开展毒品预防教育专题宣传活动。采取以培代会的形式，由自治区禁毒委委员、自治区食药监管局结合系统工作实际，对各地市、县市场监督管理局局长、安监科科长，医疗机构制剂室负责人，实行质量受权人制度的药品生产企业负责人和质量受权人开展了禁毒教育培训活动；在广播、电视、报纸等传统媒体宣传的基础上，继续提升禁毒宣传工作配置，通过微信、微博、微视频和客户端等新媒体的使用，做好宣传工作，营造浓厚宣传氛围。加强对企业法人和职工的宣传、教育，引导药品生产、经营企业真正认识到流弊造成的危害，自觉守法经营，切实从思想上引起对特殊药品管理的重视，从源头减少特殊药品流入非法渠道；结合日常监督检查，深入开展以进机关、进校园、进社区、进农户、进工地为主的“五进”宣传活动，面向群众广泛宣传《中华人民共和国禁毒法》《麻醉药品和精神药品管理条例》等法律法规知识，提高人民群众的法律意识和防范意识，为特药监管工作营造良好氛围。

2017年3月31日，是全国第四个“3·31”主题宣传日。按照国家食药总局通知要求，在全区开展了“12331，守护食品药品安全”主题宣传日活动。围绕活动主题，通过播放公益广告及宣传片、制作播出广播情景剧、网络媒体宣传等方式开展宣传活动。活动当日，全区各级市场监督管理局(分局)统一围绕活动主题，在各县(区)通过公示投诉举报渠道、“你送我检”进社区、知识讲座、监管成效展示、现场受理投诉举报等方式举办“食品药品安全知识进社区”活动。宣传周期间，自治区食安办组织19名市县党政分管领导在宁夏日报专栏发表署名文章，就履行食品药品安全党政同责、属地负总责情况在媒体上进行经验交流。

四、安全用药月系列活动

2013年11月中旬至12月中旬，以“安全用药 共享健康”为主题，在全区开展了系列宣传活动。

集中开展安全用药宣传咨询活动。抓住全国药品安全宣传日、全国高血压日、世界镇痛日、世界关节炎日等几个时间节点，组织各地在辖区主要广场、医院、车站、集市等人流密集场所，开展安全用药知识宣传，发放安全用药知识手册、现场受理投诉、展示假劣药品，讲解辨别假劣药品的方法，解答疑难问题，受到群众一致好评。银川市局、石嘴山市局、固原市局还将安全用药密切相关的药品监管法律法规知识、执业药师、药学服务、全国专家咨询热线电话、药品安全网络知识等内容印在宣传品上，鼓励公众积极拨打电话或上网查阅、提高群众的安全用药意识。

组织“主流媒体”进企业暨“老味道、老品牌、老规矩——坚守诚信的力量”主题座谈会。邀请区内相关行业专家、企业代表、媒体记者走进区内品牌企业，感受企业的发展过程和服务理念，加深对企业诚信文化、历史传承的印象。在宁夏中邮物流有限公司组织开展“老味道、老品牌、老规矩——坚守诚信的力量”主题座谈会，通过医药企业负责人讲述企业重诺守信、良性发展的正向关系，唤起社会公众对传统的美好记忆，感知诚信在食品药品行业的历史过程。活动期间，各地共发布政务信息 200 期，报刊、网站刊发信息 195 条，在各类报章杂志发表宣传稿件 30 余篇。

广泛开展户外广告宣传。各地在人员较密集的社区、市场、学校、商场、市区主干道、公交站候车厅设置药品安全知识宣传栏，重点宣传安全用药理念和实用知识；利用电视、广播等新闻媒体，播放国家局制作的“全国安全用药月”“谨防网络欺诈销售假药”及“合理使用抗生素”等公益广告，让群众通过喜闻乐见、通俗易懂、生动形象的动画情景短剧普及用药安全知识，寓教于乐，使药品安全宣传更加深入人心。同时，在微信平台向全区近 150 万用户群发送食品药品安全宣传公益短信、彩信。向药品生产经营使用单位发送安全用药信息 2000 余条次。

开展“药品安全知识大讲堂”活动。各地紧紧围绕如何正确使用药品、如何识别网上药店、如何识别药品广告、正确认识不良反应等方面内容，邀请专业人员进行讲解，使听讲人员直观、系统地学习安全用药的基本常识和安全知识，提升了与会者的饮食用药安全意识。从 9 月开始，先后组织举办了 10 余次“药品安全知识大讲堂”活动，共有 3200 余人参加了讲座。

继续深化安全用药“五进”活动。各地积极动员和协调社会各界，多形式、多途径、多方位开展“保障用药安全，创建美好生活”主题宣传内容。继续开展安全用药进农村、进机关、进社区、进企业、进校园的“五进”活动，切实增强广大人民群众的饮食和用药安全意识，推动食品药品安全科普知识进入千家万户。

2014 年，坚持“安全用药宣传月”活动制度。及时下发全区宣传活动实施方案，联合银川市局开展“安全用药月”主题宣传日活动。其他各市县(区)也通过悬挂宣传横幅、摆放宣传展板、发放安全用药知识手册、现场咨询、展示假劣药品等方式，开展形式多样、内容丰富的宣传活动。“安全用药月”期间，共发放宣传资料 120000 余份，接待群众咨询 8000 余人次，在区市电视台、广播电台播放药品安全公益广告和 12331 投诉举报公益广告 1000 余次。

2015 年，以国家食药监管总局部署的“全国安全用药月”宣传活动为契机，组织开展药品安全宣传活动。

广泛宣传。制定了《宁夏回族自治区“全国安全用药月”宣传活动方案》，结合实际确定 8 项重点宣传活动，明确由区局、各市县局分别承担的任务及完成时限。全区统一举行“安全用药月宣传”启动仪式，开展安全用药现场(广场)咨询宣传活动，全区共向群众发放宣传资料近 20 万份，接受群众咨询近 5000 人次，展出宣传展板 50 块，悬挂横幅 20 条。全区各市县局开展药品安全知识大讲堂 15 次，开展秋季药品安全校园行活动 16 次。

与媒体合作宣传。与新消息报合作，开辟“食品药品安全曝光台”专栏，定期发布食品药品监管动态、食品药品安全知识、曝光违法违规行为；与宁夏电视台合作，制作播放食品药品安全微电影；在宁夏日报制作药品安全监管宣传专版，宣传全区药品监管工作成效。

邀请新闻媒体记者深入一线采访。6 月，邀请中国医药报记者对自治区食药监管局开展医疗机构药械质量规范化管理进行专题采访，并在《中国医药报》头版进行大篇幅宣传报道。邀请宁夏日报、新消息报等区内主流媒体深入药品生产、经营企业实地采访，体验企业在保障药品质量过程中的规范化生产经营、科学化管理以及现代科学技术运用，开展药品安全深度报道。

2016 年，结合国家食药监管总局部署的“全国安全用药月”宣传活动，印制安全用药科普常识折页 20 万张，通过各市县局向社区、商场、药店等发放，提升公众安全用药意识；在新消息报开展“国大药房·2016宁夏药品安全知识竞赛”，引导公众关注药品安全；通过新媒体与公众开展药品安全知识、有关药品政策文件、药品规范管理及标准要求等方面的交流与传播；组织执法人员走进宁夏阅海养老中心开展针对老年人的安全合理用药宣传活动；结合药品流通领域专项整治，曝光一批违法违规企业。

2017年，制定《宁夏回族自治区开展2017年“全国安全用药月”活动方案》，结合宁夏实际情况确定8项重点宣传活动，围绕宣传重点，开展了丰富多彩的宣传活动。

各市县市场监管局在积极组织开展进社区、进校园、进乡村等现场宣传活动中，通过设置咨询台、发放宣传资料、开展家庭过期药品回收、组织企业执业药师免费测血压血糖等活动，宣传药品安全。共举行现场咨询19场次，向群众发放宣传资料近20万份，接受群众咨询近5000人次，展出宣传展板50块，悬挂横幅30条，组织药品经营企业和医疗机构在电子屏幕上滚动播放安全用药宣传标语1000余条次。吴忠市局组织人员先后在33个社区开展药品安全知识、保健食品安全知识讲座，进一步提高群众的安全用药和自我保护意识。中卫市组织药品批发企业走进养老院，向老年人集中讲解科学合理使用保健食品知识。石嘴山市通过在集市播放音频录音、组织专家义诊、扫码竞猜赢奖品等方式，加大在农村乡镇的宣传力度。通过现场咨询宣传这种最直接、最生动的方式向消费者进行消费指导，广泛宣传药品安全知识、药品安全有关法律法规，较好地营造了安全用药宣传氛围。

“安全用药月”宣传活动期间，自治区食药监管局在中国医药报制作专版宣传监管工作成效，在自治区级媒体新消息报上开辟“食药发布会”专栏，每周刊发一期全区食品药品安全工作动态或药品安全常识、药品不良反应知识等。同时，结合老年人容易上当受骗的情况，制作药品安全知识宣传专版，发布药品安全监管中查处的典型案例等，提醒老年人安全使用药品和保健品。制作了药品安全微电影在公交车载视频上连续播放一个月；在宁夏电视台新闻联播节目期间不断播出“维护药品安全，事关你我健康，需要人人参与，实现社会共治；遵从医生药师意见，做到科学合理用药”等内容的滚动字幕；在宁夏交通音乐台方言情景剧“的哥哈嘻嘻”栏目，制作了两期药品安全广播情景剧，连续播出10次，寓教于乐开展药品安全宣传。各市县局也在当地电视台分别同步播出游动字幕，进行安全用药提示。区局领导和各市局领导先后5次走进广播电台直播间，与广大公众进行互动交流药品安全知识。各地还结合实际，利用QQ、微信公众号、微信群等新媒介组织开展广泛宣传，使药品安全常识、知识呈几何倍数传播。石嘴山市制作“药品不良反应”“老年人合理用药”宣传短片利用微信公众号、政务网、楼宇视频等进行播放。中卫市利用手机短信发布安全用药知识5000条。

在开展广泛性宣传的同时，注重针对一些特定人群进行深度的系统的宣传。银川市、固原市、石嘴山市邀请药学专业人员走进校园，对学生进行少年儿童用药方面的特别知识讲座，让药品安全知识的宣传和普及从学生娃抓起；组织企业专业人员走进养老院、老年人集中的老旧社区开展针对老年人用药、保健食品等方面的专题讲座，普及老年人群安全用药知识。先后组织开展针对老年人、学生特定人群的专题讲座15场次。海原县结合秋季学校食品安全检查等工作，与各学校对接联系，到当地学校开展中小学生药品安全知识课堂、药品安全科普书籍发放等活动。中卫市局组织辖区各分局、乡镇以上医疗机构、部分药品经营单位负责人等140多人召开安全用药座谈讨论会。银川、吴忠等地在商业集中区的药店、医疗机构开展宣传咨询台，发放国家食药监管总局印制的“50个你不可不知的用药常识”“怎样避开用药误区”，以及自治区食药监管局印制的“药品不良反应知识100问”等宣传资料1.2万册。

积极组织全区食品药品监管部门参与国家食药监管总局组织开展的第六届“药品安全网络知识竞赛”，下载安装国家食药监管总局开通的“食事药闻”竞赛版App、“食品药品安全”微信公众号等宣传活动。各市县局通过各种渠道组织广大药品企业、群众积极参与竞赛活动。自治区食药监管局在局官网连续刊登各地开展安全用药宣传动态信息，加大宣传力度，及时充实网站药品安全常识等内容；中卫市、石嘴山市局组织每个药店至少两人下载安装“食事药闻”竞赛版App，要求全体药品监管人员和药品生产经营使用单位关注“宝葫芦娃”微信公众号。全区通过监管部门组织参与“药品安全网络知识竞赛”超过1.5万人。

第二节　媒体宣传

一、机制建设

2013—2014 年，加强食品药品监管系统新闻宣传机制建设，健全完善新闻宣传工作制度。认真贯彻执行《国家食品药品监管总局关于加强新闻宣传工作的指导意见》，制定出台《宁夏食品药品监管新闻宣传管理办法》等制度性文件，完善鼓励导向机制，提升食品药品监管机构的正面形象；加强食品药品监管系统新闻宣传队伍建设。结合新媒体形势下新闻宣传的特点，开展多种形式的新闻宣传业务素质培训，加强与跑口记者的联系与沟通，争取理解和支持，发挥主流媒体正面宣传优势。建立食品药品专家库，发挥专家学者在舆论引导中的作用，努力营造食品药品安全社会共治氛围。

二、影视广播宣传

2013—2014 年，瞄准不同消费群体，通过摄制公益广告短片、微电影等鲜活宣传题材长期播出、定向发布、及时更新等方式，在宁夏电视台、宁夏交通广播 FM98.4 频道、公交车载电台、公交车站、主要商业中心 LED 显示屏、网站等各类宣传媒介上广泛投放，在潜移默化中推动食品药品安全相关信息进入群众头脑。

2015 年，与宁夏电视台合作常年播出食品药品公益广告，累计播出时长达 180 分钟左右。同时，通过资金补助、市场化运作开辟食品药品专栏电视节目等方式，创新科普宣传形式。向公交车载电视、落地视频机、户外电子屏、网络等宣传资源发布宣传短片、公益视频，累计播放时长达 120 分钟以上。与区内广播电台合作，结合政风行风评议等节目，加大食品药品科普广播宣传。支持各市、县(区)通过农村广播资源，推进食品药品科普宣传进农村社区。每月全区安排播出食品药品科普广播 120 分钟。全年播发有关新闻消息、公益广告等视频音频信息 2595 分钟，有效扩大了食品药品科普法治宣传的覆盖面、参与面。

2016 年，继续加强与媒体的合作，创作了“的哥哈嘻嘻”广播方言情景剧 30 集，通过宁夏交通音乐台 FM98.4 频道播出。委托影视公司制作食品药品监督管理局形象宣传片两部，在各类媒体上宣传。全年播出电视新闻 16 条、新闻话题两期。

2017 年，结合端午节、元宵节等节日，在电视上实时报道群众关注的食品药品监管动态和重大活动。针对食品药品市场监督工作中的热点、难点问题制作电视专题片，进行食品安全常识和用药知识宣传报道，并发布消费警示、指导合理用药、消弭看法误区等提高法制认识，使饮食用药安全常识通过电视走入千家万户。同时延伸宣传触角，以播放专题片、常识讲座等形式，直接面向广大干部群众，进行饮食用药安全常识教育，讲解简略辨认假劣药品知识和不健康的饮食用药习惯等，向广大民众宣传用药安全常识。

三、报刊宣传

2013 年，在“安全用药月”期间，与宁夏日报、新消息报等媒体合作，开辟宣传专版、食品药品安全知识竞赛等开展宣传，全年共制作宣传专版专栏 25 期。

2014 年，与宁夏日报、共产党人、宁夏人大、华兴时报、新消息报等区内各类主流媒体和中国医药报、中国食品安全报等国家级媒体的合作，先后在各类媒体刊发稿件 300 余篇，开辟专版 12 期。

2015 年，在宁夏日报、新消息报、共产党人等平面媒体全年刊发宣传专版 15 个，发布食品药品安全监管信息、消息、新闻 300 余篇（条），加大宣传密度，扩大宣传效果。

2016 年，中国医药报向宁夏选派驻地记者，5 家中央媒体对宁夏食品药品监管工作进行深入采访报道。全年向国家食药监管总局、自治区党委、自治区政府编发上报各类政务信息 182 条，被上级采用 52 条。结合政风行风建设，从 9 月开始，每周安排 1 个市、县在宁夏日报做食品药品监管工作专版宣传。全年刊发报纸专版 26 个。

2017 年，通过新华网、宁夏日报、宁夏电视台、宁夏新闻网、宁夏健康网等各类媒体加大对食品药品领域有关工作动态、科普知识、法治建设等方面的宣传力度。《共产党人》杂志2017年第20期刊载署名文章《深入学习贯彻党的十九大精神 从讲政治的高度抓好食品药品安全》。

表11-1　2016—2017年新闻报道一览表

媒体名称	新闻名称	记者	报道时间
光明日报	宁夏召开2017年全区食品药品监督抽检新闻发布会	王建宏	2017年4月11日
新华社	宁夏每品种仿制药奖补200万元	邹欣媛 温竞华	2016年10月31日
	银川对网上执业医师严设“门槛”	任玮	2017年3月22日
	惠农区分局召开第一季度药械监管工作例会	杨蓉	2017年3月24日
	利通区分局开展“食药安全,创新圆梦”宣传活动	李红莲	2017年5月22日
	灵武市实施医疗机构药品药械“双规范”达标民心工程	赵怀胜	2017年9月22日
宁夏日报	宁夏出台政策力促医药产业健康发展	姚振国	2017年1月19日
	惠农食药分局编制药械监管法律法规汇编手册	明乾	2017年2月6日
	全区食药监管管理暨党风廉政建设工作会议召开	姚振国	2017年2月9日
	宁夏4家不合格中药饮片生产企业被约谈	马钦麟	2017年2月28日
	宁夏力保人民群众用械安全有效	杜晓宁 王松安	2017年3月1日
	惠农区分局举行“3·15”宣传咨询活动	张娜	2017年3月15日
	惠农区分局举办“药械诚信经营示范店”表彰活动	明乾	2017年3月16日
	惠农区分局2017第一季度药械监管工作汇报	杨蓉	2017年4月28日
	宁夏本月起整治小药店小诊所	马钦麟	2017年5月3日
	首府严查药店执业药师虚挂兼职等违规行为	徐佳敏	2017年5月5日
	宁夏食品药品监管局传达推进“两学一做”学习教育常态化制度化电视电话会议精神	马钦麟	2017年5月8日
	永宁县严查个体诊所　保证就诊安全	祁天武	2017年5月9日
	永宁县闽宁市场监督管理所严格规范辖区	祁天武	2017年5月9日
	惠农市场监管局约谈执业药师提升药学服务水平	杨蓉	2017年5月10日
	利通区召开药品医疗器械监管工作会议	马文婷	2017年5月19日

续表

媒体名称	新闻名称	记者	报道时间
宁夏日报	石嘴山市打出综合医改“组合拳”	蒲利宏	2017 年 5 月 26 日
	宁夏 7 部门联合重拳整治医疗美容市场乱象	马钦麟	2017 年 8 月 24 日
	自治区政府对利通区食药属地管理责任情况进行督查	李媛	2017 年 8 月 25 日
	自治区政府督查室督查惠农区食品药品安全情况	张娜	2017 年 8 月 26 日
	同心县推行药品安全风险分级精准监管	马涛	2017 年 9 月 9 日
	海原县市场监管局保障全县药械监管不出纰漏	王芳	2017 年 9 月 21 日
	宁夏实现疫苗全程冷链运输实时监控	尚陵彬	2017 年 10 月 26 日
宁夏健康网	宁夏食品药品安全管理所将监管服务带到监管一线	报道组	2016 年 10 月 14 日
	“岗位大练兵　技能大比武”	报道组	2016 年 10 月 19 日
	宁夏食药监曝光 20 批次不合格食品	报道组	2016 年 10 月 20 日
	宁夏食品药品监管系统技能竞赛圆满结束	报道组	2016 年 10 月 21 日
	兴庆区开展“安全用药月”活动	报道组	2016 年 10 月 25日
银川日报	惠农区分局开展特殊药品安全监管检查工作	杨蓉	2017 年 2 月 10 日
	惠农市场监管局完成中药饮片抽检工作	杨蓉	2017 年 2 月 16 日
	惠农区分局召开 2017 年第二季度药械监管工作例会	报道组	2017 年 7 月 6 日
	银川市市监局开展夏季药品系列专项行动	张慕之	2017 年 7 月 10 日
	惠农区分局多项举措整治执业药师违规行为	杨蓉	2017 年 7 月 17 日
	灵武市上半年食品药品安全监管工作成绩喜人	王雨	2017 年 7 月 17 日
	惠农区分局食药违法案件查处成效显著	明乾 甘晓春	2017 年 7 月 20 日
	战高温　斗酷暑　市场监管在路上	马淑芬	2017 年 7 月 20 日
	石嘴山市市场监管局全面推进药品“双随机、一公开”工作	刘兰玲	2017 年 8 月 12 日
	兴庆区一分局保化科支招　如何正确存放化妆品	齐向东	2017 年 8 月 15 日
	食药安全进社区　健康安全伴你行	马娟	2017 年 8 月 15 日
	兴庆区一分局“三措施”管理化妆品经营企业	齐向东	2017 年 8 月 16 日
	兴庆区一分局开展美容美发单位经营整治行动	齐向东	2017 年 8 月 24 日

续表

媒体名称	新闻名称	记者	报道时间
银川晚报	爱美人士注意　银川有资质医疗美容机构只有27家	沈亚婷	2016年11月2日
	惠农市场监管局推动药械双规范建设工作	明乾	2016年11月23日
	永宁市场监管局开展“安全用药月”宣传活动	田宁芳	2016年11月30日
	永宁监管局召开药械安全工作第四季度例会	刘涵	2016年12月16日
	永宁开展节前保健食品化妆品市场专项整治	马宏	2017年1月16日
	永宁县“五查”保障节日期间药械市场安全	刘涵	2017年1月16日
	银川评出首批10家医疗器械经营示范企业	杨杨	2017年2月7日
	银川对4家美容美发单位进行处罚	杨杨	2017年2月8日
	宁夏3家药企违规被罚	杨杨	2017年2月9日
	银川一药店非法购销“回收药”被查	杨杨	2017年5月3日
新消息报	宁夏严查执业药师挂证　严重违规者将受重罚	白静	2017年3月17日
	宁夏安排部署药品不良反应监测工作	白静	2017年3月28日
	宁夏食药监局开展中药饮片专项检查	白静	2017年6月20日
	宁夏20多家医院床上用品不合格被曝光	张静	2017年7月3日
	宁夏出台医疗器械飞行检查工作制度	张静	2017年7月10日
	自治区食药监局检查48家医疗器械经营使用单位	白静	2017年8月17日
华兴时报	利通区分局扎实开展药械安全监管全覆盖工作	马海	2017年10月12日
	惠农区分局召开医疗器械规范化经营工作推进会	明乾	2017年10月13日
	大武口区分局开展麻醉和精神药品专项检查	常美玲	2017年10月30日
	“你送我检”政府买单　食品安全科学监管	李国荣	2017年4月5日
	惠农区分局顺利完成医疗器械监督抽样工作	明乾	2017年4月7日

第三节　调研征文

一、调研报告

2015 年，先后 6 次赴基层监测点进行调研督导，4 次召开有关专家座谈会研究、讨论撰写《骨水泥风险分析报告》《骨水泥监测技术规范》《骨水泥不良事件表现及原因分析》《骨水泥不良事件重点监测工作总结》，最终形成 4 万余字的 4 个调研报告。同时，在自治区食品药品监管系统开展撰写调研报告比赛，形成调研报告 39 篇。经过筛选，共评出一等奖 3 篇、二等奖 4 篇、三等奖 6 篇、优秀奖 14 篇。

表 11-2　2015 年全区食品药品监督管理系统获奖调研报告一览表

序号	调研报告名称	作者	单位	奖次
1	锤炼思想作风　提升七种能力　打造“三过硬一清廉”食品药品监管队伍	武晓平	自治区食药监管局	一等奖
2	“两微一端”应成为宁夏食品药品安全宣传工作的标配	马如林	自治区食药监管局	一等奖
3	顺应体制改革的形势做好自治区食品药品纪检监察工作	刘智峰	自治区食药监管局	一等奖
4	关于领导干部选拔任用中法治能力建设制度化的几点思考	任永忠	自治区食药监管局	二等奖
5	浅议领导班子的团结	黑智虎	自治区食药监管局	二等奖
6	宁夏医疗器械行业监管现状及对策建议	董忠 王松安	自治区食药监管局	二等奖
7	当前监管体制下食品药品监管机制运行探析	马金安	固原市市场监督管理局	二等奖
8	浅析体外诊断试剂经营使用环节存在的问题及对策	董忠 王松安	自治区食药监管局	三等奖
9	自治区食品药品监督管理队伍能力建设研究	马海涛	自治区食药监管局	三等奖
10	凝聚社会共识　共筑食安宁夏——对我区食品药品科普宣传工作的初浅思考	刘建军	自治区食药监管局	三等奖

续表

序号	调研报告名称	作者	单位	奖次
11	食品药品监管中自由裁量权的规范运用问题探讨	李永杰	自治区食药监管局	三等奖
12	我区基层药品监管现状存在问题及对策	杨学礼 杨建	自治区食药监管局	三等奖
13	抓好五个抓手　加强五项建设　全面提升基层食品药品安全保障能力	马天峰	西吉县市场监督管理局	三等奖
14	创新管理扬帆起　而今迈步从头越	李广奇	银川市市场监督管理局	优秀奖
15	强化市场监管所管理　实现监管效益的最大化	李凌凯	青铜峡市市场监督管理局	优秀奖
16	石嘴山市乡镇卫生院药品医疗器械管理现状问题及对策	何香莲	石嘴山市市场监督管理局	优秀奖
17	新时期加强食品药品检验检测体系建设的思考	董川	自治区食药监管局	优秀奖
18	宁夏推进食品药品监管信息化建设路径分析	王强	自治区食药监管局	优秀奖
19	GSP 认证检查中有关问题的探讨和对策	杨丽媛	灵武市市场监督管理局	优秀奖
20	浅谈我区医疗机构医疗器械管理中存在的问题及对策建议	马泰	自治区食药监管局	优秀奖
21	药品经营企业 GSP 认证中存在问题与对策建议	母义虎	宁夏食品药品投诉举报中心	优秀奖
22	浅谈食品药品投诉举报受理工作中的语言技巧	杨文渊	宁夏食品药品投诉举报中心	优秀奖
23	积极建立严厉打击违法药械广告新机制　着力打造保障公众安全消费新常态——浅谈违法药品医疗器械广告的原因分析与对策	李广奇	银川市食药监管局	优秀奖
24	宁夏保健食品化妆品市场监管现状与对策探讨	冯雪	自治区食药监管局	优秀奖
25	新形势下食品药品投诉举报工作实践与体会	陈娜	宁夏食品药品投诉举报中心	优秀奖
26	食品药品投诉举报工作的浅显思考	王志亮	宁夏食品药品投诉举报中心	优秀奖
27	一名化妆品监管新手的困惑与思索	魏娟宁	石嘴山市市场监督管理局	优秀奖

2017 年，组织人员赴广东、上海生产企业开展“十三五”医疗器械重点品种监测调研工作。为进一步推进“十三五”期间宁夏承担的“空气波压力治疗仪”和“牙科涡轮手机”两个品种的重点监测工作，深入了解医疗器械临床使用和不良事件发生情况，研究不良事件的发生特征、严重程度、发生率等，保障公众使用器械安全。11 月 19—24 日，组织医疗器械监管处、药品不良反应监测中心、宁夏第三人民医院、银川市口腔医院和宁夏第五人民医院石嘴山中心医院的相关人员及专家，赴广东、上海两地医疗器械生产企业对医疗器械不良事件重点监测工作进行调研。此次调研共走访 5 家医疗器械生产企业(其中 2 家空气波压力治疗仪生产企业，3 家牙科涡轮手机代理公司)，详细了解了产品的特性、设计原理、上市产品种数、规格型号、产品标准、性能结构、适用范围、国内销售情况等。同时，就产品在研制、生产、流通、使用各个环节可能存在的风险点，企业采取的风险控制措施、临床应用等进行讨论。调研组还实地参观了部分企业的生产车间，进一步加深了对产品工作原理、生产管理等过程的了解。通过此次调研，获得了大量重点监测产品资料，加深了与广东、上海两省市的工作交流，并与各生产企业初步达成合作意向，共同承担重点监测工作，对宁夏开展重点品种监测工作起到了积极作用。

二、理论征文

2015 年，在自治区食品药品监管系统开展“新职能、新作为”主题征文比赛，共收到各级监管部门选送的理论文章、调研报告等各类文章 111 篇约 42 万字，形成了一批具有借鉴意义和参考价值的理论成果。经过筛选，共评出一等奖 1 篇、二等奖 2 篇、三等奖 5 篇、优秀奖 8 篇，并挑选 40 篇汇编成《谈食论药——全区食品药品监管系统新职能新作为征文比赛优秀论文集》，集中展示了食品药品监管干部队伍的新形象、新风采、新面貌。在这次征文比赛中，宁夏食品药品安全监督所、石嘴山市市场监督管理局、青铜峡市市场监督管理局获优秀组织奖。

表 11-3　2015 年全区药品监管系统征文比赛获奖名表

序号	主题	作者	单位	等次
优秀论文				
1	宁夏医疗器械行业监管现状及对策建议	董忠 王松安	自治区食药监管局	一等奖
2	浅析体外诊断试剂经营使用环节存在的问题及对策	董忠 王松安	自治区食药监管局	二等奖
3	自治区食品药品监督管理队伍能力建设研究	马海涛	自治区食药监管局	二等奖
4	食品药品监管中自由裁量权的规范运用问题探讨	李永杰	自治区食药监管局	三等奖
5	我区基层药品监管现状存在问题及对策	杨学礼 杨建	自治区食药监管局	三等奖
6	抓好五个抓手　加强五项建设　全面提升基层食品药品安全保障能力	马天峰	西吉县市场监督管理局	三等奖
7	创新管理扬帆起　而今迈步从头越	李广奇	银川市市场监督管理局	三等奖
8	强化市场监管所管理　实现监管效益的最大化	李凌凯	青铜峡市市场监督管理局	三等奖
9	石嘴山市乡镇卫生院药品医疗器械管理现状问题及对策	何香莲	石嘴山市市场监督管理局	优秀奖
10	新时期加强食品药品检验检测体系建设的思考	董川	自治区食药监管局	优秀奖
11	GSP 认证检查中有关问题的探讨和对策	杨丽媛	灵武市食药监管局	优秀奖
12	浅谈我区医疗机构医疗器械管理中存在的问题及对策建议	马泰	自治区食药监管局	优秀奖
13	药品经营企业 GSP 认证中存在问题与对策	母义虎	宁夏食品药品投诉举报中心	优秀奖
14	浅谈食品药品投诉举报受理工作中的语言技巧	杨文渊	宁夏食品药品投诉举报中心	优秀奖
15	积极建立严厉打击违法药械广告新机制　着力打造保障公众安全消费新常态	李广奇	银川市市场监督管理局	优秀奖
16	新形势下食品药品投诉举报工作实践与体会	陈娜	宁夏食品药品投诉举报中心	优秀奖

第四节 品牌建设

一、企业示范

2013 年开始，在全区开展了“药品诚信经营示范企业”创建工作。通过开展创建活动，有效发挥典型示范带动作用，充分调动企业规范经营的积极性，增强企业社会责任感，强化企业自律意识，营造诚实守信、依法经营的社会氛围，在全区药品经营企业中形成了激励和竞争机制，取得了良好的社会氛围。

2014 年，继续在全区范围内组织开展“药品诚信经营示范企业”创建活动，根据《关于开展“药品诚信经营示范企业(店)”创建活动的通知》(宁食药监〔2013〕112 号)、《关于深入开展“药品诚信经营示范企业（店)”活动有关事项的通知》(宁食药监〔2014〕172 号)精神和要求，组织对 2014 年各市推荐的 6 家企业进行审核验收，并对 2013 年命名的 10 家企业进行复核，命名了国药控股宁夏有限公司等 13 家企业为 2014 年度“药品诚信经营示范企业”。

2015 年，继续在全区范围内组织开展“药品诚信经营示范企业”创建活动，根据《关于开展“药品诚信经营示范企业(店)”创建活动的通知》(宁食药监〔2013〕112 号)、《关于做好 2015 年“药品诚信经营示范企业(店)”评选活动的通知》(宁食药监〔2015〕174 号)精神和要求，经企业申请、市局推荐、区局审核，命名了国药控股宁夏有限公司等 20 家企业为 2015 年度“药品诚信经营示范企业”。

2016 年，进一步推进示范创建活动。按照全区联动、全域创建的总体思路，通过示范引领，带动提升药品安全治理整体水平。大力开展医疗机构药品、医疗器械使用质量管理规范化建设，全区 52 家二级以上医疗机构药械使用质量管理全部达到规范化标准，325 家乡镇卫生院和民营医院中的 120 家完成规范化改造任务，超额完成年初既定 30%的目标任务。

2017 年，按照全区联动、全域创建的思路，在 100%的医疗机构推行药械管理规范化建设，全区创建医疗器械经营示范企业 60 家，医疗器械生产企业 100%达到规范化建设标准。

二、网站建设

2013年，利用以前年度结余资金386万元，由北京普天科技公司中标，开发建设宁夏食品药品监督管理局办公OA系统和12331投诉举报平台信息化建设项目。

2014年，12331食品药品投诉举报网站开通。设置的栏目主要有：政策解读专栏，向公众发布新出台的《宁夏回族自治区药品流通监督管理办法》背景、过程、采取的监管措施、实际意义等方面的内容；发布新版GMP、GSP有关内容解读；答疑解惑栏目，对公众提出的有关食品药品安全方面的疑问进行答复。对常见性问题进行梳理并予以公开；民意征集栏目，及时听取广大公众对食品药品监管的意见和建议；热点访谈栏目(在交流平台栏目中二级栏目)，对社会关注的热点问题进行集中答复，政风行风在线问答；局长信箱、纪检举报等，听取群众对食品药品监管的声音。

2016年，为进一步做好食品药品社会信用体系建设工作，着力构建不敢失信、不能失信的食品药品安全秩序，自治区精神文明建设指导委员会办公室与中国文明网联盟网站宁夏文明网设立“失信黑名单曝光台”，拟对失信违法行为及时曝光。为做好此项工作，自治区食药监管局各业务处室按照各自工作特点，及时为宁夏文明网提供对口企业失信黑名单，并上传曝光。同时，按照社会信用体系建设要求，对行政监管过程中采集和掌握的相关信用信息进行整合归集，并在信息产生后7个工作日内，及时将信息传输至稽查局，由稽查局汇总后由食品药品监督管理局统一报国家食药监管总局。

2017年，为了充分发挥国家食药监管总局科普资源库的宣传作用，自治区食药监管局要求各市、县(区)局在各自网站、微信、微博、今日头条政务号等自媒体平台广泛转载传播；在当地有关媒体和宣传橱窗、车载电视、公交站台等场所进行张贴、播放、刊发，推动相关科普知识在更广范围进行传播；各市、县局根据自身实际组织制作、创作优秀科普作品，通过相关端口上传，纳入总局科普资源库进行传播。

三、数据库建设

截至 2016 年，自治区食药监管局本级拥有基础数据库 4 个，其中对外公开基础数据库两个。当年组织实施门户网站互动性升级、12331 系统升级改造、食品药品抽检系统、重大活动食品安全保障系统开发等信息化建设项目。全年公开药品、医疗器械日常检查信息 1695 条，公开稽查办案信息 394 条，公开食品安全抽检信息 47 期，发布公告通知 178 条，市县动态 382 条，图片、视频新闻 42 条，违法广告 8 期。全年共收到有效依申请公开事项 16 件，均在法定时限内予以回复。

2017 年，由国家食药监管总局新闻宣传司、新闻宣传中心、中国健康传媒集团联合梳理、制作的总局食品药品安全科普资料库正式上线，并免费向公众开放。自治区食药监管局利用此资料库做好食品药品安全科普宣传工作。

四、简报选编

2013—2017 年，自治区食药监管局及下属各单位在进行科普宣传与社会服务工作中，及时以简报形式将所做各项工作向社会报道宣传。

附：

自治区药检所一项成果喜获国家发明专利

近期，由自治区药品检验所王英华主持并与日本东邦大学药学部合作取得科研成果“枸杞籽及其提取枸杞油后残渣中提取 α－葡萄糖苷酶活性抑制剂的方法及其用途”，喜获国家发明专利(专利号：ZL2012103147818.1)。

该发明专利主要包括枸杞籽及其提取枸杞油后残渣中 α－提取葡萄糖苷酶活性抑制剂的提取方法、用途等，其方法可提取分离出 14 个化合物，其中有 8 个化合物表现出中等以上强度的 α－葡萄糖苷酶抑制活性。目前，临床使用的 α－葡萄糖苷酶抑制剂是一类以延缓肠道碳水化合物吸收而达到治疗糖尿病的口服降糖药物，是比较成熟的治疗糖尿病药物，并已广泛应用于临床。

该专利为自治区药检所与日本东邦大学共同取得的第二项国家发明专利，

对于开发预防与治疗2型糖尿病的药物和保健食品具有重要意义。该专利成果的获得展现了自治区药检所的整体科研实力，有效提升了自治区药检所在药物基础研究领域的影响力和核心竞争力。

宁夏药品检验所

2016年4月21日

第十二章　人物集体

第一节　人物传略

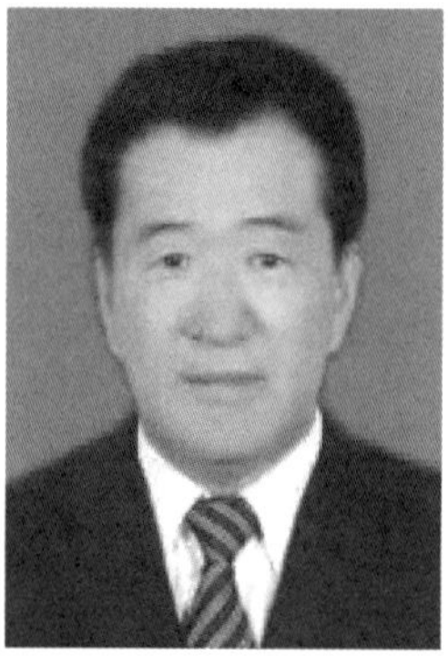

马云海（1962.2—2023.10）　回族，1962 年 2 月出生，宁夏海原人，中共党员，大学本科学历，政工师。1980 年 10 月参加工作，历任共青团银川市委副书记、书记，银川市城区党委副书记、区长，银川市城区党委书记、区长，银川市委常委、贺兰县委书记，银川市副市长，自治区工商行政管理局党组副书记、副局长，自治区工商行政管理局党组书记、局长。2013 年 3 月任自治区人民政府副秘书长（正厅级）、办公厅党组成员。2017 年 1 月任自治区食品药品监督管理局党组书记、局长。2018 年 10 月任自治区国有资产监督管理委员会党委书记、副主任。2021 年 12 月补选为自治区第十二届人民代表大会代表。2022 年 1 月任自治区人大常委会财政经济委员会主任委员。2023 年 10 月 30 日病逝，享年 61 岁。

第二节　人物名表

表 12–1　2013—2017 年自治区及以上部门表彰的先进个人、荣誉个人名表

姓名	性别	籍贯	工作单位	荣誉称号	表彰时间	命名单位
杨学礼	男	宁夏吴忠	自治区食药监管局	全区定点帮扶工作先进个人	2013 年	自治区扶贫开发领导小组
常军	女	河南商水	自治区食药监管局食品监督处副调研员	第五届中国（宁夏）国际文化艺术旅游博览会先进个人	2013 年	中国(宁夏)国际文化艺术旅游博览会组委会

续表

姓名	性别	籍贯	工作单位	荣誉称号	表彰时间	命名单位
杨利民	男	上海	宁夏食品安全监督所监督员	第五届中国(宁夏)国际文化艺术旅游博览会先进个人	2013年	中国(宁夏)国际文化艺术旅游博览会组委会
刘斌	男	宁夏青铜峡	自治区食药监管局办公室副主任	全区政务信息工作先进个人	2013年	自治区人民政府办公厅
曹玉玲	女	山东寿光	自治区食药监管局窗口	区政务服务工作先进个人	2013年	自治区人民政府办公厅
王坤	女	天津	宁夏药品检验所	自治区“五一”劳动奖章	2014年	自治区总工会
刘雪岚	女	宁夏贺兰	自治区食药监管局机关党委专职副书记	自治区“三八”红旗手	2014年	自治区妇联
马玲	女	宁夏固原	宁夏药品检验所	宁夏最美青工	2013年	自治区党委宣传部、自治区团委
				第十届宁夏青年“五四”奖章	2014年	宁夏青年联合会
				自治区青年拔尖人才	2017年	自治区党委组织部、自治区人社厅
开瑞强	男	山东鱼台	自治区食药监管局机关党委	自治区党务工作先进个人	2016年	自治区区直机关工委
齐喜红	男	宁夏石嘴山	宁夏药品检验所	“食品药品安全守望者”代表人物	2016年	国家食药监管总局新闻宣传司
邢世瑞	男	辽宁葫芦岛	宁夏药品检验所主任药师	全国名中医	2017年	国家人社部、卫计委
王英华	女	辽宁大连	宁夏药品检验所主任药师	中国药学发展奖食品药品质量检测技术奖突出成就奖	2017年	中国药学发展奖奖励工作委员会
逯海龙	男	河北宁晋	宁夏药品审评查验和不良反应监测中心审评查验科科长	自治区青年拔尖人才	2016年	自治区人才工作协调小组
				自治区政府特殊津贴	2017年	自治区人民政府

续表

姓名	性别	籍贯	工作单位	荣誉称号	表彰时间	命名单位
王庆	男	宁夏同心	宁夏药品检验所	宁夏中药材产业技术服务专家	2017 年	自治区科技厅
顾海波	男	宁夏平罗	自治区食药监管局	全市优秀驻村第一书记	2017 年	固原市脱贫攻坚领导小组

表 12–2　自治区药品食品监督管理局驻村工作队员名表

村名	姓名	籍贯	工作单位	驻村职务	驻村时间
西吉县王民乡三岔村	顾海波	宁夏平罗	自治区食药监管局	驻村第一书记	2014.12—2018.03
	王华	宁夏贺兰	自治区食药监管局	队员	2014.12—2017.02
	杨建新	宁夏平罗	宁夏食品检测中心	队员	2017.03—2019.02
西吉县王民乡小湾村	卢军涛	湖北武汉	自治区食药监管局	队员	2018.05—2019.02
	彭福林	山东莱州	宁夏药品检验所	队员	2017.03—2019.02

第三节　集体名表

表 12–3　2013—2017 年自治区及以上部门表彰的先进集体名表

单位名称	荣誉称号	表彰时间	命名单位
自治区食药监管局	农村义务教育营养改善计划餐饮监管先进单位	2013 年	国家食药监管总局食监司
宁夏食品药品检验所化学检验室	2013—2015 年度“青年文明号”	2013 年	自治区区直机关工委
宁夏食品药品检验所	文明单位	2014 年	兴庆区委、区政府
宁夏食品药品检验所	卫生先进单位	2014 年	兴庆区爱国卫生运动委员会
宁夏药品检验所	“十二五”期间全区食品药品监管科研工作先进集体	2016 年	自治区食药监管局
宁夏药品检验所中药室	自治区工人先锋号	2017 年	自治区总工会

大事记

2013年

1月，自治区食药监管局举办自治区局机关、各市县局网络信息员培训班，邀请专业老师对政务微博建设等内容进行了培训，增强应对网络信息的能力。

2月28日，自治区公安厅、司法厅、卫生厅、食药监管局联合印发《宁夏回族自治区药物滥用监测管理办法》，共17条。

3月19日，宁夏药检所与宁夏医科大学签订共建“实践教学基地”的合作协议并举行授牌仪式。双方决定在实践教学、技术交流、人才培养等方面开展合作。

是月，宁夏药检所完成全区中药资源及重点调查品种、宁夏中药资源名录、宁夏栽培中药材调查目录、宁夏重点栽培中药材目录、宁夏中药资源蕴藏量估测品种目录、名贵中药种子采集目录等11个技术附件的编写，制定宁夏中药资源普查操作规程，为全区中药资源普查工作提供便利。

4月9日，全区基层中医药服务能力提升工程启动。

4月15—19日，全国第四次中药资源普查宁夏试点工作培训会及野外现场教学活动在银川举行。培训受自治区中医药管理局委托，由宁夏药检所承办，来自全区19个县区的110名普查工作人员参加培训。

是月，自治区食药监管局投诉举报中心成立。

是月，自治区食药监管局制定印发《宁夏回族自治区药品生产企业量化等级与分类管理实施方案》。

5月20日，宁夏药品检验所更名为宁夏食品药品检验所。

是月，各市、县局结合辖区实际，开始对药品生产企业开展全面检查，至10月结束，确保监管到位。

6月8日，自治区党委副书记崔波到宁夏食品药品检验所调研。

6月22日，自治区食药监管局印发《宁夏回族自治区药品医疗器械安全信用体系建设管理办法》，共7章24条。

是月，马如林任自治区食品药品监督管理局党组成员。

7月，宁夏食品药品检验所开始对固原市彭阳县、原州区、泾源县开展药用植物资源外业调查工作，至10月结束，共采集标本2300余份；马如林任自治区食品药品监督管理局副局长。

10月13日，应宁夏金太阳药业股份有限公司邀请，宁夏药检所选派4名专家和技术骨干赴该公司开展技术服务活动。

10月20—22日，国家食药监管总局对宁夏第一类医疗器械和贴敷类医疗器械注册进行专项检查。

10月25日，自治区人民政府办公厅印发《关于巩固完善基本药物制度和基层运行新机制的实施意见》。

10月31日，宁夏食品药品检验所组织召开《宁夏中药炮制规范》修订工作研讨会。

11月，宁夏食品药品检验所相关人员参加由中国食品药品检定研究院和中国合格评定国家认可委员会（CNAS）共同组织实施的能力验证计划NIFDC-PT-005《中成药中穿心莲内酯含量的测定(高效液相色谱法)》等9个能力验证项目。

12月26日，武晓平任自治区食品药品监督管理局局长（2012年2月已任自治区食品药品监督管理局党组书记）。

是月，董忠任自治区食品药品监督管理局副局长。

是月，王生礼、兰德政任自治区食品药品监督管理局党组成员、副局长。

是年，自治区食药监管局制定印发《宁夏回族自治区药品医疗器械安全信用体系建设管理办法》。

是年，宁夏食品药品检验所开始承担国家药品评价性抽检工作。

是年，自治区人民政府印发《健康宁夏行动规划(2013—2020年)》。

2014 年

1 月 6 日，新组建的宁夏回族自治区食品药品监督管理局正式挂牌成立，加挂自治区食品安全委员会办公室牌子。

1 月 7 日，自治区第十一届人民代表大会第三次会议在银川召开，自治区主席刘慧主席在《政府工作报告》中提出：要规范基本药物使用，严查药品安全违法违规行为，保障群众用药安心。

1 月 14 日，全区食品药品监督管理暨党风廉政建设工作会议在银川召开，自治区食药监管局党组书记、局长武晓平作了题为《凝心聚力　改革创新　奋力开创食品药品监管工作新局面》的讲话，对全年工作进行了系统安排。

2 月 13 日，自治区主席刘慧主持召开政府常务会议，专题听取全区食品药品安全监管工作。

3 月 12 日，自治区食药监管局举办全区食品药品安全应急管理培训班。

3 月 25 日，自治区食药监管局组织召开全区医疗器械“五整治”专项行动动员部署会议。行动期间，全区共组织检查企业（单位）3661 家次，立案查处违法案件 46 起。

是月，自治区食药监管局制定印发《宁夏药品经营质量管理规范认证现场检查验收细则》。

5 月初，宁夏食品药品检验所中药室主任、主任药师王坤获得自治区“五一”劳动奖章。

6 月 6 日，自治区人民政府第 25 次常务会议研究通过了《宁夏回族自治区药品流通监督管理办法》，6 月 17 日，自治区主席刘慧签署《宁夏回族自治区人民政府令》（第 66 号），公布该办法，自 2014 年 8 月 1 日起施行。

6 月 20 日，自治区人民政府印发《关于废止和宣布失效部分文件的决定》（宁政发〔2014〕55 号），决定废止《自治区人民政府关于进一步加强麻黄素管理的通知》（宁政发〔1998〕64 号）和《转发自治区食品药品监督管理局关于开展“放心药店”评选活动实施意见的通知》（宁政办发〔2003〕64 号）。

是月，国家食药监管总局药化监管司召开化妆品不良反应监测工作交接会暨监测试点工作启动会，自治区局与原承担卫生部化妆品不良反应监测哨点单位的宁夏医科大学总医院积极协调，继续开展相关工作。

是月，宁夏食品药品审评认证中心成立。

7月7日，全区食品药品监督管理工作会议在银川举行。

7月17日，自治区人民政府办公厅印发《自治区食品药品监督管理局主要职责内设机构和人员编制规定》（宁政办发〔2014〕149号），明确新设自治区食品药品监督管理局。

是月，自治区食品药品监督管理局党组成立。

是月，刘智峰任自治区食品药品监督管理局党组成员，自治区纪委派驻纪检组长。

9月3日，针对自治区食药监管局办公楼的第五层存在产权和债务纠纷，经多方协商，自治区食药监管局参与该房产拍卖，以407万元成功竞买。

9月23日，自治区人民政府办公厅发文（宁政办〔2014〕199号）启用“宁夏回族自治区食品药品监督管理局”印章。

10月17日，任永忠任自治区食药监管局党组成员、药品安全总监。

10月21日，国家食药监管总局印发《国家食品药品安全应急体系建设规划（2014—2016年）》（食药监应急〔2014〕）240号）。按照规划要求，宁夏逐步建立健全食品药品安全突发事件应急机制。

10月23日，自治区编制委员会办公室下发《关于调整自治区食品药品监督管理局所属事业单位机构编制事项的通知》（宁编办发〔2014〕169号），同意将宁夏食品药品检验所更名为宁夏药品检验所，将宁夏食品安全监督所更名为宁夏食品药品安全监督所，将自治区食药监管局投诉举报中心更名为宁夏食品药品投诉举报中心。

11月18日，自治区主席刘慧主持召开主席办公会议，研究审定宁夏食品药品检验检测中心项目设计方案。12月29日，再次召开主席办公会议，就建设进行再次研究，并就决定事项印发《宁夏回族自治区人民政府主席办公会议纪要》（2015年第二次）。

12月11日，自治区食药监管局党组制定印发《关于加强干部队伍法治建设的实施办法》，对全区食品药品监管系统全面推进依法治区、依法行政提出明确要求。

12 月 30 日，自治区食药监管局领导班子召开年度民主生活会和述职述廉述德述责会议。

2015 年

1 月 6 日，自治区食品药品检验检测中心项目建设领导小组成立。

1 月 14—15 日，自治区食药监管局组织检查员，对宁夏明德中药饮片有限公司、宁夏百草王药业有限公司、宁夏西北药材科技有限公司 3 家中药饮片生产企业进行飞行检查。

1 月 30 日，自治区编制委员会办公室印发《关于自治区食品药品监督管理局所属事业单位分类的通知》(宁编办发〔2015〕21 号)，明确宁夏药品不良反应监测中心（宁夏药物滥用监测中心、宁夏医疗器械不良反应监测中心）、宁夏食品药品安全监督所、宁夏食品药品投诉举报中心、宁夏食品药品审评认证中心、宁夏药品检验所为公益一类事业单位。

2 月 3 日，自治区食药监管局举行全区食品药品监督管理暨党风廉政建设会议。

3 月 31 日，自治区食药监管局开展 12331 举报投诉宣传活动。

5 月 13 日，自治区食药监管局联合自治区卫计委在宁夏医科大学总医院召开全区医疗机构药品、医疗器械规范化管理经验交流现场观摩会，对全区二级以上医疗机构管理人员进行现场培训，促进全区二级以上医疗机构药械管理规范化建设提档加速。

5 月 25 日，宁夏食品药品安全监督所增设食品生产流通安全监督科。

5 月 26 日，自治区食药监管局制定印发《宁夏回族自治区保健食品化妆品监督管理暂行规定》，共 4 章 30 条。

6 月 3 日，自治区食药监管局党组举行党的基层组织建设专题讲座。

6 月 11—17 日，自治区食药监管局属 19 个党支部首次进行评星定级，共评定二星级党支部 9 个、一星级党支部 6 个。

6 月 25 日，自治区食药监管局举行庆祝建党 94 周年暨机关党委换届选举党员大会。

7 月 6—11 日，自治区食药监管局成立 6 个督查组，采取“四不两直”的方式，对全区各市、县(区)食品药品安全监管半年来的工作落实情况进行全面督查。

7月7日，宁夏食品药品检验所复名为宁夏药品检验所。

7月25日，自治区党委常委、组织部部长傅兴国一行6人到自治区食品药品监督管理局实地调研贯彻落实《干部选拔任用条例》工作情况。

7月27日，宁夏药品检验所举办《宁夏中药炮制规范》修订工作培训班。

9月1日，在银川光明广场举行“全国安全用药月”宁夏启动仪式，石嘴山、吴忠、固原、中卫4市设分会场。本次“全国安全用药月”主题是“防止滥用成瘾性药物”。

9月8日，自治区食药监管局举办全区食品药品安全监管研讨班。

9月17日，自治区政协督办涉及食品药品安全的重点提案。

9月18日，自治区食药监管局召开机关“三严三实”专题教育交流暨从严从实抓落实　大干实干100天活动动员会。

9月20日，全区各市、县(区)同时启动“依法行政宣传月”活动。

10月9日，自治区人民政府常务会议研究审议通过了全区各市县食品药品监管机构改革工作指导意见，总体改革思路按照质监、工商、食药监“三合一”的模式进行。

10月13日，国家食药监管总局副局长孙咸泽一行6人到宁夏进行实地调研督查，14日就宁夏药品检验所工作提出指导性意见建议。

10月21日，全国食品药品系统队伍建设会议在银川召开，提出强化食品药品监管体系队伍建设思路。

10月27日，国家食药监管总局反馈地方药材标准清理工作检查意见和国家食药监管总局地方药材标准清理专家检查结果，对宁夏地方药材标准初次清理后保留的品种，再次开展清理工作。

12月27日，自治区食药监管局印发通知，要求宁夏医科大学总医院参考国家食药监管总局要求，对所承担的国家食药监管总局117号公告中尚未撤回、已完成临床试验尚未申报(或已申报未批准)及在研品种的药物临床试验进行自查。

是年，自治区人大常委会颁布《宁夏药品流通监督管理办法》。

是年，自治区食品药品监督管理局组织在全区药品监管系统开展“新职能新作为”征文比赛。

2016 年

1 月 25 日，自治区食药监管局召开全区食品药品监督管理暨党风廉政建设工作会议。

1 月 28 日，自治区食药监管局、自治区财政厅制定印发《宁夏回族自治区食品药品违法行为举报奖励办法(试行)》，共 16 条。

3 月 5—6 日，经国家认证认可监督管理委员会检验检测机构资质评审专家组现场评审，宁夏药品检验所通过实验室资质认定评审，并获颁计量认证证书。该证书资质囊括医疗器械 41 个产品 9 个参数和洁净区(室)环境共 10 个参数。

3 月 19 日起，按照国家食药监管总局统一部署，自治区食药监管局组织全区食药执法人员对国家食药监管总局披露的山东济南非法经营疫苗系列案件相关信息进行逐一核查，对全区 6 家疫苗经营企业、24 家疾控机构进行集中检查、复查，并约谈经营企业负责人和质量负责人，同时对吉林、陕西、甘肃 3 个省协查函进行核实和回复。

3 月 31 日，自治区食药监管局在银川光明广场开展“落实四个最严，推动社会共治”食品药品投诉举报主题宣传活动。

4 月 26 日，国家食药监管总局副局长滕佳材一行到宁夏调研。

是月，自治区食药监管局组织开展“岗位大练兵、技能大比武”活动。

5 月 27 日，宁夏药品检验所学术委员会正式成立，并召开第一届学术委员会成立大会。

6 月 21 日，国家食药监管总局召开专门会议，对仿制药质量和疗效一致性评价工作进行安排，自治区食药监管局及时组织对宁夏涉及此项改革的启元、康亚、金太阳、紫金花、多维等 5 家制药企业的 69 个基药进行调研。

是月，自治区食药监管局组织对全区药品批发企业进行梳理分类，组织检查小组分两轮次，采取飞行检查的方式，对全区 118 家药品批发企业实施全面的专项检查，9 月检查工作结束。

是月，自治区食药监管局组成5个交叉检查组，在全区范围内开展整治医疗器械流通领域违法经营行为专项行动。

7月13日，宁夏药检所顺利通过宁夏质量技术监督局的CMA计量认证考核，并正式获得CMA计量认证资质证书。此次认证共涉及药品、中成药、化妆品、药包材、保健食品中非法添加共5大类总计565个参数。

7月14—16日，自治区食药监管局协调国家食药监管总局高级研修学院在银川举办“药品GMP附录《确认与验证》和《计算机化系统》培训班”。

7月29日，自治区副主席王和山带领自治区食药监管局领导和有关人员赴国家食药监管总局汇报工作。国家食药监管总局同意宁夏将自治区食品检验检测中心与银川市食品检验所整合建设在银川（“1+1”模式），石嘴山市、吴忠市、中卫市单独立项、单独建设。

是月，自治区食药监管局调研报告——《帮助制药企业克服药品一致性评价挑战　做大我区医药产业的建议》。

8月4日，自治区食药监管局组织召开全区药品审评审批制度改革暨仿制药质量和疗效一致性评价工作会议，全区仿制药一致性评价各项工作全面启动。

8月13日，中国食品药品检定研究院院长李波一行到宁夏药品检验所，重点就仿制药一致性评价工作进行调研座谈，提出指导性意见建议。

8月28日，中央媒体新闻工作者在宁夏采访考察食品药品监督管理工作。

8月30日，自治区食药监管局机关团委成立并召开第一届委员会。

9月6日，自治区人民政府召开专题会议，研究解决宁夏仿制药质量和疗效一致性评价工作存在的重大问题和实际困难，决定从2017年开始，在新增的科技专项预算经费中安排奖补资金，对凡通过评价的药品(品种)奖补200万元。并从2017年开始通过重大科技专项、科技后补助等方式，支持制药企业加大创新研发投入。

9月20—25日，国家食药监管总局检查组对宁夏医疗器械流通整治工作进行专项督查，并给予充分肯定。

10月11—14日，自治区食药监管局协调公安、卫计部门组成联合检查组，赴3市1县对6家麻醉药品、精神药品生产经营企业日常监管情况进行联合检查。

10月18—20日，自治区食药监管局举行全区食品药品监管系统“岗位大练兵、技能大比武”竞赛活动，各市、县市场监督管理局选拔192名基层业务标兵，集中参加了食品、药品、保健食品化妆品、医疗器械、食品药品稽查执法五大专业监管执法岗位的技能竞赛。66名业务尖兵、技术能手获得优秀成绩，由自治区食药监管局统一命名表彰。

10月，宁夏食品药品审评认证中心更名为宁夏食品药品审评查验中心。

10—11月，自治区食药监管局组织在全区开展为期两个月的美容美发机构化妆品安全专项整治行动，共出动执法人员2913人次，检查美容美发机构3817家，立案12起，罚没1.58万元。

11月28日—12月2日，自治区食药监管局会同自治区检察院组成2个案卷评查组，对全区各市县(区)市场监管部门2013—2016年以来办结的食品药品行政执法案件进行检查和评查。

是年，宁夏药品检验所开始承担国家仿制药一致性评价相关检验工作。

2017年

1月1日起，全区各药品监督管理部门通过特药信息报告系统，对麻醉药品、精神药品和药品类易制毒化学品流向进行监控。

1月4日，自治区人民政府第82次常务会议审议通过了《宁夏食品药品安全“十三五”规划》。

1月6日，自治区食药监管局召开干部大会，自治区党委组织部宣布干部任职决定，马云海任自治区食品药品监督管理局党组书记、局长，武晓平不再担任此职务，自治区副主席王和山出席会议并讲话。

1月18日，自治区常务副主席张超超会同自治区副主席王和山召开专题会议，就自治区与银川市食品药品检验检测项目合建事宜再次进行研究，预计该项目工程2017年底竣工投用。

2月9日，自治区科技厅、财政厅、食品药品监督管理局三部门联合制定印发《自治区仿制药一致性评价奖补资金管理暂行规定》。

是日，全区食品药品监督管理暨党风廉政建设会议召开。

2 月 25 日，自治区政府第 85 次常务会议专题研究宁夏食品药品检验检测能力建设有关事项。

2 月 27 日，自治区食药监管局对 2015 年、2016 年国家评价性抽验及宁夏地产药品抽验中出现不合格产品的 4 家中药饮片生产企业进行集体约谈。

3 月 27 日，自治区食药监管局召开 2017 年全区药品不良反应监测工作会议，并通过以会代培方式举办药品不良反应监测业务培训班。

3 月 31 日，自治区食药监管局在全区开展“12331，守护食品药品安全”主题宣传日活动。

5 月 10—25 日，自治区禁毒委员会办公室及公安、安全生产监督、食品药品监管部门组成联合督查组，对全区药品类易制毒化学品企业和含麻黄碱类复方制剂生产经营企业开展自查自纠、重点品种的监管及违法犯罪案件查处等方面情况进行督导检查。

5 月 11 日，自治区主席咸辉专程对食品药品安全工作进行调研，要求省级药品检验检测机构要坚持“严”字当头。

5 月 19 日，自治区食药监管局党组制定印发《推进“两学一做”学习教育常态化制度化实施方案》（宁食药监党〔2017〕18 号）。

5 月起，自治区食药监管局在全区开展为期 3 个月的保健食品经营环节违法行为专项整治行动。

是月，宁夏药品检验所中药检验室荣获“自治区工人先锋号”称号。

6 月 1 日，自治区副主席王和山带领自治区食药监管局负责人专程赴北京向国家食药监管总局汇报工作，国家食药监管总局局长毕井泉听取宁夏工作汇报，并给予肯定性评价。

6 月 9 日，自治区食药监管局制定印发《健康宁夏建设重点任务实施计划（2017 年—2020 年）》。

6 月 29 日，自治区党委书记、自治区人大常委会主任石泰峰对宁夏食品药品安全工作作出批示，给予充分肯定，并提出新的要求。

7 月 27—30 日，宁夏药品检验所举办“中药材及饮片传统经验鉴别培训班”。

7 月 31 日—8 月 10 日，自治区食药监管局组成检查小组，利用 9 天时间，对吴忠地区 7 家药品经营企业进行飞行检查，发现 7 家企业违反 GSP 规定，其中 4 家企业涉嫌违法经营。

8 月 4 日，为提升宁夏枸杞质量安全水平，全区食安办主任座谈会就相关市县对枸杞农药残留问题进行研究，提出综合治理措施。

8 月 9 日，自治区科技厅组织相关专家，对宁夏医科大学药学院和宁夏药检所联合申报的宁夏药物创制与仿制药研究重点实验室进行论证评审，认为项目契合国家和宁夏“十三五”医药产业政策需求。

是月，自治区食药监管局抽调市局医疗器械骨干检查员 12 人，分 3 个检查小组，在 5 市集中开展全区医疗器械流通领域“回头看”飞行检查。

8 月下旬至 9 月上旬，自治区食药监管局组织对中药提取物生产、使用及集团内共用的 4 家企业进行专项检查。

9 月初，宁夏食品药品审批查验中心首次通过了 ISO 9001 质量体系认证，自治区食药监管局顺利通过国家食药监管总局医疗器械审评审批现场检查能力考核。

9 月 12 日，自治区党委第二巡视组进驻自治区食药监管局，开展为期一个半月的政治巡视。

10 月 9—10 日，自治区食药监管局分管领导带领有关人员到国药控股宁夏有限公司，对涉质量问题药品召回情况作进一步核实。

10 月 18—12 月，各市局按照分类分级监管的要求，抽调骨干力量，对辖区内第一类、第二类医疗器械生产企业进行全项目达标检查，各地创建医疗器械示范经营企业达到 60 家。

10 月 27 日，自治区食药监管局党组召开党组会，专题研究机关各党支部设置和改选工作。

11 月 2 日，自治区食药监管局机关党委制定印发《宁夏食品药品监督管理局机关党委工作规划（试行）》。

11 月 20 日，自治区食药监管局依托宁夏医科大学，联合宁夏药品检验所共建的宁夏药物创制与仿制药研究重点实验室获自治区科学技术厅批准。

11 月 21 日，由宁夏药品检验所王英华主任药师主持并与日本东邦大学、宁夏五行科技有限公司、宁夏医科大学合作完成的“枸杞与甘草配伍对 2 型糖尿病保健和治疗的实验研究”国际合作项目通过自治区科学技术成果评价。

11月22日，自治区党委办公厅、政府办公厅印发《关于落实食品药品安全党政同责的意见》。

11—12月，自治区食药监管局组织开展对部分医疗器械生产企业的飞行检查，确保2018年1月1日前，各医疗器械生产企业按照要求建立质量管理体系并保持有效运行。

是月，宁夏药品检验所负责起草的《〈宁夏中药饮片炮制规范〉修订工作实施方案》正式印发实施。

12月，宁夏药检所主任药师邢世瑞被国家人社部、卫计委授予“全国名中医”称号。

是月，由宁夏药品检验所起草的《宁夏中药饮片炮制规范（2017年版）》正式出版发行。

是月，宁夏药品检验所更名为宁夏药品检验研究院。

是年，《共产党人》杂志2017年第20期刊载自治区食药监管局党组书记、局长马云海署名文章《深入学习贯彻党的十九大精神　从讲政治的高度抓好食品药品安全》。

是年，自治区食品药品监督管理局在《宁夏日报》开设“市县党政领导谈食药”专栏，推动落实食品药品安全党政同责。

附录：食品安全监督管理

2013 年，自治区食药监管局进一步强化食品安全监管责任，组织召开全区食品安全工作会议，与各市、各监管部门签订 2013 年食品安全目标责任书，全面分解落实监管责任。自治区人民政府将“加强餐饮服务环节监管，对高风险食品、食品原料、餐饮具等开展 2000 批次的监督检测，进一步保障食品质量安全”列为当年民生计划为民办 30 件实事之一。

2014 年 1 月 17 日，自治区人民政府印发《关于 2014 年 10 项民生计划为民办 30 件实事的通知》(宁政发〔2014〕1 号)，提出提升食品安全监管能力。全年，全区共有食品生产企业 6129 家(其中小作坊 5152 家)，流通企业 54026 家(其中批发企业 1043 家)，餐饮服务单位 25020 家。

2015 年，自治区人民政府连续第十年将提升食品药品安全保障水平纳入 10 项民生计划和承诺为民办 30 件实事之一。4 月 2 日，自治区人民政府召开全区食品安全工作会议，自治区人民政府办公厅印发《全区治理餐桌污染工作实施意见》(宁政办发〔2015〕73 号)，对未来 3 年食品安全工作进行统筹部署，明确食品安全先进创建、餐饮服务单位“明厨亮灶”、餐厨垃圾和废弃油脂资源化处理、监管体系、风险监测体系、信息化体系建设、整治食品安全突出问题、强化企业主体责任、监管队伍素质和能力提升、食品安全宣传教育等 10 项重点工作，计划通过 3 年治理，全面提高食品安全治理能力。全区共有各类食品生产经营单位 102459 家。其中，食品生产加工单位（含小作坊）6517 家，占 6.37%；保健食品生产企业 11 家，占 0.01%；食品经营单位 67802 家，占 66.17%；保健食品经营单位 2433 家，占 2.37%；餐饮服务单位 25696 家，占 25.08%。

2016 年，自治区人民政府印发《关于 2016 年民生计划为民办 30 件实事任务分工的通知》(宁政发〔2016〕2 号)，将强化食品安全监管，创建 5 个食品安全先进县、市（区）作为主要内容之一。4月6日，自治区人民政府召开全区食品安全工作电视电话会议，会后与5个地级市人民政府和公安、农牧等10个部门签订食品安全责任书。

2017年，全区推进食品“4D”（整理到位、责任到位、培训到位、执行到位）管理体系建设，旨在通过明确的职责分工、系统的培训和有效的执行，最大程度上降低食品安全风险，保障食品安全和质量。全区共有各类食品生产经营单位111451家，其中食品生产加工单位（含小作坊）6700家，保健食品生产企业7家，食品经营单位73365家，保健食品经营单位4957家，餐饮服务单位26422家，大型食用农产品批发市场20家。

一、食品安全制度体系建设

2013年，制定《宁夏重大活动餐饮服务食品安全监督管理规范实施细则》，建立健全食品安全舆情监测和信息发布制度，重大食品安全信息统一归口发布。完善各级各类食品安全应急预案和应急手册，建立各级人民政府及相关部门共同参与的协调联动应急工作平台，明确部门应急处置职责，强化食品安全应急处置。制定食品安全事故调查处理办法，规范事故调查处理流程，提高事故查处效率。同时，认真贯彻实施《自治区农村义务教育营养午餐餐饮服务食品安全监督管理办法》，严格落实监督管理责任制，强化农村义务教育营养改善计划食品安全保障。

2014年，自治区食品安全委员会办公室和自治区食药监管局组织起草公布宁夏食品安全状况年度报告。

2015年，强化食品安全监督制度建设，完善体系建设，厘清部门监管职责。

食品生产环节方面，在中卫市试点推行食品生产企业风险分类分级管理制度，开展食品生产追溯体系建设，全区160多家婴幼儿配方乳粉、乳制品、饮料、白酒、葡萄酒等6类食品生产企业中，有32家企业安装、运行，实现了从原辅料采购使用、生产过程控制、出厂检验到销售的食品安全信息全过程记录，区内生产的食品基本可以做到来源可追溯、去向可查证。启用宁夏食品生产安全电子监管系统，完成电子监管系统的升级改造。

食品流通环节方面，组织对全区38家大型食用农产品批发市场进行摸底调查，摸清了全区食用农产品经营主体的基础信息。修订完善出台了流通环节食品经营销售凭证管理、临近保质期管理和食品冷链备案管理3项制度，规范临近保质期食品经营行为。组织对全区243家食品冷库进行了摸底调查，建立了肉品冷冻冷藏经营者备案、肉品品种备案、进货销售记录备案、问题食品销毁备案“四项制度”。

食用农产品监管方面，与自治区农牧厅签订了《加强食用农产品质量安全全程监管合作协议》，联合制发《关于进一步加强食用农产品质量安全监督管理工作的指导意见》，进一步厘清了部门监管职责。

12月16日，《中国医药报》刊载了《实施食品安全战略 推进食安宁夏建设》署名文章。

2016年，推动建立了农业投入品登记备案制度，在11个菜篮子产品主产县区开展首批登记备案工作，在12个菜篮子产品主产县区建立农产品质量溯源系统，建设“菜篮子”连锁超市18个。

制定《宁夏生产食品安全追溯体系工作实施方案》，在全区婴幼儿配方乳粉、乳制品、饮料、白酒、葡萄酒生产企业全面推进生产食品安全追溯体系工作，并在其他27类地产食品生产企业中试点推广，全区共有5类287家食品生产企业全面完成产品追溯体系建设，其中婴幼儿配方乳粉、乳制品、饮料、白酒、葡萄酒生产企业追溯系统建设完成率达到100%。制定《宁夏重点食品生产企业监管名单》，选择200家大中型、高风险、特色食品企业作为重点监管对象，对49家食品生产企业开展了体系检查。在石嘴山市开展食用农产品市场准入试点工作，12月初在石嘴山市召开了现场经验交流暨工作推进会。

自治区食品安全委员会办公室和自治区食药监管局制定印发《宁夏回族自治区食品安全抽检监测工作规范（试行）》，建立了食品抽检联络员制度和抽检工作月度通报制度、抽检信息周公示制度和不合格样品核查处置销号登记制度，完成了国家食品安全监督抽检系统、省抽二级站系统、食用农产品抽检信息系统等信息化建设任务。

2017年，食盐流通领域质量安全监管体制改革基本完成，食品药品监管部门承担流通领域质量安全监管职责。

二、食品安全认证管理

2014年，全年共计对382个企业发放生产许可证533个，注销不具备生产条件或不再从事食品生产的85家企业的95个食品生产许可证。全区5152家食品生产加工小作坊中，累计有4982家符合条件的食品小作坊获得《准许生产证》，发证率96.7%。

2015年，制定印发《宁夏食品经营许可管理实施办法》《宁夏食品经营许可审查细则》。

2016年5月，集中解决相关问题30个，修改完善许可系统28处，有效保障了机构改革后食品经营许可的平稳有序运行。6月，根据国务院《关于整合调整餐饮服务场所的公共场所卫生许可证和食品经营许可证的决定》（国发〔2016〕12号）精神，宁夏全面完成了饭馆、咖啡馆、酒吧、茶座4类场所的公共场所卫生行政许可和食品经营许可整合改革工作，全区2015年底2655户4类餐饮服务场所持有的《卫生许可证》全部完成注销工作。开发运行食品生产许可电子许可系统，全面启动食品经营、餐饮许可“两证合一”的发证工作。全年全区共新发换发食品生产许可证544个；新发放食品经营许可证24333件，注销食品经营许可证5679件。

2017年，全区各市、县（区）局新发放食品经营许可证27922件，其中食品销售15803件，餐饮服务11208件，单位食堂911件；注销食品经营许可证3653件，其中食品销售2334件，餐饮服务1229件，单位食堂90件。

三、餐饮服务单位与食品生产企业量化等级评定

2013年，自治区食药监管局组织开展“500家餐饮服务单位共筑食品安全诚信联盟宣言”活动，推进食品安全信用体系建设，提振群众食品消费信心。在全区各类型餐饮服务单位有计划、有步骤地推进量化分级管理，全区18898家餐饮服务单位完成了首次动态评定，其中优秀1139家，良好5917家，一般11842家，除新办证和责令整改单位外，应评率达到99.8%。

2014年，全区22975家餐饮服务单位完成量化分级管理年度等级评定，其中A级单位566家，B级单位4268家，C级单位18141家。

2015年，继续深化餐饮服务单位量化分级管理，对全区23428家持证餐饮服务单位进行了年度等级评定，评出A级单位714家，占3%；B级单位8798家，占37.6%；C级单位13916家，占59.4%。通过开展“进位升级”活动，与2014年同期相比，A级单位增加26%，B级单位增加106%，C级单位减少23%，全区餐饮服务监管水平进一步提升。

2016年，全面推行食品生产企业风险分级分类监管，954家食品生产企业实现分类定级。全区餐饮服务量化分级评定770家，评定率96.4%。

2017年，组织对957家食品生产企业进行动态风险考评。组织对23473家持证餐饮服务单位进行年度量化等级评定，评出A级餐饮单位1271家，B级12591家，C级9611家。

四、“农家乐”量化星级评定

2014年，结合“农家乐”的环境条件和基础设施的实际状况，制定《宁夏农家乐餐饮服务星级评定标准》，重点抓餐具消毒和生熟分开，凉菜间的制作硬件等关键点，按照百分制对“农家乐”进行评定。根据分值多少，把“农家乐”餐饮单位划分为四个星级。本着自愿申请、主动改造的原则，按照“以评定促整改、以整改促提高”的工作目标，对全区80%的“农家乐”进行了星级评定，达到四星级标准1家、三星级标准10家、二星级标准67家、一星级标准79家。

2016年，全区共有56家A级旅游景区，主要旅游景区的餐饮服务经营者及“农家乐”共838家。全区“农家乐”星级评定60家。

五、食品安全检查检测

2014年，制定印发《宁夏2014年食品安全监督抽检和风险监测计划实施方案》，加大食品安全监督抽检和风险监测力度。

食品生产环节方面，完成监督抽检任务1001批次，占总抽检数的19%，生产环节抽样检测合格率为88.6%；共巡查食品生产企业1169家次，食品加工小作坊4040家次，排查消除重大食品安全隐患665起。

流通环节方面，共检查食品经营户27500余家次，检查食品生产单位1100

户次，取缔191户，取缔黑窝点42个，立案查处食品违法案件130件，罚没收入65万元，查扣问题食品4.3万千克。

餐饮服务环节方面，依法查处不合格食品106起，罚款18.75万元，行政处罚案件278起。

在风险监测方面，共检测样品2582份，其中食品中化学污染物和有害因素检测1249份，微生物及其致病因子检测1318份，食品放射性污染检测15份，哨点医院累计报告食源性疾病病例1408例。共立案侦办食品犯罪案件8起，抓获犯罪嫌疑人4人，其中刑事拘留4人。捣毁黑窝点14个。全区上报食源性疾病暴发事件16起，中毒123人。全年安排各类食品快检、抽检、风险监测14133批次；完成自治区政府民生计划食品监督抽检5846批次，合格5496批次，总体抽检合格率94月0%。

将食品标签标识管理作为日常监管的重要内容，以城乡接合部及农村小型食杂店为重点监管对象，以儿童食品以及民俗特色食品等为重点品种，对产品包装、标签加大检查力度，加强对食品经营者索证索票不及时、进货查验记录不全的监管，严厉打击非法销售和使用无合法来源食品的行为，坚决查处经营侵权仿冒和“五无”食品违法行为。

2015年，开展食品快速检测和质量抽检，严厉查处经销过期变质、“三无”产品及不合格食品等违法行为。全年联合执法45次，检查经营户2723户，清理取缔流动摊贩221家，查扣不合格食品2163袋(瓶)。

2016年，全年共安排食品安全抽检16767个批次，共涉及30大类150个细类食品，合格率为98%。另外，各市县自行组织完成食品安全抽检18235批次，合格率98.9%。

全区各级食品药品监管机构共检查食品生产企业5383家次，发现违法违规生产主体156家，完成整改220家次；检查食品添加剂生产企业40家次，未发现违法违规生产主体；检查食品加工小作坊20156家次，发现违法违规生产主体544家，完成整改672家次；检查销售环节经营主体141784家次，发现违法违规经营主体数1375家，完成整改1622家次；检查餐饮服务单位112146家次，发现违法违规经营主体2453家，完成整改4752家次。

2017年，全区各级食品药品监管部门完成食品抽检监测任务20401批次

（含国抽任务、自治区级抽检任务、食用农产品抽检、评价性抽检和五市自行组织的抽检任务），总体合格率达到99.1%，实现对本地企业与产品的抽检全覆盖。专门召开抽检计划新闻发布会，实现食品抽检信息周周公布。

在食品生产环节方面，全区各级监管机构共检查食品生产企业5993家次，发现违法违规生产主体170家，完成整改217家次；对全区16.6%的食品生产企业进行了体系检查，并采取“一企一函”的办法，先后发出《警示函》126份；组织对1198家食品生产企业和5680家食品小作坊信息档案进行了完善，实行了一企一档一栏管理。在餐饮服务环节方面，全区共检查经营主体102482家次，发现违法违规经营主体1202家，完成整改2711家次；对全区2965所中小学校和幼儿园食品安全风险隐患进行了深入排查，约谈相关责任人226人。

六、食品安全专项检查整治

2013—2017年，根据国家食药监管总局总体部署和自治区党委、政府有关工作要求，宁夏食品药品监督管理系统先后开展了校园周边食品、牛羊肉市场、农村食品市场、旅游景区农家乐、无证无照经营、食品标签标识、节日市场等食品专项整治行动，有效维护了市场秩序和食品质量安全。

食品证照标识专项整治检查　2014年，以集贸市场、农村集市、城乡接合部、市场周边为重点，集中开展食品经营户主体资格的全面清查，严查无证无照从事食品经营的违法行为，确保市场主体资格合法、有效。以食品小作坊为重点，取缔92家无证照经营户，暂扣小作坊准产证58家，立案查处案件15件，注销食品流通许可证163个。

儿童食品安全专项整治　2013年，自治区食药监管局会同自治区农牧厅、卫生厅、公安厅等10部门，研究起草《宁夏进一步加强婴幼儿配方乳粉质量安全工作实施方案》，并由自治区人民政府印发全区施行。按照《实施方案》，组织开展了假冒进口婴幼儿奶粉专项清查活动，全区查封扣押涉嫌假冒奶粉1572桶。

2014年，制定《宁夏“小饭桌”餐饮食品安全专项整治实施方案》，对全区310家“小饭桌”备案登记191家，对188家存在食品安全隐患的“小饭桌”责令限期整改，对存在较大安全隐患的3家“小饭桌”予以取缔。

2015 年 5 月、9 月，根据国家食药监管总局通报的不合格婴幼儿配方奶粉和婴幼儿配方食品的情况，分别组织全区监管力量对批发市场、超市、母婴用品店、药店等经营场所销售的婴幼儿配方乳粉开展拉网式检查，重点检查婴幼儿配方乳粉和婴幼儿配方食品经营者索证索票和购销台账制度的建立和落实情况，共检查乳制品经营户 6270 家，对 26 家索证索票、进销货台账等经营行为不规范的食品经营户下达了责令整改建议书。

为了进一步加强儿童食品安全监管，开展了糖果和巧克力生产企业专项监督检查。重点对企业的卫生条件、原料控制和标签标识等内容进行检查，保障了此类产品的安全。同时，针对“辣条”或“麻辣条”等消费主体为儿童等特点，各市、县市场监管局严格加强调味面制品等休闲食品监管工作，把城乡接合部、边远农村等生产集中区域，以及学校周边商店、集贸市场、批发市场等销售集中场所作为重点的整治。

学校食堂及校园周边食品安全专项整治　2013 年，分别开展了春季、秋季和预防夏季食物中毒等学校食堂专项整治活动，组织对全区大中专院校、中小学食堂、幼儿园食堂食品安全风险隐患进行排查，检查覆盖率达到 100%，对未达到许可条件的 35 家学校食堂进行了原因分析，将相关情况及时向市县政府和教育行政部门进行了反馈。同时，各地严格查处校餐生产、加工、配送过程中的食品安全问题，严防不安全食品流入校园。

2014 年，自治区食药监管系统先后检查校园周边食品经营户 1200 家次，没收过期变质食品 310 袋（瓶），取缔无照经营流动摊点 25 家。在学校食堂食品安全专项整治中共查处不合格食品及食品添加剂 6 千克，查处取缔非法小摊贩 39 个，取缔学校周边无证经营户 5 家，吊销餐饮服务许可证 2 个。

2015 年，对春季、秋季学校食堂食品安全开展专项整治活动，先后 4 次深入学校食堂进行专项督查，与教育厅联合督促各地认真落实“两个责任”。专项整治中，学校食堂检查覆盖率达 100%，全区共出动执法人员 6085 人次，下发监督意见书 1433 份。

针对学校周边食品经营户经营的部分临期食品或已经过期食品对学生身心健康带来的威胁，联合城管、公安、教育、卫生等部门对校园周边食品摊贩进行清理整治，对校园周边 200 米以内的食品经营户和食品摊贩进行重新规范，以乳制品、饮料、小食品、膨化食品等品种为重点，组织执法人员对校园周边食品经营户进行突击检查。督促食品经营户认真落实索证索票、进货查验、进货台账等制度。取缔学校周边非法流动摊贩57户。

2016年，组织开展校园及周边食品安全专项整治，共检查各类学校食堂（含托幼机构）3973家次，检查学校校园及周边食品店831家，下达责令整改通知书204份，取缔关停无证经营食堂15个和学校周边无证经营户18户，查处取缔非法流动摊贩46户。

农村食品市场专项整治　自2014年9月1日起，在全区范围内集中开展为期3个月的农村食品市场“四打击四规范”专项整治行动，严厉打击无证无照行为，规范食品生产经营者的主体资格；严厉打击销售、使用无合法来源食品和原料违法行为，规范食品生产经营者的采购活动；严厉打击生产经营侵权仿冒和“五无”食品违法行为，规范食品包装标签标识管理；严厉打击生产经营“两超一非”等伪劣食品行为，规范食品生产经营过程。整治期间，全区先后出动执法人员7080人次，检查食品生产、经营单位12510家次，检查市场171个次，监督抽检食品229批次，吊销食品生产经营许可证9个，捣毁制售假冒伪劣食品窝点46个，查处食品违法案件105件，查扣劣质食品数量24237千克。

2016年3月至12月底，组织各级食品安全监管部门对农村食品市场进行了专项整治，查获问题食品6800千克，查处食品违法案件110起，罚没款152.3万元，移送司法机关案件2起。

牛羊肉市场专项整治　2013年，自治区食药监管局要求各级食品药品监管部门以火锅店、烧烤店、学校食堂和牛羊肉使用量大的餐饮单位为主，重点开展三查整治工作，即严查餐饮服务单位羊肉卷进货渠道，严查供货商资质、采购进货查验记录和索证索票制度落实情况，严查动物产品检验检疫合格证明及产品合格证明，严厉打击在牛羊肉及其制品中非法添加非食用物质、掺假使假等违法行为。查处有违法行为的餐饮单位176户，涉及问题牛羊肉及其制品1364.2千克。紧急处理惠农渠漂浮肉卷案件。全区共检查牛羊肉生产经营使用单位4万余家，查处违法经营单位359家，查封问题牛羊肉及制品2.2万千克。

2014年，开展为期5个月的牛羊肉市场专项整治，共检查牛羊肉经营户

4500 家次，检查各类市场 113 个，取缔无照经营 63 家，捣毁制假窝点 8 个，立案查处 14 件。

旅游景区、“农家乐”食品安全专项整治　2016 年 3 月至 10 月，对全区旅游景区及农家乐餐饮食品安全进行专项整治。全区共出动执法人员 1831 人次，检查餐饮单位(农家乐)1242 家次，监督抽检餐饮食品原料、餐饮成品、餐饮具共 71 批次，快速检测 273 批次，责令整改 124 家，立案 3 起。

节日市场食品安全专项整治　2013 年，以春节、五一、中秋、国庆等节日和中阿博览会、宁洽会等活动为重点，紧盯庆祝场所、会展中心等关键点，抓住“五小”、城乡接合部等薄弱环节，集中力量开展执法检查和督查，治理突出问题和薄弱环节，切实保障自治区重大活动和节假日食品安全。

2014 年元旦、春节、中秋、国庆等重大节日期间，共检查餐饮单位 7021 家，责令整改 470 家，警告 102 家，立案查处 37 家。共查扣不合格食品 1350 千克，捣毁制假窝点 12 个，没收包装装潢 3000 余个，下发整改责令通知书 98 份。

2015 年，以元旦、春节、五一等节日消费量大的食品为重点品种，快速检测食品 635 个批次，抽样送检 101 个批次，共清理无照经营 45 户，立案查处不合格案件 74 起，下架问题食品 1510 千克，对不认真执行自律制度的 33 家经营企业下发警示通知书限期整改，对 17 家大型商场不规范经营行为进行了行政约谈，有效净化了节日食品市场秩序。

以检查节令性食品、高风险食品及食品添加剂为重点，对承担自治区两会接待宾馆、承办年夜饭的大中型餐饮单位进行突击检查。实地查看餐饮单位主体责任落实、索证索票、加工制作、餐用具消毒、从业人员健康状况、食品留样和“年夜饭”登记备案管理制度落实情况。全区共出动执法人员 5640 人次，检查餐饮单位 1.13 万家次，对存在违法违规现象的 112 家餐饮单位下达了监督意见书，警告 169 家，罚款 7300 元。1106 家餐饮单位预订年夜饭 7650 余桌，农村家宴备案登记 175 家。

重点食品安全专项整治　2015 年，围绕桶装饮用水、乳制品、食用植物油、添加剂、粽子、白酒、饮料等重点食品开展专项整治。坚持问题导向，制定专项整治方案，督促指导市县开展专项整治；深入企业开展摸底排查，重点排查企业的原辅材料进厂、产品出厂情况，帮助企业查找问题，排除隐患；严格督促企业整改，采取停产和边生产边整改、督查抽查、约谈、问题会诊等多种措施，指导企业排查原因、制定方案、实施整改。

其他类食品专项整治与专项检查　包括食用明胶，火锅原料、底料和调味料，烧烤类餐饮单位等专项整治。

食用明胶专项整治。2014 年，按照在国家食药监管总局专项整治部署，宁夏共出动执法人员 465 人次，在 5 个市分别对可能使用明胶生产加工食品的企业和小作坊进行拉网式排查。对 3 家使用食用明胶企业生产的 29 个产品进行抽样检验，检验结果全部合格。对辖区内的 143 家食品生产企业和 298 家食品加工小作坊进行“地毯式”清查，没有发现生产、采购、使用工业明胶的企业和小作坊。整治过程中，对 27 家未按要求严格落实原料进货查验索证索票工作制度，原(辅)料进货台账不完善的食品加工小作坊下达了责令整改通知书，并对其中 8 家实施了行政处罚。

火锅原料、底料和调味料专项整治。2015 年 4 月，制定《关于开展火锅原料、底料、和调味品专项整治方案》，确定整治目标、整治重点和整治任务。组织全区监管部门集中力量，加大对食品添加剂采购、贮存和使用的监督检查，落实“四专一准确”制度，严厉查处滥用食品添加剂和违法添加非食用物质等行为。整治期间，先后对火锅店辣椒酱、火锅底料、麻辣烫等汤汁、牛肉拉面汤等 4 个品种 290 批次样品进行罂粟壳成分等非法添加物的专项抽样检测，未发现违法添加非食用物质行为。

烧烤类餐饮单位专项整治。2015 年 6 月，印发《关于开展烧烤类餐饮服务专项整治的通知》(宁食药监〔2015〕120 号)，严格按照四个 100%(有固定经营场所的许可持证率 100%、无固定场所的备案率 100%、从业人员健康证持证率 100%；取缔率 100%）的目标和要求，对烧烤类餐饮单位进行整治。全区共出动执法人员 3341 人次，检查烧烤类餐饮单位 1734 家，下发责令整改通知书 425 份，对 135 家存在较大食品安全隐患的烧烤类餐饮单位予以警告，取缔 61 户无证经营户，没有发现非食品原料加工食品、非法添加和超范围使用食品添加剂的行为。

酱油食醋生产企业专项检查。2015 年从 5 月下旬至 8 月底在全区范围组织对酱油、食醋生产企业开展了专项检查。从原料采购查验、出厂检验、工艺流程、标签标识进行全面检查，严厉打击用冰乙酸勾兑食醋，非法使用日落黄、柠檬黄、胭脂红等超范围、超限量使用食品添加剂和生产销售散装酱醋的违法违规行为，取得了明显成效。

蜂蜜生产企业专项检查。2015 年，为严厉打击蜂蜜掺假造假的问题，切实加强蜂蜜生产监管，开展了为期 2 个月的蜂蜜专项检查。全面核查了生产企业原料的合规性、供货商资质、生产过程控制、产品出厂检验记录以及标签标注等情况，重点查阅企业原料采购发票、入库记录、产品产量记录等相关材料，特别将原料蜂蜜的进货量与产品产量进行了对比。共检查获证蜂蜜生产企业 9 家(其中停产 4 家)，抽取样品 2 个批次。做到了辖区内获证蜂蜜生产企业监督检查 100%全覆盖，100%与蜂蜜生产企业签订了《蜂蜜加工中不添加任何外来物质以及使用不合格原料蜜的主体责任承诺书》，未发现企业存在使用糖浆等物质加工假蜂蜜的违法行为。

海米等干制水产品市场检查。2015 年，以食品流通、餐饮服务为重点，对水产品批发市场、农贸市场、超市和其他小型市场、水产店、冻库进行集中检查，重点检查主体资格、进货查验记录等，集中对重点场所经营的海米等干制水产品进行质量抽检，共抽检海米等干制水产品 40 个批次。

打击走私冷冻肉专项执法检查。2015 年 7 月 1 日开始，集中对全区各类食品冷库、商超批发市场等进行拉网式检查，共检查食品冷库 243 家，超市 156 家，餐饮单位 530 家，查扣无标识、过期冷冻肉 3400 余公斤。其中：查封无任何标识的冷冻牛肉 10 公斤；查扣过期的澳大利亚大串、切虾、鸡叉骨 760 千克，以及过期冰虾、蟹肉 300 余千克；查扣来自澳大利亚进口的过期牛胸板肉 2330 千克。

“百日网络订餐”专项治理。2017 年，组织开展了“百日网络订餐”专项治理，对线上线下 6700 余家餐饮单位及 45 家配送站进行全面监督检查。

七、食品安全创建活动

餐饮服务及文明餐桌创建活动　2013 年，在全区餐饮服务单位中开展了“文明用餐、拒绝浪费”宣传活动，签订“文明餐桌”行动承诺书，并开展了相关培训。倡导“光盘行动”，张贴宣传画两万余张，摆放“文明用餐、拒绝浪费”温馨提示卡5万余个。组织全区500家餐饮服务单位成立“全区餐饮单位食品安全诚信联盟”，开展以“食品安全、共筑诚信”为主题的联盟活动，推进食品安全信用体系建设，提振群众食品消费信心。开展餐饮食品安全创新，银川市以金凤区为试点，利用“二维码”这一新兴电子技术，建立监管部门与公众之间的信息交互平台，积极推广食品安全“双网”建设。西夏区制定出台了《餐饮服务食品安全不良行为记分管理办法》。启动食品企业与金融信贷的对接，加大对食品生产经营领域道德失范、诚信缺失等问题的治理力度，已先后采集食品安全行政处罚信息23起，成功上传中国人民银行征信中心企业信用信息基础数据库12起。在全区各类型餐饮服务单位有计划、有步骤地推进量化分级管理，全区18898家餐饮服务单位完成了首次动态评定，其中优秀1139家，良好5917家，一般11842家，除新办证和责令整改单位外，应评率达到99月8%。

“明厨亮灶”创建活动　2013年，加快推进餐厨废弃物无害化处理工作。2015年，大力推行“明厨亮灶”，全年完成改造7714家，占全区餐饮服务单位的30%，其中学校食堂和大型餐饮服务单位大部分已基本落实到位。

2016年，实施“明厨亮灶”509家，覆盖率60.7%。全区餐饮服务单位完成“明厨亮灶”改造累计达1.7万户。

2017年，继续推进明厨亮灶创建活动，全区97%左右的餐饮单位完成了明厨亮灶改造，大型餐饮单位和各类学校食堂实现了“明厨亮灶”全覆盖。

食品安全先进市、县(区)及先进单位创建活动　2016年，自治区人民政府印发《关于2016年民生计划为民办30件实事任务分工的通知》(宁政发〔2016〕2号)，将创建5个食品安全先进县、市(区)作为主要内容之一。是年，银川市、石嘴山市被确定为第三批国家食品安全示范城市创建试点。专门制定了《宁夏创建国家食品安全城市试点工作方案》，在银川市、石嘴山市组织开展创建试点工作。永宁县、吴忠市利通区被农业部命名为首批国家农产品质量安全县，灵武市、西吉县、中宁县被确定为第二批创建试点。制定了《宁夏食品安全先进创建工作实施方案》《全区食品安全先进县、先进乡镇（街道）、示范单位（店）创建考核验收细则》，通过考核验收。7月，在固原市组织召开全区食品安全先进创建工作推进会，自治区食品安全委员会命名永宁县、平罗县、吴忠市利通区、泾源县、中宁县为第一批自治区食品安全先进县(区)。各市县也结合本地实际，组织验收命名了25个食品安全先进乡镇(街道)和725个先进单位，并在7月25日的《宁夏日报》上对先进县区、先进乡镇、先进单位进行了专版公布。

2017年，组织开展第二批自治区食品安全先进创建工作，自治区食品安全委员会考核验收命名了5个食品安全先进县（区)，组织指导各市县创建了42个食品安全示范乡镇(街道)、664个示范单位。

“放心肉菜示范超市”创建活动　2017年，在食品流通环节，重点开展国家级“放心肉菜示范超市”创建活动，银川市、石嘴山市共有3家超市参与创建。

八、重大活动餐饮食品安全保障

2013年，全力确保中阿博览会、自治区两会、黄河文化节、六盘山山花旅游节等重大活动期间餐饮食品安全。2016年，先后完成各类重大活动餐饮食品安全保障任务269次项，派遣驻会监督员1496人次，保障人数43万人次，始终保持了食品安全“零事故”。

2017年，全年各级监管部门组织完成各级各类会议、活动、体育赛事等重大活动食品安全保障303项，没有发生食品安全事件。向金砖国家领导人厦门会晤供应宁夏枸杞和盐池鑫海公司滩羊肉等食材。

九、食品安全事件案件查处

2013年，主动防范、及早介入、妥善应对食品安全突发事件和热点问题。当年及时处理了银川市兴庆区某某家常菜馆和某某餐厅等两起疑似食物中毒事件。

2015年，全区共报告食源性疾病暴发事件42起，中毒550人，无死亡病例。各季度均有事件发生，发生的场所以家庭为主，致病因素主要是微生物及其毒素，动物类食品引起的发病人数比例最高。

2016年，全年共查处食品安全行政案件438件，同比下降38月31%；公安部门立案查处食品药品违法案件 29 起。在查处的全部食品安全违法案件中，生产环节案件 131 件，占 29 月 91%；查处经营环节案件 307 件(食品销售环节案件 179 件、餐饮服务环节 118 件)，占 70 月 09%。全面推行食品生产企业风险分级分类监管，有 954 家食品生产企业进行分类定级。

2017 年，立案查处各类食品安全违法案件 439 起。

十、保健食品安全管理

制度体系建设　2017 年，自治区食药监管局制定出台《保健食品生产企业风险分级监管管理规定》《保健食品安全追溯体系建设》等工作制度，制定印发了《保健食品销售“十不准”》。

认证管理　2014 年，宁夏全区共有保健食品生产企业 13 家、经营单位 14610 家。全年完成保健食品卫生许可证审批 1 家、变更 1 家，GMP 认证 2 家，注册初审 1 件，委托生产审批 1 件，技术转让补充资料 1 件，出具再注册凭证 3 份。

2016 年，全区共有保健食品经营单位 2433 家。全区新增保健食品生产许可证 1 件，注销 1 件。年底实有获证保健食品生产企业 12 家，生产涉及减肥类、延缓衰老类、缓解体力疲劳等 7 个功能类别的 15 个产品；获证配制酒生产企业 18 家；玛咖制品生产企业 1 家，生产玛咖粉和玛咖片两个剂型。

2017 年，对保健食品生产企业开展 2 轮次的全覆盖检查，注销保健食品生产“僵尸”企业 6 家，全区换发或核发保健食品《食品经营许可证》4500 份。注销保健食品生产许可证 5 件，实有保健食品生产许可证 14 件。从许可证生产范围看，含胶囊剂 10 件，颗粒剂 2 件，片剂 2 件，粉剂 2 件。

“四非”专项检查整治　2013 年，组织开展了保健食品打击非法生产、非法经营、非法添加和非法宣传“四非”专项整治行动。自治区食药监管局、公安厅、工商局召开联席会议，联合印发《关于开展打击保健食品违法犯罪行为专项行动的通知》。组织全区假劣保健食品集中公开销毁活动，对全区历年查获的非法保健食品和企业自行召回、自愿销毁的货值近 30 万元的两万余盒产品进行集中公开销毁。专项行动开展以来，共出动执法人员 3721 人次，检查保健食品生产经营企业 2900 家，督查暗访 441 家，查扣问题保健食品 7152 盒

（瓶），货值35万元，立案查处违法行为99件，罚没24万元，关停保健食品经营企业19家，移送公安机关3起。

2014年，重点组织开展了保健食品打“四非”、以“会议营销”方式进行保健食品宣传销售行为、成人用品店等专项整治行动。先后出动执法人员2708人次，检查保健品经营企业2430家次，查扣、没收非法经营的保健食品及可疑产品29个品种2674盒、2.9万粒，货值5.5万元，罚款12.44万余元。查获假冒伪劣保健食品4批24个品种、1078盒，查获1家非法销售无中文标识保健食品的窝点，对8家保健食品经营企业不规范经营行为下达了责令整改意见书，对3起普通食品冒充保健食品的企业进行了立案调查处理，移送公安机关查处的违法案件2件，移送工商行政管理部门非法宣传案件1件。整治会议营销企业55家次，取缔成人用品店7家、街头游贩3家。抽检各类保健食品804批次，总体合格率为98.6%。

2015年，针对保健食品领域存在的突出问题，先后组织开展了虫草类保健食品专项检查、保健食品非法会销行为专项整治、保健食品非法添加专项整治、使用银杏叶提取物生产保健食品的企业专项执法检查、保健酒配制酒违法添加行为专项整治等专项整治行动，有效规范了保健食品化妆品市场。全区共受理群众举报3起，取缔（消）各类会销行为11起，组织查处非法经营行为5起。

在成人用品市场专项整治期间，针对市场上的各类所谓“性保健品”普遍存在假冒保健食品、非法添加、夸大宣传、违规经营等违法违规行为的情况，组织对全区成人用品市场进行一次全面清理，对经营成人（夫妻）用品商店的店名、宣传招牌、经营范围进行规范，对未经许可经营保健食品，销售胶囊、口服液、片剂、冲剂等其名称、形态、食用方法极易使消费者造成保健食品或药品误导的产品等行为集中进行查处。全区共检查成人用品店486家，清理撤换门头262家，下达监督意见书（责令整改通知书）72份，取缔非法“保健品店”9家，立案查处7起，收缴问题产品近千盒。

在保健酒、配制酒违法添加行为专项整治期间，对照国家总局公告的51家保健酒、配制酒企业69种问题产品，组织执法人员对全区经销保健酒经营户进行了严格排查，未发现国家总局公告的51家保健酒、配制酒企业69种问题产品及添加地那非等化学物质酒类产品。

在虫草类保健食品专项检查期间，针对媒体报道部分“虫草菌丝体”“蝙蝠蛾拟青霉菌丝体”等保健食品冒充冬虫夏草或打着冬虫夏草的旗号进行虚假夸大宣传等违法行为，以虫草类保健食品经营企业、互联网虫草类保健食品经营者为重点检查对象，集中组织开展了虫草类保健食品专项检查，共检查保健食品经营企业 835 家，未发现以“虫草菌丝体”“蝙蝠蛾拟青霉菌丝体”等产品假冒冬虫夏草或欺骗群众、误导群众消费的违法行为，对 12 户涉嫌夸大宣传的企业责令整改，3 户存在过期产品且无进货台账、合格证书及检验报告的，当场下达监督意见书，责令立即下架，切实规范了保健食品市场。

同时，根据国家食药监管总局《关于对使用银杏叶提取物生产保健食品的企业开展执法检查的通告》(2015 年第 19 号)要求，对辖区保健食品生产企业进行全面核查，未发现购进使用银杏叶提取物生产保健食品的情况。

2016 年，针对保健食品生产经营中存在的问题，集中开展了成人用品市场专项整治，共检查成人用品店 434 家，发现问题企业 226 家，立案 16 起，罚没金额 9300 元，更换门头及宣传标识 183 家。组织开展保健食品、含中药材成分的配制酒、玛卡制品等三类食品非法添加非法声称问题专项治理工作，共检查保健食品经营企业 499 家，玛咖制品经营企业 6 家，销毁表示改善性功能的“鹿茸丸”等产品 12 盒(瓶)、声称有功能主治的酒类 6 瓶(盒)。收缴各类宣传册（页)126 份，立案查处保健食品案件 21 起，罚没款 6 月 03 万，没有发现保健食品等三类食品质量安全严重违法案件。全年共安排保健食品监督抽检 115 批次，合格率 100%。

2017 年，全年完成保健食品抽检 116 批次。组织开展食品保健食品欺诈和虚假宣传专项整治，筹资 150 万元，安排食品保健食品专项抽检 40 批次。组织召开全区整治工作推进会、部门会商会、媒体约谈会，设计制作保健食品消费警示宣传画暨谨防保健食品会议营销 12 种套路陷阱和保健食品科普知识宣传折页，在全区基层社区开展保健食品科普大讲堂 300 余场次。

后记

《宁夏药品监管事业发展历程(2013—2017)》(以下简称《历程》)，是自治区药品监督管理局延续编纂出版的文化项目，具体工作在编纂委员会领导及其编辑部指导下，采取招标议标、外聘内审方式，完成此项工作。

2023 年 1 月 17 日，按照自治区药品监督管理局党组第 1 次会议要求，成立了《历程》编纂委员会及编辑部，标志《历程》编纂工作正式启动。编纂委员会主任委员由自治区药品监督管理局党组书记、局长王生礼同志兼任，副主任委员由郭涛、白军生、刘峰、杨学礼、罗磊同志兼任，编纂委员会具体负责《历程》编纂工作的组织领导、宏观指导，并研究解决编纂工作中的有关重大事项。《历程》编辑部设在局机关综合处，承担资料收集、审查校对等工作，主编由王生礼同志担任，副主编由刘峰、邓平、刘建军、王少波同志担任，执行副主编由黄烨同志担任。根据编纂工作需要，编辑由各处室、单位指派，撰稿及出版聘请第三方宁夏杞魂文化传播有限公司承担。按照编纂出版工作方案，用时一年多分四个阶段完成《历程》编纂出版工作。

第一阶段（2023 年 3—4 月)，组建机构，确定参编成员，开展业务培训，进行篇目论证，明确任务分工，启动相关资料收集整理工作；第二阶段(2023 年 5—10 月)，汇总资料，开展遴选、分类、录入、编校及撰稿等工作；第三阶段（2023 年 11—12 月)，继续补充完善资料，精编文稿，进一步编校整理，争取形成齐、清、定稿；第四阶段(2024 年 1—5 月)，完成《历程》印前编校和出版工作。

《历程》35 万字，集中记述了 2013—2017 年宁夏药品监督管理事业发展的历史，是对这五年期间全区药品监管取得成效的一次全面总结。《历程》亦属反映宁夏药品监管事业阶段性发展成就的资料性工具书，将为人们了解、研究宁夏药品监管历史，对当今药品监督管理工作，具有一定的参考价值，对新时代撰写宁夏地方史志等具有较高的资料利用价值，在全区文化建设中占据无可替代的地位。

《历程》遵守文化工作规矩，按照行业分工、资料类型谋篇布局，突出专业主体，秉持开发利用部门(专业)档案资源，尊重历史，广采史料，鉴别收纳。守正创新，服务当代，打造精品，传导当代地方史志价值理念。按照新编地方史志类质量要求，《历程》编纂工程坚持正确政治观点、资料翔实，结构合理、体例完备，门类齐全、重点突出，图文并茂、文表相符，文字通顺、语言流畅。

采得百花酿成蜜。项目告竣，心怀感恩。《历程》编纂出版，凝聚了自治区药监局机关各处室、直属各事业单位、各市、县(市、区)药监部门干部职工的心血和汗水。值此《历程》即将付梓之际，谨向支持参与和本书编辑出版的诸位致以诚挚的谢意。

《宁夏药品监管事业发展历程》编辑部

2024 年 6 月